総論 1.2　細菌の分類とその意味（8 頁）

図 2 ▶グラム染色法

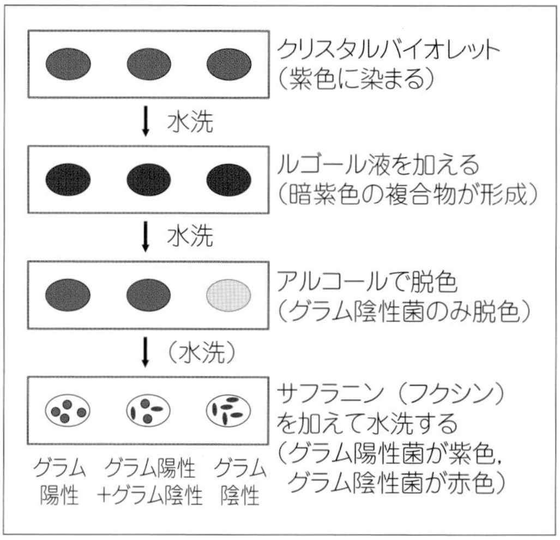

JN009013

総論 5.2　莢膜，粘液層をつくる微生物（31 頁）

図 1-9 ▶緑膿菌ムコイド型

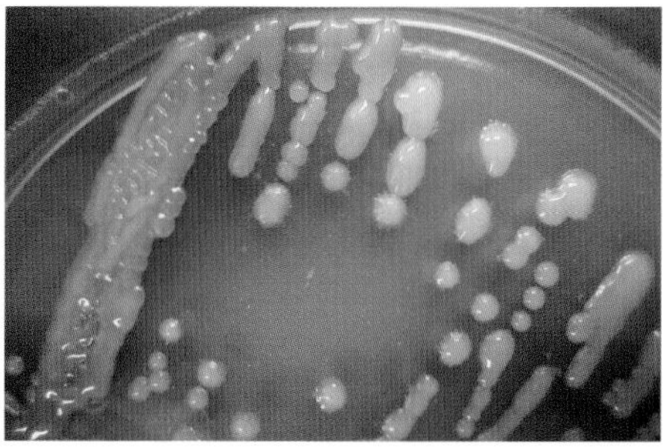

図 1-10 ▶緑膿菌非ムコイド

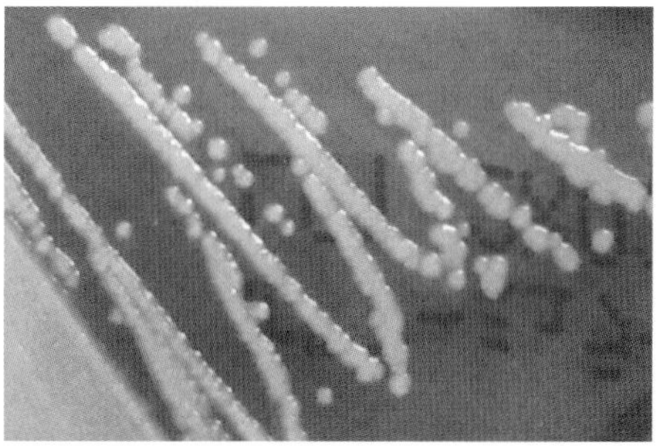

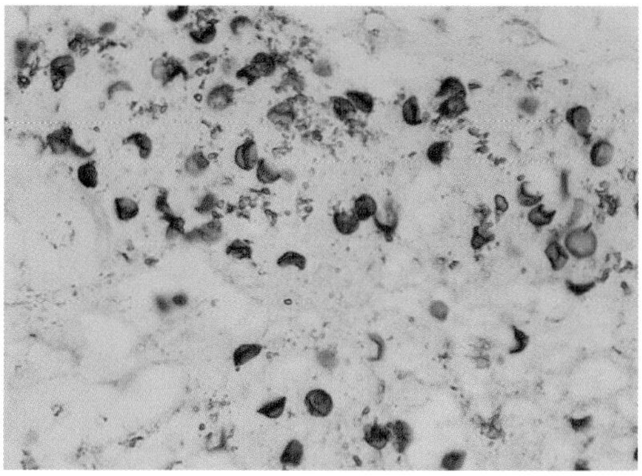

各論 2.1　口腔や気道からの分泌物中に排出される微生物（97 頁）

図 2-21 ▶ニューモシスチス肺炎の病理写真．ニューモシスチス・イロベチが肺胞の中で増殖している（x400，グロコット染色）

各論 2.3　皮膚や軟部組織の病変中に存在する微生物（121 頁）

図 2-31 ▶緑膿菌の病原因子と皮膚，軟部組織疾患

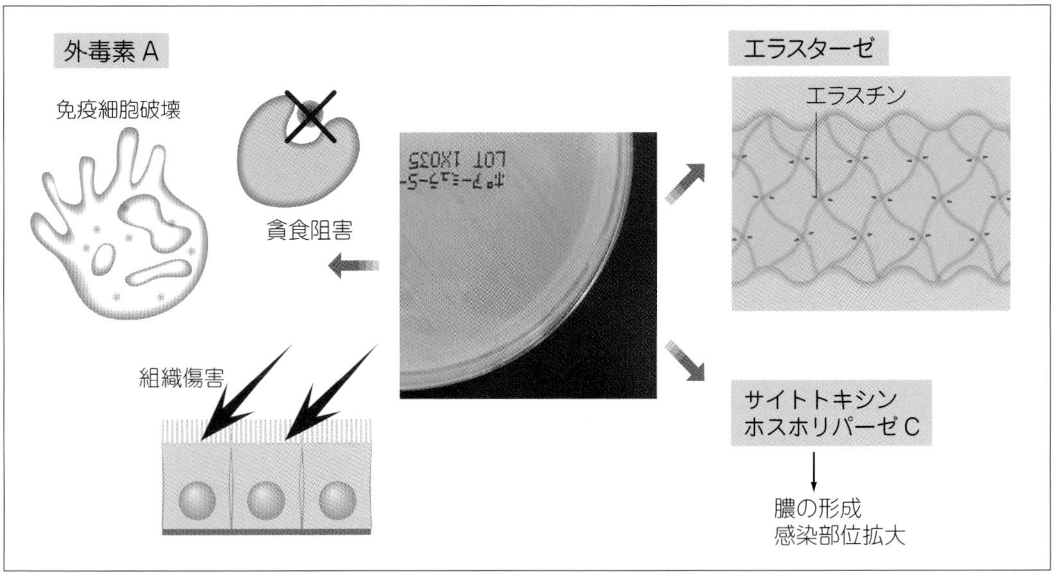

各論 2.8　髄膜炎や脳炎をおこす微生物（164 頁）

図 2-46 ▶主な髄膜炎起炎菌の染色

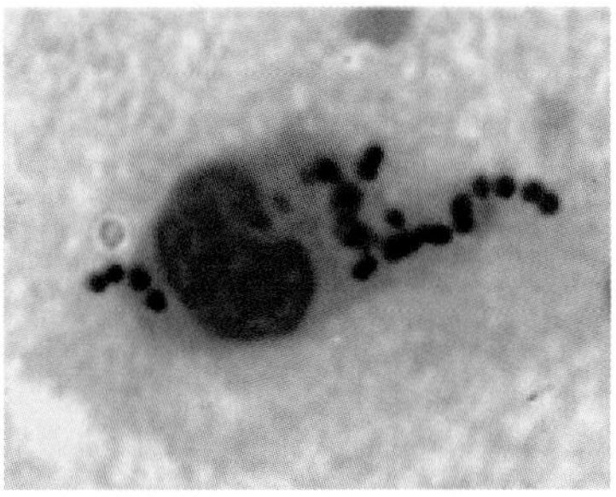

a. B 群レンサ球菌

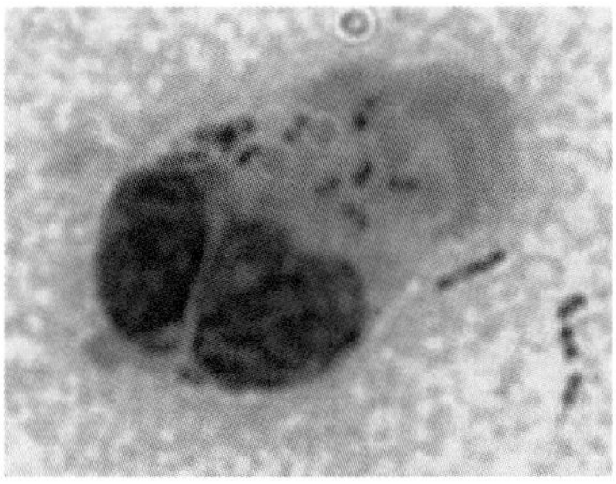

b. インフルエンザ菌

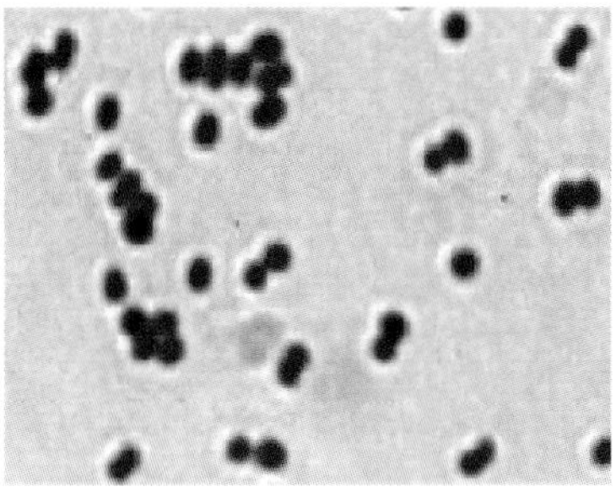

c. 髄膜炎菌

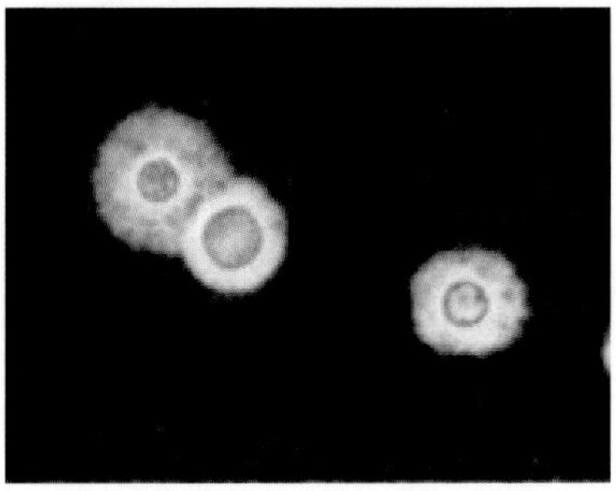

d. クリプトコッカス

（糸山泰人・他：細菌性髄膜炎の診療ガイドライン．神経治療，24(1)：56，2007 より）

微生物学・感染看護学

微生物から感染防止を考える

第2版

岡田 忍／小池 和子／白澤 浩 編

医歯薬出版株式会社

＜執筆者一覧＞（五十音順）

● 編　集

岡《おか》田《だ》　忍《しのぶ》　千葉大学大学院看護学研究院高度実践看護学講座　教授
小《こ》池《いけ》和《かず》子《こ》　元　植草学園大学医療保健学部　教授
白《しら》澤《さわ》　浩《ひろし》　千葉大学大学院医学研究院分子ウイルス学　教授

●執　筆

青《あお》才《さい》文《ふみ》江《え》　信州大学大学院医学系研究科感染防御学　委嘱講師
網中《あみなか》眞《ま》由《ゆ》美《み》　国立看護大学校看護学部感染看護学　講師
猪《い》狩《かり》英《ひで》俊《とし》　千葉大学医学部附属病院感染制御部　診療教授
印《いん》田《だ》宏《ひろ》子《こ》　花王プロフェッショナル・サービス株式会社
岡《おか》田《だ》　忍《しのぶ》　編集に同じ
加《か》來《く》浩《こう》器《き》　防衛医科大学校　防衛医学研究センター広域感染症疫学・制御研究部門　教授
加《か》藤《とう》　順《じゅん》　千葉大学大学院医学研究院消化器内科　准教授
金《かな》山《やま》敦《あつ》宏《ひろ》　防衛医科大学校　防衛医学研究センター広域感染症疫学・制御研究部門　助教
亀《かめ》井《い》克《かつ》彦《ひこ》　千葉大学真菌医学研究センター臨床感染症分野　教授
亀《かめ》田《だ》典《のり》宏《ひろ》　聖路加国際大学看護学研究科　助教
熊《くま》田《だ》　薫《かおる》　茨城キリスト教大学生活科学部　教授
小《こ》池《いけ》和《かず》子《こ》　編集に同じ
小《こ》林《ばやし》美《み》和《わ》子《こ》　南藤沢クリニック
齋《さい》藤《とう》謙《けん》悟《ご》　千葉大学大学院医学研究院分子ウイルス学　准教授
堺田《さかいだ》恵《え》美《み》子《こ》　千葉大学医学部附属病院血液内科　診療教授
桜《さくら》井《い》直《なお》美《み》　茨城県立医療大学　医科学センター　教授
椎《しい》葉《ば》正《まさ》史《し》　千葉大学大学院医学研究院臨床腫瘍学　准教授
篠《しの》崎《ざき》邦《くに》子《こ》　元　千葉県衛生研究所　次長
白《しら》澤《さわ》　浩《ひろし》　編集に同じ
谷《たに》口《ぐち》俊《とし》文《ふみ》　千葉大学医学部附属病院感染症内科　講師
中《なか》本《もと》晋《しん》吾《ご》　千葉大学大学院医学研究院消化器内科　助教
原《はら》田《だ》孝《たか》司《し》　長崎腎病院　名誉院長
日《ひ》野《の》裕《ゆう》太《た》郎《ろう》　千葉大学医学部附属病院血液内科
古《ふる》畑《はた》勝《かつ》則《のり》　麻布大学生命・環境科学部臨床検査技術学科　教授
渡《わた》辺《なべ》　哲《あきら》　千葉大学真菌医学研究センター臨床感染症分野　准教授

This book is originally published in Japanese
under the title of :

BISEIBUTSUGAKU KANSENKANGOGAKU

BISEIBUTSUKARA KANSENKANGO-WO KANGAERU
(Microbiology & Infection control for Nursing Students-To prevent infection transmission based on microbiological knowledge)

Editors :
OKADA, Shinobu et al.
OKADA, Shinobu
Professor, Chiba University, Graduate School of Nursing, Division of Pathobiology

ISHIYAKU PUBLISHERS, INC.
7-10, Honkomagome 1 chome, Bunkyo-ku,
Tokyo 113-8612, Japan

第2版　序文

2013年12月に第1版を刊行してから，そろそろ内容の見直しをしなくてはと思いつつ，あっという間に7年が経過し，ようやく第2版の出版を迎えることができた．第1版刊行時は増版のことなど想像もできなかったが，こうして第2版を刊行することができたのは，ひとえに本書の「微生物学と感染症，感染防止対策のあいだをつなぐ」というコンセプトに共感してくださった読者の皆様のおかげである．

第2版では，近年の口腔内細菌や腸内細菌に関する知見の蓄積を考慮して，新たに口内フローラと口腔感染症，腸内フローラと消化管感染症のセクションを追加した．口腔内細菌や腸内細菌は糖尿病や動脈硬化といった全身疾患との関係に関しても多くの報告があり，第2版でこの2つを追加したことで本書の内容をより充実させることができたと考える．

さらに第2版の話が持ち上がってから発刊までのあいだには，新型コロナウイルスの世界的パンデミックが発生した．いまだに収束の気配がみられておらず，今後も流行を繰り返すことが予測される．この状況を反映させ，第2版でも新型コロナウイルス感染症に関して該当する箇所に適宜加筆を行った．

未知のウイルスである新型コロナウイルスSARS-CoV2に対して，ヒトから発生した飛沫が拡散していく状況をシミュレートし，3密の回避や換気，黙食といった感染防止対策が構築されていく過程は，まさに「微生物の構造や性質が，その微生物のおこす感染症とどうかかわり，その結果微生物がどのように伝播していくのかという思考のプロセス」を体験し，「なぜそのような感染防止対策を行うのかを『考える』」という本書のねらいそのものであり，微生物の性質や伝播の状況に基づいて感染防止対策を実施することの重要性が改めて認識できたのではないだろうか．

パンデミックの初期では，感染力が強いにもかかわらずウイルスの伝播様式が十分に解明されていなかったことで，医療現場においては家族が臨終に立ち会うことができないなど多くの不幸なできごとがあった．ウイルスの伝播様式について多くの知見が蓄積された現在では，感染することなく家族が患者と面会できる方策が試みられている．微生物の理解は「正しく恐れる」を可能にするのである．

おわりに，感染のリスクと闘いながら日々コロナウイルス感染症患者の医療に尽力されている医療従事者の皆様にこの場をお借りして心より感謝を申し上げます．

2021年8月

編者を代表して　岡田　忍

はじめに――本書の目的と使い方

ヒトからヒトへの感染・感染症の伝播を防ぐという視点から考えた時に，まず知らなければならないことは，感染源となった微生物がどのようにしてヒトの体外に排出され，次の感受性宿主に伝播していくのかということである．このことは感染源となった微生物がその後ヒトの体のどこで増殖し，どんなどのような症状をおこすのかということと密接に結びついている．

微生物がどのような感染症をおこすのかは，その微生物の構造や性質とけっして無関係ではない．たとえば，インフルエンザウイルスが呼吸器に感染をおこすのは，エンベロープに存在するヘマグルチニン（HA）が，ヒトの気道粘膜の上皮細胞にあるウイルスレセプターと結合するからである．その結果，咳やくしゃみといった，気道からの分泌物中にウイルスが排出されるため，飛沫が感染源となる．微生物の構造や性質を知り，その微生物がヒトの体内に侵入した後，どのようにして感染症をおこすのかを理解していれば，何が感染源となり，どのようにして伝播するのかは容易に推測できる．

しかし，微生物に関する看護学生向けの教科書の多くは，微生物の構造や性質についての記載とその微生物によって引きおこされる感染症の病態とのつながりについての記述が十分とは言えないように思う．その一方で，感染防止についてのテキストは具体的な対策についてのいわゆるHow to 的な記載が多く，感染防止対策の根拠となる微生物の性質にまで言及しているものは少ない．微生物学の知識に基づかない感染防止対策は，単なるマニュアルになってしまう．今後，医療の場が今以上に在宅へとシフトしていくことを考えると，主として病院感染について書かれた感染防止対策をそのまま適用できないことが多く，個々の状況に応じた判断が求められることになるであろう．その時に拠り所となるのが微生物についての理解である．

本書は，このような微生物学と感染症，感染防止対策のあいだをつなぐことを目的とし，微生物がどのように排出されるのか，どこに存在するのかを切り口として，そこから微生物の構造や性質とそれによっておこる感染症とのつながりをみるという視点から記述されている．微生物の構造や性質が，その微生物のおこす感染症とどうかかわり，その結果，微生物がどのように伝播していくのかという思考のプロセスを体験し，なぜそのような感染防止対策を行うのかを「考える」のが本書のねらいである．したがって，重要な微生物についてすべて網羅しているわけではなく，個々の微生物についても感染症の発症に関する部分に焦点を当てているため，記載が不十分な点も多々あるかと思う．これについて必要に応じて専門書から補い，さらに自分自身で「考えて」いただければ幸いである．

最後に，微生物の専門家ではない私が本書を発刊できたのは，ひとえに共同編集をお引き受けいただいた小池和子先生と白澤浩先生のお力によるものである．また，医歯薬出版株式会社のサポートにも，この場を借りて感謝の意を表したい．

2013年12月

編者を代表して　岡田　忍

目 次

1編　総論

1 微生物の概要

1.1 微生物とは

微生物とはその名前のとおり，肉眼で観察することのできない微小な生物の総称で，寄生虫，真菌，細菌，ウイルスを含んでいる．以下に，それぞれの特徴について簡単に述べる．感染症の病原体として問題となることの多い細菌とウイルスの詳細については，後述する．**図 1-1** はヒトの上皮細胞と細菌，ウイルス，真菌（酵母）のおおよその大きさの関係を示したものである．

1 寄生虫

ヒトや動物の体内に一時的あるいは持続的に寄生し，寄生した宿主から栄養を得て増殖する動物を寄生虫という．大きさは 10 μm 以上で寄生虫の種類によりさまざまである．寄生虫のうち肉眼では見ることのできない単細胞生物を原虫という．原虫で，感染症をおこすものとしてはマラリア原虫，赤痢アメーバ，トキソプラズマがよく知られている．ほかに，アニサキスなどの線虫類，日本住血吸虫などの吸虫類，条虫類（俗に言うサナダムシ）などが含まれる．

図 1-1 ▶微生物の大きさの比較

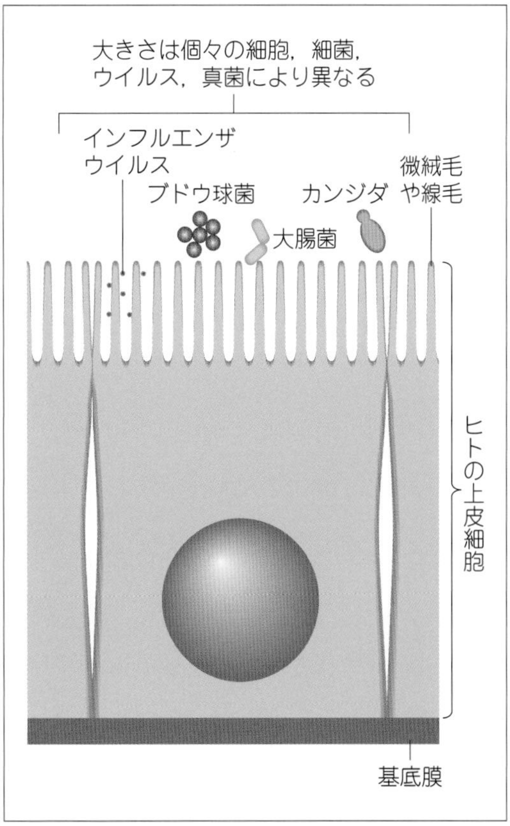

2 真菌

真菌とはいわゆるカビのことであり，形によって酵母様の真菌と糸状菌に分けられる．ヒトと同じ真核生物に属している．大きさは 3～5 μm で，β グルカンやマンナン，キチンなどの多糖類から構成される細胞壁を有している．

3 細菌

細菌は核膜で境界された核をもたない単細胞の「原核生物」で，マイコプラズマのような例外を除いて，細胞膜の外側にはペプチドグリカンを含む細胞壁を有している．細菌のうちリケッチアとクラミジアは増殖するために生きた細胞を必要とする（偏性細胞内寄生体）．大きさは菌によって異なり，リケッチアのように小さいものでは 0.5 μm，スピロヘータなどのらせん菌では長さが 20 μm に達するものもある．多くは数 μm 程度である．

4 ウイルス

ウイルスは，ウイルスのゲノムである核酸（DNA か RNA のどちらか一方）がカプシドという蛋白の殻によって包まれている感染性のある非細胞性の生物で，多くのウイルスは球形をしている．増殖に生きた細胞を必要とする偏性細胞内寄生体で，感染した細胞の蛋白合成系を利用して，カプシドなど必要な蛋白を合成する．ウイルスによっては，カプシドの外側にエンベロープという糖蛋白と脂質からなる膜をもつ．エンベロープは感染した細胞の核膜や細胞膜に由来している．大きさは通常 μm の 1/1000 のナノメーター（nm，1 nm = 10^{-9} m）で表し，ノロウイルスのように 20 nm 程度の小さなものから，ポックスウイルスのように数百 nm の大きなものまである．

1.2 細菌の分類とその意味

病原細菌学が発展したのは19世紀末であり，Kochらに代表される細菌学者によって病原細菌が次々に記載された．日本の北里柴三郎，志賀潔らによる諸発見や国際的貢献も顕著であった．

1 細菌の分類

生物分類学は細菌学を含めた分類学など諸説が唱えられていたが，1969年Whittakerが生物をエネルギー獲得の面から5界に分類し，原核生物はすべてモネラ界に属するとした．さらに1982年，Margulisは代謝系によってモネラ界を分類し，①独立栄養細菌，②発酵のみでエネルギーを獲得する従属栄養細菌および③呼吸を行う従属栄養細菌の3つに大別した．細菌は現在約1,450属，8,000種に分類され，記載されている．菌類（真菌）ではさらに8万種にも達し，表現形質情報（微生物の形や生化学的性質）で微生物を識別，分類することはもはや不可能となった．今日では分類，同定，命名，標準株の保管など，進化，系統発生分類は遺伝子学的解析によることが生物の自然史にも進化論にも沿ったものとされている．具体的には，原核生物，真核生物の両方に共通するリボソームRNA（rRNA）の解析による分類であり，細菌では16 S rRNAの配列を用いている．

図 1-2 ▶リボソームRNAの塩基配列の比較に基づく3つのドメイン

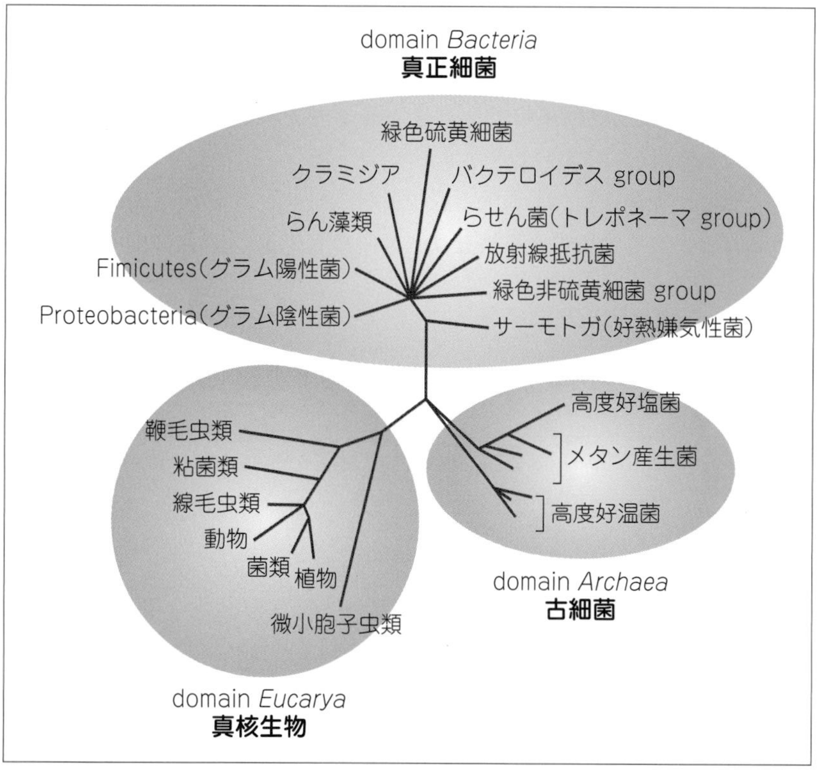

この分類体系で，3つのドメインのうち，病原細菌はすべて真正細菌（*Eubacteria*）に分類された（**図 1-2**）．98％以上の相同性をもって同種とみなす16 S rRNAの遺伝子配列は，病原細菌では，ほぼすべての菌種が決定され，100万件にわたる株のデータが保存されている．

2 細菌分類の目的

医療の現実に戻ると，細菌分類（**表 1-1，1-2**）の目的は，系統発生進化を明らかにすることがすべてではない．感染症の疑いのある患者に対し医師は，検体からの諸情報によって診断，治療することが急務となる．最終的には病原体の分離・同定，遺伝子の検出，あるいは特異抗体価測定などで感染症の原因微生物を確定することが迅速に行われなければならない．従来実施されてきた細胞学的，形態学的，生化学的手法は，分子遺伝学的手段を補完するものとして，これらを組み合わせた多相分類学が用いられている．

現在分類に実施されている方法は以下のようである．

①形態学的情報

② 16 S rRNA 塩基配列

③ゲノム（種に特有なDNAの全塩基配列）のG+C mol ％

④ DNA-DNA 相同試験

⑤生化学的性状による既存菌種との鑑別

これら多方面からのデータを集め，総合的に判断する．

実際の臨床現場においては，①グラム染色性（陽性，陰性，不定），②形態（球状，桿状，球桿状，らせん状），③酸素の必要性（(偏性）好気，(偏性）嫌気，通性嫌気，微好気），④発酵か非発酵か，⑤運動性の有無，⑥⑤と関連するが鞭毛《べんもう》の有無（極毛（多毛，単毛），周毛，側毛など），⑦芽胞《がほう》（環境悪化時，ある特定の細菌の属にみられる菌体内耐久性構造物）の有無，などが迅速に調べられる．**表 1-3**に主な病原細菌のグラム染色性とゲノムのG+C%（陽性菌）あるいは16 S rRNAの塩基配列（陰性菌）による分類を示す．

分子生物学的な検査が開発され，形態学は軽視される向きもあるが，「迅速診断はグラム染色から！」と言われるほどグラム染色による検査は，検体採取後30分以内に感染症か否かの判断が可

表 1-1 ▶細菌分類学（bacterial taxonomy）の分類学的階級

上位	界	kingdom		
↑	門	division		
	綱	class	亜綱	subclass
	目	order	亜目	suborder
	科	family	亜科	subfamily
↓	属	genus	亜属	subgenus
下位	種	species	亜種	subspecies

このほか，亜科の下に族 tribe と亜族 subtribe を入れることができる

表 1-2 ▶分類学的階級に対応する語尾

階級	語尾	例
目	*-ales*	*Pseudomonadales*
亜目	*-ineae*	*Pseudomonadineae*
科	*-aceae*	*Pseudomonadaceae*
亜科	*-oideae*	*Pseudomonadoideae*
族	*-eae*	*Pseuomonadeae*
亜族	*-inae*	*Pseudomonadinae*

表 1-3 ▶主な病原細菌のグラム染色性とゲノムの G+C%

主たる系統	グループ	主な病原細菌と代表的な疾病
グラム陽性菌（さらにゲノムのＧとＣの含有量により分類される）	（Low G+C%）	セレウス菌（食中毒） 炭疽菌（炭疽） リステリア・モノサイトゲネス（髄膜炎） 黄色ブドウ球菌（食中毒，膿瘍など） 腸球菌（膀胱炎） 乳酸菌（膣内常在菌） 化膿レンサ球菌（猩紅熱）
	（High G+C%）	B 群レンサ球菌（髄膜炎） 肺炎レンサ球菌（肺炎） 肺炎マイコプラズマ（肺炎） ウレアプラズマ・ウレアリチカム（尿道炎） アクチノマイセス・イスラエリ（口腔膿瘍） ジフテリア菌（ジフテリア） 結核菌（ヒト型結核） ノカルディア・アブセウス（膿瘍） プロピオニバクテリウム・アクネス（膿瘍，リンパ節炎） ストレプトマイセス・ソマリエンシス（日和見感染）
グラム陰性菌（16 S rRNA の塩基配列により門，綱に分類されるが，そのうち病原細菌は，主に右記のプロテオバクテリア網，フラボバクテリア網，フゾバクテリア網に属している）	α-proteobacteria （α-プロテオバクテリア網）	リケッチ・アプロワツェキイ（発疹チフス） ツツガムシリケッチア（ツツガムシ病） ネオリケッチア・センネツ（線熱） 塹壕熱菌（塹壕熱）
	β-proteobacteria （β-プロテオバクテリア網）	バークホリデリア・シュードマレイ（類鼻疽） アルカリゲネス・フェカーリス（膀胱炎） 淋菌（淋病） 髄膜炎菌（髄膜炎）
	γ-proteobacteria （γ-プロテオバクテリア網）	カルジオバクテリウム・ホミニス（心内膜炎） レジオネラ菌（レジオネラ肺炎） コクシエラ・バーネッティイ（Q 熱，肺炎） 緑膿菌（肺炎，膀胱炎） アシネトバクター・バウマニ（肺炎，膀胱炎） コレラ菌（コレラ） 腸炎ビブリオ（食中毒，腸炎） 大腸菌（腸炎，髄膜炎） プレシオモナス・シゲロイデス（食中毒） チフス菌，パラチフス菌（腸チフス，パラチフス） ペスト菌（ペスト） インフルエンザ菌（肺炎） カンピロバクター・ジェジュニ（食中毒） ヘリコバクター・ピロリ（ 胃炎）
	Flabobacteria （フラボバクテリア網） Fusobacteria （フゾバクテリア網）	フラボバクテリウム・グリーム（日和見感染） フソバクテリウム・ネクロホラム（膿瘍） ストレプトバチルス・モニリフォルミス（鼠咬症）

図 1-3 ▶グラム染色法

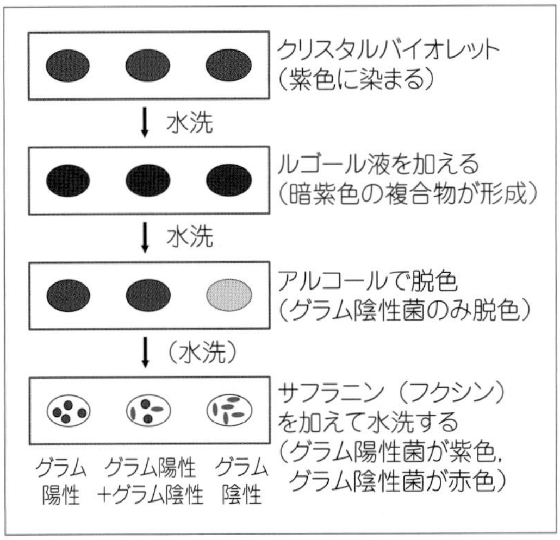

（カラー口絵参照）

能で，早期感染症診断に貢献している．また，仮にグラム染色性と形状しか判別不可能でも抗菌薬の選択，系統薬剤の採用が可能となり，迅速治療へ貢献している．経済性への貢献も高く，感染症の疑いがある検体には，第一にグラム染色が実施される所以である．簡便な実施方法を**図 1-3** に示した．スライドグラス両脇はグラム陽性と陰性の標準株で行うと初心者にもたやすく判断できる．

1.3 ウイルスの分類とその意味

ウイルスは直径が約 20 nm から 300 nm の小さな感染性因子であり，一種類の核酸（RNA あるいは DNA）をゲノムとする非細胞性生物である．ウイルスの核酸は，感染した細胞に子ウイルスを産生させるための遺伝情報をもっており，遺伝子レベルの寄生体として生きた細胞内でのみ複製する．感染性をもつウイルス粒子をビリオンと呼ぶ．ビリオンの基本構造とウイルスゲノムの複製様式によってウイルスは分類されている．ウイルスの物理・化学的性質と病原性にはビリオンの基本構造とウイルスゲノムの複製様式が深く関与している．

1 ビリオンの基本構造

ウイルスの核酸はカプシドと呼ばれる蛋白に覆われ，ヌクレオカプシドを構成している（**図 1-4**）．ポックスウイルスのように例外的に大きなウイルス（複雑型）を除いて，ヌクレオカプシドは対称性を有し，正二十面体対称型（**図 1-4** A, B），らせん対称型（**図 1-4** C）に分類される．一部のウイルスはエンベロープと呼ばれる糖蛋白と脂質の膜により覆われている．さらにエンベロープの有無により，ウイルスのビリオンは，正二十面体対称型でエンベロープをもたないもの（**図 1-4** A），正二十面体対称型でエンベロープをもつもの（**図 1-4** B），およびらせん対称型でエンベロープをもつもの（**図 1-4** C）に分類される．一部の正二十面体対称型のウイルス（**図 1-4** A）を除いて，ヌクレオカプシドはエンベロープに覆われている（**図 1-4** B, C）．

2 ウイルスゲノムの複製様式

ウイルスのゲノムには，一本鎖プラス RNA＊[1]，一本鎖マイナス RNA＊[1]，二本鎖 RNA，一本鎖 DNA，二本鎖 DNA の 5 種類が存在する．さらに逆転写酵素（reverse transcriptase；RT＊[2]）をもつ一本鎖プラス RNA ウイルス（レトロウイルス）と RT をもつ二本鎖 DNA ウイルス（ヘパドナウイルス）を加えて合計 7 種類の複製様式をもつウイルスに大別することができる．

＊[1] 蛋白に翻訳されるメッセンジャー RNA と同じ配列をもつ RNA をプラス RNA と呼ぶ．プラス RNA に相補的な RNA をマイナス RNA と呼ぶ．

＊[2] RNA を鋳型に DNA を合成する酵素．

図 1-4 ▶ビリオンの基本構造

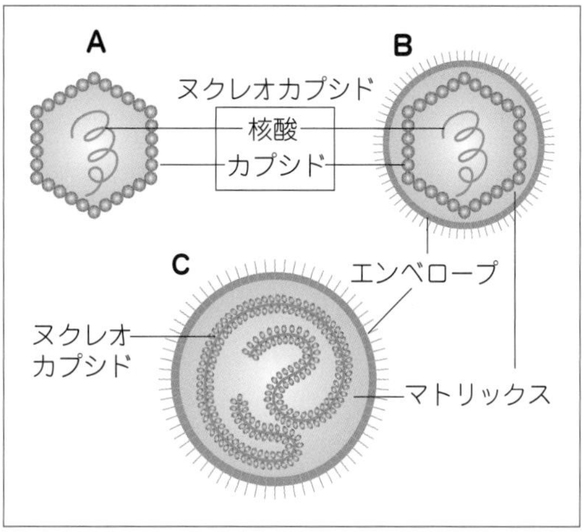

3 ウイルスの分類

現在知られている 4,000 種以上の動物・植物ウイルスをビリオンの構造，ウイルスゲノム

表 1-4 ▶主なヒト病原性ウイルスの分類

核酸	対称型	エンベロープ	ウイルスゲノム	逆転写酵素	ウイルス科	主なウイルス
DNA	正二十面体対称型	−	一本鎖 DNA	−	パルボウイルス科	パルボウイルス B19
			二本鎖 DNA		パピローマウイルス科 アデノウイルス科	ヒトパピローマウイルス アデノウイルス
		+			ヘルペスウイルス科	単純ヘルペスウイルス 1 型 (HSV-1)，2 型 (HSV-2) 水痘・帯状疱疹ウイルス (VZV) エプスタイン・バール・ウイルス (EBV) サイトメガロウイルス (CMV) HSV-6, HSV-7, HSV-8
	複雑型				ポックスウイルス科	天然痘ウイルス，伝染性軟属腫ウイルス
	正二十面体対称型	+		+	ヘパドナウイルス科	B 型肝炎ウイルス
RNA	正二十面体対称型	+	一本鎖プラス RNA	+	レトロウイルス科	ヒト免疫不全ウイルス (HIV) 成人 T 細胞白血病ウイルス (ATLV)
		−		−	ピコルナウイルス科 カリシウイルス科 アストロウイルス科 ヘペウイルス科	ポリオウイルス，A 型肝炎ウイルス，ライノウイルス ノロウイルス アストロウイルス E 型肝炎ウイルス
		+			トガウイルス科 フラビウイルス科	風疹ウイルス C 型肝炎ウイルス，日本脳炎ウイルス
	らせん対称型				コロナウイルス科	コロナウイルス
	正二十面体対称型	−	二本鎖 RNA		レオウイルス科	ロタウイルス
	らせん対称型	+	一本鎖マイナス RNA		オルソミクソウイルス科 パラミクソウイルス科 ラブドウイルス科 アレナウイルス科 ブニヤウイルス科 フィロウイルス科	インフルエンザウイルス 麻疹ウイルス，ムンプスウイルス 狂犬病ウイルス ラッサ熱ウイルス ハンタウイルス エボラ出血熱ウイルス，マールブルグ出血熱ウイルス

−：なし　+：あり

の複製様式により分類すると 56 以上の科に分類される．ヒトに感染する病原性ウイルスはそのうちの一部である（**表 1-4**）．ウイルス科はさらに属，型に分類される．

2 感染症の成立過程

1 感染症の成立

感染症の成立には，感染源，感染経路，感受性宿主の３つが必要である．

(1) 感染源

感染源は，微生物を含む患者の排泄物・分泌物，これらに汚染された手指，物品，食物などである．何が感染源となるかは，微生物がヒトの身体のどこに感染症をおこし，どのように体外に排出されるのか，排出後の病原体が環境中でどの程度生存できるのかということと関係している．

(2) 感染経路

感染経路は，感染源が次の感受性宿主に到達する経路である．感染症の広がる方向から横方向の広がりである水平感染，母から子という縦方向の広がりである垂直感染に大別され，水平感染のほうが一度に多くの感受性宿主に感染症が伝播される．水平感染の経路は直接，あるいは手指や物品などの媒介物を介して間接的に感染源と感受性宿主が接触する接触感染，咳やくしゃみなどの飛沫による飛沫感染，飛沫から水分が蒸発した飛沫核による空気感染（飛沫核感染），血液や体液中に存在する病原体に針刺しや切創，粘膜との接触によって感染する血液・体液感染などに分類される．垂直感染の経路は，胎児が子宮内で感染する胎内感染，分娩時に母親の産道に存在する微生物に感染する産道感染，授乳時に母乳から感染する母乳感染に分類される．胎内感染はさらに，母親に感染した微生物が胎盤を通過して感染する経胎盤感染，子宮頸部や膣の微生物が羊水を介して感染する上行性感染に分類される．

(3) 感受性宿主

感受性宿主とは，その微生物によって感染症を発症するヒトをいう．感染症を発症するかどうかは，微生物の病原性の強さと宿主の防御能のバランスによって決まり，ワクチン接種や罹患によってその微生物に対する免疫を有しているヒトは，感染しても発症しない．また，微生物の病原性が弱くても，宿主の防御能が低下していれば感染症がおこる（**図 1-5**）．

感受性宿主に到達した微生物は，気道や消化管などの粘膜面や皮膚の傷口といった侵入門戸から宿主に感染し，発症に必要な数まで増殖すると発熱や下痢・嘔吐，発疹など感染症の症状が現れる．感染症を発症するのに必要な微生物の数は，わずか 10 個程度で十分なものから何百万個，何千万個を必要とするものまで微生物により異なっている．感染症を発症した感受性宿主は，病原体

図 1-5 ▶感染症の発症

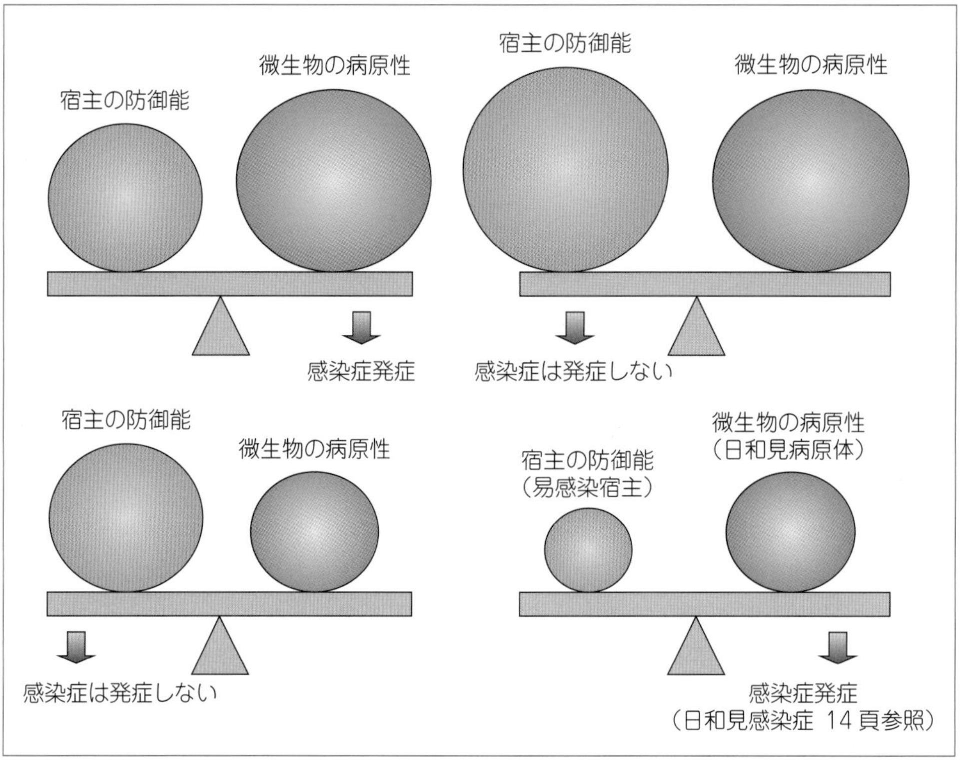

図 1-6 ▶感染症の成立過程

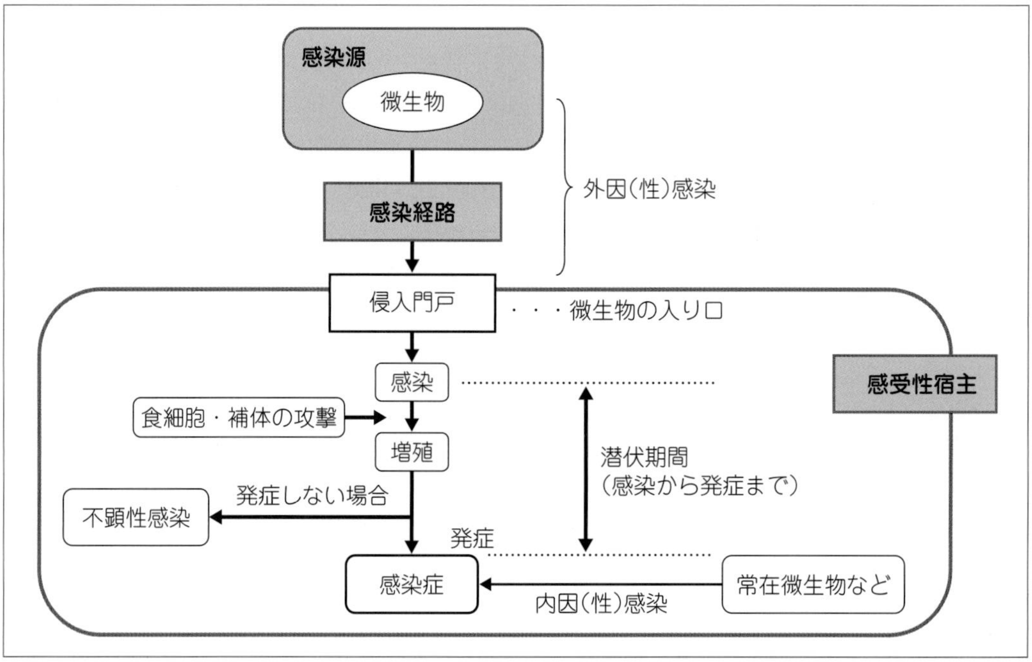

を排出し，新たな感染源となる（**図 1-6**）．つまり，感染症に罹患するということは，感染症伝播の新たな連鎖を生む可能性があるということであり，この点ががんや心筋梗塞などの疾患と大きく異なっている．感染症は，感染者個人だけの問題ではないのである．

2 感染症状の出現

感染から症状が出現（発症）するまでの期間は潜伏期間と呼ばれ，微生物によってその長さは異なっている．微生物によっては感染しても発症しない場合があり，これを不《ふ》顕《けん》性《せい》感染という．潜伏期間中や不顕性感染で症状がみられないときでも体内で微生物は増殖しているので，感染源となる微生物を体外に排出しており，感染源となりうる．このような場合には，気づかないあいだに感染を伝播してしまうことになる．新型コロナウイルス感染症の感染拡大は，まさにその例といえよう．

気道や消化管は，一見，身体の内部に存在し，外界との接触はないようにみえるが，その内腔側は外界とつながっており，実は絶えず外界の微生物にさらされている．さらに厚い重層扁平上皮に覆われた皮膚とは異なり，気道や消化管の粘膜は薄いため，微生物が侵入しやすい構造になっている．感染症の多くを呼吸器感染症と消化器感染症が占めるのはそのためである．

感染症の多くは，身体の外に存在する微生物が宿主の体内に侵入しておこる外因(性)感染だが，なかにはもともと宿主に存在していた微生物によっておこる内因(性)感染もある（「常在菌による感染症」63 頁，「潜伏感染と回帰発症」76 頁参照）．

微生物の侵入門戸には，さまざまなバリアが備わっており，さらに体内に侵入した後には好中球やマクロファージといった食細胞や補体などの攻撃が待っている．また，感染症をおこすためには，ヒトの体内で一定の数以上に増殖する必要がある．したがって，感染症の原因となる微生物（病原微生物）は以下のような性質・能力を有している．

①定着因子…宿主の細胞に定着できる性質・構造

②侵入因子・侵襲因子…宿主の細胞の機能を障害，細胞を破壊して侵入する性質・構造

③増殖因子…宿主の体内での栄養の獲得にかかわる性質・構造

④防御因子…宿主の生体防御機構に抵抗する性質・構造

具体的に微生物のどのような性質や構造がかかわっているのかについては，「微生物の構造・性質・増殖と感染症」（27 頁）に譲るので，参照してほしい．

3 さまざまな感染症

3.1 医療関連感染と市中感染

医療関連感染（Healthcare-associated infection；HAI）とは，病院や介護老人保険施設，在宅などにおいて医療行為と関連して発生する感染のことである．以前は主に病院で問題となっていたため，病院(内)感染，院内感染と呼ばれていたが，介護老人保健施設や長期療養型医療施設，在宅など，医療の場が多様化したことから現在では医療関連感染と呼ばれている．これに対して，一般の地域社会でおこる感染が市《し》中《ちゅう》感染である．市中感染では，一般的に健康な人が病原性の強い微生物に感染して発症することが多い．

医療関連感染は，針刺しによる感染のように医療従事者におこるものも含まれるが，多くは入院患者や入所者に発生する．入院患者や入所者は，がんや糖尿病などの基礎疾患やこれに対する治療，加齢などによって免疫能が低下していることが多く，健康な人には感染症をおこさないような病原性の低い微生物によっても容易に感染症を発症し，ひとたび感染症を発症すると重症化することが多い．免疫力の低下した宿主を易感染宿主と呼び，易感染宿主に病原性の低い微生物によっておこる感染症を日《ひ》和《より》見《み》感染症という（図 1-5：12 頁参照）．日和見感染症の原因微生物（日和見病原体）としては**表 1-5** のようなものがあげられる．たとえば白血病の患者は，正常な白血球の造血の障害と，治療のために投与される抗がん薬の影響で非常に免疫能が低下している易感染宿主であり，健康な人では問題になることのない真菌による感染症が死因となるケースが多い．手術，血管内や膀胱内へのカテーテルの留置など医療施設内で頻繁に行われる医療処置も感染のリスクとなる（「医療行為と感染症」178 頁参照）．

医療関連感染のもうひとつの特徴は，抗菌薬による治療が行われるため，市中感染に比べて薬剤耐性菌が増殖しやすく，薬剤耐性菌による感染症が発症しやすいということである．また，薬剤耐性菌は主に接触感染によって伝播するため，施設内で医療従事者や環境を介して拡散する可能性がある．薬剤耐性菌による感染症は，発症すると治療が難しく，大きな問題となっている．

表 1-5 ▶代表的な日和見病原体

分類	病原体
細菌	グラム陽性菌：黄色ブドウ球菌，表皮ブドウ球菌，腸球菌 グラム陰性菌：緑膿菌，大腸菌，クレブシエラ（肺炎桿菌），セラチア，エンテロバクター，アシネトバクター・バウマニ
ウイルス	サイトメガロウイルス，単純ヘルペスウイルス
真菌	カンジダ，アスペルギルス，クリプトコッカス，ニューモシスチス・イロベチ
原虫	トキソプラズマ，クリプトスポリジウム

3.2 薬剤耐性菌による感染症

1 細菌感染症の治療

細菌感染症の治療や予防には，抗菌薬を用いた化学療法が行われる．抗菌薬は，その作用メカニズムによって細胞壁合成阻害薬，蛋白合成阻害薬，核酸合成阻害薬，細胞膜傷害薬，代謝拮抗薬に分類される（**表 1-6**）．ヒトの細胞には細胞壁がないため，細胞壁合成阻害薬は細菌に対する選択毒性（細菌の細胞だけを選択的に傷害できる性質）が高く，最もよく用いられている．結核に対して使用される抗菌薬は抗結核薬と呼ばれ，ほかの抗菌薬とは区別される．抗結核薬はほかの細菌に対して有効なものもあるが，結核菌に対して特に強い作用を示す．

なお，それぞれの抗菌薬は，すべての細菌に効果があるわけではなく，有効な菌の範囲があり，これを抗菌スペクトルという．

2 薬剤耐性のメカニズム（図 1-7）

薬剤耐性とは，抗菌薬に対する抵抗性をいう．もともと菌のもっている自然耐性と，感受性菌が耐性になる獲得耐性に分けられる．単に薬剤耐性という場合は後者を指す．

表 1-6 ▶作用機序による抗菌薬の分類

細胞壁合成阻害薬	β-ラクタム系	ペニシリン系 セフェム系 カルバペネム系	ペニシリン セフォタキシム イミペネム
	その他	グリコペプチド系	バンコマイシン テイコプラニン
			ホスホマイシン
蛋白合成阻害薬	アミノ配糖体系		ゲンタマイシン
	テトラサイクリン系		テトラサイクリン
	マクロライド系		エリスロマイシン
	クロラムフェニコール系		クロラムフェニコール
核酸合成阻害薬	DNA 合成阻害薬	キノロン系 ニューキノロン系	ナリジクス酸 オフロキサシン
	RNA 合成阻害薬		リファンピシン
細胞膜傷害薬	環状ペプチド系		ポリミキシン
代謝拮抗薬	葉酸合成阻害薬		サルファ剤 トリメトプリム
抗結核薬	細胞壁合成阻害薬		イソニアジド エタンブトール
	RNA 合成阻害薬		リファンピシン
	蛋白合成阻害薬		ストレプトマイシン （アミノグリコシド系）

図 1-7 ▶薬剤耐性のメカニズム

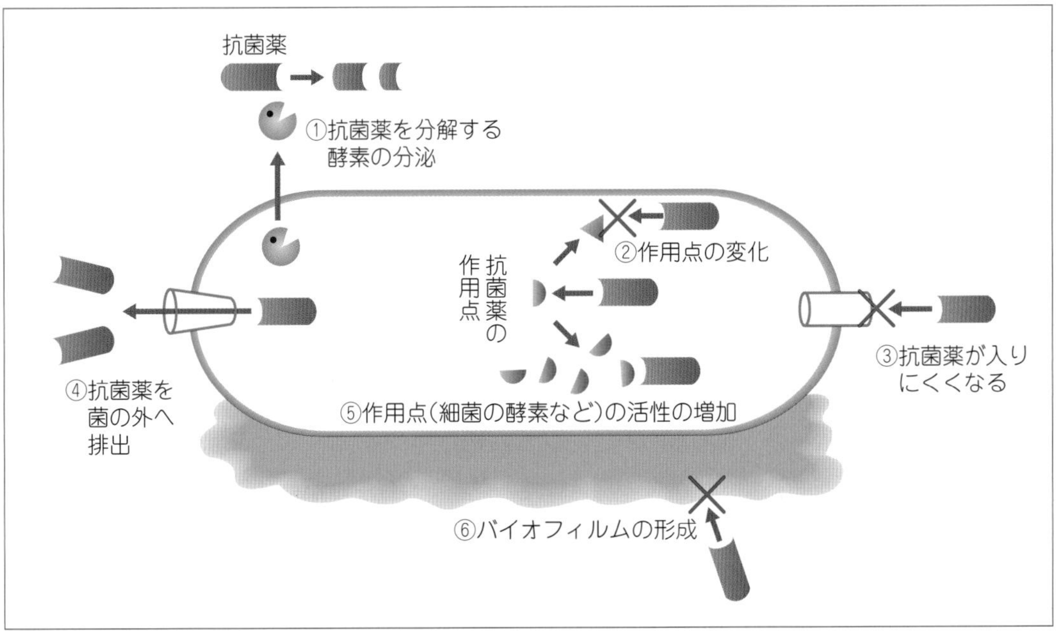

抗菌薬の不適切な使用（抗菌スペクトルの広い抗菌薬を必要な期間を超えて投与するなど），頻繁な使用は，その抗菌薬に対して抵抗性を獲得した薬剤耐性菌を生み出すリスクを増加させる．細菌が薬剤耐性を獲得するメカニズムには次のようなものが知られている．

①酵素による抗菌薬の不活性化（図 1-7 ①）

β-ラクタム系抗菌薬のβ-ラクタム環を加水分解するβ-ラクタマーゼのような酵素を細菌が産生し，抗菌薬を不活性化する．

②抗菌薬作用点の変化（図 1-7 ②）

抗菌薬が作用する細菌の構造が変化する．

③抗菌薬透過性の低下（図 1-7 ③，④）

細菌が細胞内への抗菌薬の流入を防いだり，抗菌薬を細胞外へ排出したりする仕組みをもつ．

④代謝の調節（図 1-7 ⑤）

代謝拮抗薬で抗菌薬の標的となる酵素の活性が増加したり，薬剤と競合したりする物質を産生する．

⑤交差耐性

ある抗菌薬に薬剤耐性を獲得した細菌が作用機序，構造の類似した別の抗菌薬にも耐性になる．

⑥バイオフィルムの形成（図 1-7 ⑥）

バイオフィルム（19 頁参照）を形成すると，抗菌薬が菌に到達できないようになる．

3 代表的な薬剤耐性菌

細菌感染症の治療には多くの抗菌薬が使用されているため，さまざまな耐性菌も検出されるようになってきている．医療機関ではMRSA（メチシリン耐性黄色ブドウ球菌）の検出率が依然として高いが，PRSP（ペニシリン耐性肺炎球菌），NDM-1 型メタロ-β-ラクタマーゼ産生菌，ESBLs（基質拡張型β-ラクタマーゼ）産生菌，カルバペネマーゼ産生菌など多くの種類の耐性菌が報告されており（**表 1-7**），その数は年々増加している．2015 年 5 月の世界保健機関（WHO）総会で薬剤耐性に関する国際行動計画が採択され，わが国でも「AMR アクションプラン」を策定し，2016 年から薬剤耐性微生物への対策を強化している．

(1) MRSA

メチシリン耐性黄色ブドウ球菌（methicillin-resistant *Staphylococcus aureus*）の略で，1960 年代から問題となっている耐性菌である．現在ではメチシリン以外にも耐性化が進んでおり，多剤耐性となっている．発見された当初は「院内感染起因菌（HA-MRSA）」としてとらえられていたが，1999 年から新規に「市中型 MRSA（CA-MRSA）」が出現し，注目されるようになってきている．特徴として，HA-MRSA は易感染宿主に感染して日和見感染症を引きおこすのに対し，CA-MRSA は小児や青年期の皮膚・軟部組織に感染症を引きおこす．

厚生労働省院内感染対策サーベイランス事業（JANIS）の 2019 年検査部門（入院検体）の報告では，調査対象医療機関のうち，99.8％の医療機関から検出されていた（**表 1-8**）。また、検査検

表 1-7 ▶主要な薬剤耐性菌

微生物の種類	耐性化機構	耐性菌略名
肺炎球菌	ペニシリン耐性，中間耐性 多剤耐性	PRSP，PISP
黄色ブドウ球菌	メチシリン耐性 グリコペプチド中間耐性 バンコマイシン耐性	MRSA GISA VRSA
腸球菌	バンコマイシン耐性	VRE
インフルエンザ菌	β-ラクタマーゼ陰性アンピシリン耐性（BLNAR）	
腸内細菌科	フルオロキノロン耐性 第三世代セファロスポリン耐性 各種メタロ-β-ラクタマーゼ産生 基質拡張型β-ラクタマーゼ（ESBLs）産生 NDM-1 型メタロ-β-ラクタマーゼ産生 カルバペネム耐性菌・CRE	
肺炎桿菌	メタロ-β-ラクタマーゼ産生 第三世代セファロスポリン耐性	
緑膿菌	メタロ-β-ラクタマーゼ産生 カルバペネマーゼ産生 多剤耐性	 MDRP
アシネトバクター・バウマニ	多剤耐性	MDRA

表 1-8 ▶特定の耐性菌が分離された過去 5 年間の医療機関の割合

	2015 年	2016 年	2017 年	2018 年	2019 年
集計対象医療機関数	1,435	1,653	1,795	1,947	2,075
MRSA	100.00%	99.90%	99.90%	99.80%	99.80%
VRE	7.20%	8.10%	8.70%	7.50%	7.80%
PRSP	76.60%	73.90%	70.30%	67.80%	65.50%
MDRP	37.70%	30.20%	26.50%	22.20%	22.80%
MDRA	2.60%	2.40%	1.60%	1.70%	1.40%
CRE	70.50%	63.00%	56.40%	55.20%	52.30%

（厚生労働省院内感染対策サーベイランス事業（JANIS）公開情報　https://janis.mhlw.go.jp/report/index.html）より筆者作成

表 1-9 ▶特定の耐性菌分離患者数と全体の分離率

	2015 年 患者数 （分離率）	2016 年 患者数 （分離率）	2017 年 患者数 （分離率）	2018 年 患者数 （分離率）	2019 年 患者数 （分離率）
検体提出患者数	2,555,541 人	2,745096 人	2,818,296 人	2,891,652 人	2,972,343 人
MRSA	169,528 人 （6.64%）	177,768 人 （6.48%）	182,619 人 （6.48%）	185,709 人 （6.42%）	192,320 人 （6.47%）
VRE	465 人 （0.02%）	642 人 （0.02%）	684 人 （0.02%）	697 人 （0.02%）	1,176 人 （0.04%）
PRSP	16,236 人 （0.64%）	15,608 人 （0.57%）	14,724 人 （0.52%）	14,139 人 （0.49%）	13,199 人 （0.44%）
MDRP	1,804 （0.07%）	1,655 人 （0.06%）	1,410 人 （0.05%）	1,082 人 （0.04%）	1,099 人 （0.04%）
MDRA	143 人 （0.01%）	130 人 （0.00%）	80 人 （0.00%）	99 人 （0.00%）	98 人 （0.00%）
CRE	9,254 人 （0.36%）	7,827 人 （0.29%）	7,572 人 （0.27%）	9,304 人 （0.32%）	9,721 人 （0.33%）

（厚生労働省院内感染対策サーベイランス事業（JANIS）公開情報　https://janis.mhlw.go.jp/report/index.html）より筆者作成

体のうちで、最も多く検出されているのはMRSAであり（**表 1-9**），医療機関でコントロールが必要な耐性菌として代表的な菌である．

（2）VRE

バンコマイシン耐性腸球菌（vancomycin-resistant *Enterococcus*）の略である．腸球菌は腸管や胆道の常在菌であり，健康な人には感染症をおこさない．入院患者でも特に，がん，胸腹部外科手術後，白血病，熱傷，移植，栄養失調など重篤な基礎疾患がある場合，異所性感染や内因性あるいは外因性に感染し，尿路感染症，敗血症，心内膜炎などを引きおこす場合がある．多くの抗菌薬に自然耐性をもつため，治療にはバンコマイシンを含め限られた種類の抗菌薬のみ使用できる．わが国では，MRSAでの経験をふまえ，バンコマイシンの使用について慎重であるため，JANIS検査部門入院検体においても検出率は低いが，2019年度は0.04％に増加しており（**表 1-9**），今後も引き続き注意が必要である．

(3) MDRP

多剤耐性緑膿菌（multiple-drug resistant *Pseudomonas aeruginosa*）の略である．緑膿菌は各種抗菌薬に自然耐性をもち，治療に使える抗菌薬の種類は少ない．緑膿菌感染症に使用される抗菌薬のうち，アミカシン（アミノ配糖体系），イミペネム（カルバペネム系），シプロフロキサシン（フルオロキノロン系）の3剤に耐性をもつ緑膿菌をMDRPという．緑膿菌は尿路感染症，肺炎，敗血症，消化管感染症など院内での日和見感染により多彩な臨床像をみせる．また，高齢者では尿路に保菌し，その状態で転院や施設入所の場合もあり，医療機関のみでなく高齢者施設での対応も重要となってきている．

(4) MDRA

多剤耐性アシネトバクター・バウマニ（multiple-drug resistant *Acinetobactor baumanii*）の略である．アシネトバクター・バウマニはグラム陰性のブドウ糖非発酵菌で，水や土壌など広く環境中に分布している．病原性は弱く，健康な人には感染しないか，しても発症しない．しかし，バイオフィルム（細菌が分泌した細胞外多糖体などにより形成される凝集塊）を形成し，環境中では長期間生存することが可能である．加えて，低水準消毒薬や抗菌薬に対しては自然耐性があり，院内感染時には対応に苦慮する細菌のひとつである．

このようなアシネトバクター・バウマニがカルバペネム系薬，アミノ配糖体系薬，フルオロキノロン系薬に耐性を有するものを多剤耐性アシネトバクター・バウマニと呼ぶ．特に病院感染症として問題となり，易感染宿主に感染症を引きおこすと治療が困難となる．加えて，耐性遺伝子は容易に細菌間を伝播するため，急速に耐性化が進む可能性があり危険である．しかし、わが国の検出はわずかである（**表1-8**，**表1-9**）．

(5) NDM-1型メタロ-β-ラクタマーゼ産生菌

NDM-1（New Delhi metallo-beta-lactamase-1）型メタロ-β-ラクタマーゼ産生菌は，ペニシリン系，セフェム系，カルバペネム系などのβ-ラクタム環をもつほとんどのβ-ラクタム系薬を加水分解し，β-ラクタマーゼ阻害薬も無効なタイプのβ-ラクタマーゼであるメタロ-β-ラクタマーゼをもつ耐性菌である．β-ラクタム系薬だけでなく核酸合成阻害薬であるフルオロキノロン系抗菌薬や蛋白合成阻害薬であるアミノ配糖体系薬など広範囲の抗菌薬に耐性をもつ[1]．この酵素の遺伝子はプラスミド上にあり，菌種の壁を越えて伝達することが可能である．緑膿菌やアシネトバクター，大腸菌や肺炎桿菌においてNDM-1型メタロ-β-ラクタマーゼ産生菌が発見されている．

(6) CRE

イミペネムやメロペネムといったカルバペネム系の抗菌薬に耐性を示す腸内細菌科の細菌をカルバペネム耐性腸内細菌科細菌（Carbapenem-resistant Enterobacteriaceae；CRE）と呼び，クレブシエラ・エアロゲネス，エンテロコッカス・クロアカ，肺炎桿菌，大腸菌，セラチア・マルセッセンスなどを含む．カルバペネム分解酵素であるカルバペネマーゼを産生するかどうかで，カルバペネマーゼ産生腸内細菌科細菌（Carbapenemase producing Enterobacteriaceae；CPE ）とカルバペネマーゼ非産生菌（non-CPE）に分類され，前者のほうが予後不良である．また，カルバペネマーゼの遺伝子はプラスミド上に存在し，耐性が菌種を越えて伝播するリスクが高い．2018年より腸内細菌科細菌 9 菌種が厚生労働省院内感染症サーベイランス事業の対象に追加され，2020 年の報告では入院患者の検体から分離された腸内細菌科細菌のうち 1.23％が CRE であった[2)].

引用文献

1) Kumarasamy, K.K. et al.：Emergence of a new antibiotic resistance mechanism in India, Pakistan, and the UK : a molecular, biological, and epidemiological study. Lancet Infect Dis, 10：597-602, 2010.
2) 厚生労働省院内感染対策サーベイランス事業（JANIS）2020 年 1 月-12 月年報.

3.3 輸入感染症

輸入感染症とは，海外で感染することによって帰国後に発症する感染症，あるいは海外から人や食品などを介して国内に持ち込まれた感染症をいう．特に，発展途上国のように衛生環境が十分に整っていない国で感染することが多い．海外渡航者の増加とともに輸入感染症も増加している．

表 1-10 に輸入感染症とその原因微生物，主な感染源・感染経路をあげる．輸入感染症の原因となる微生物は，国内には存在しない微生物，あるいは過去に存在していたが衛生環境の整備や予防接種の普及などによって，国内ではほとんど問題にならなくなった微生物である．

表 1-10 ▶主な輸入感染症とその病原体

種類	感染症	病原体	感染源・感染経路
急性の発症経過で，例年一定数以上の報告があり，輸入例の割合が比較的高いもの*			
細菌	細菌性赤痢	赤痢菌	患者や保菌者の便で汚染された水・食物などから経口感染
	腸チフス	チフス菌	
	パラチフス	パラチフス A 菌	
	レプトスピラ症	レプトスピラ	保菌動物の尿で汚染された水や土壌から経皮あるいは経口感染
ウイルス	A 型肝炎 E 型肝炎	A 型肝炎ウイルス E 型肝炎ウイルス	患者や保菌者の便で汚染された水・食物などから経口感染
	デング熱	デングウイルス	患者を刺した蚊に刺される
	ジカウイルス感染症	ジカウイルス	
	チクングニア熱	チクングニアウイルス	
	風疹	風疹ウイルス	飛沫感染
	麻疹	麻疹ウイルス	空気感染，飛沫感染
寄生虫	マラリア	マラリア原虫	感染した蚊に刺される
	アメーバ赤痢	赤痢アメーバ	食物や水とともに嚢子（シスト）を摂取
	ジアルジア症	ランブル鞭毛虫	
	クリプトスポリジウム症	クリプトスポリジウム	汚染された水から経口感染
その他			
細菌	コレラ	コレラ菌	患者や保菌者の便で汚染された水・食物などから経口感染
	ペスト	ペスト菌	感染したげっ歯類を吸血したノミに刺される
ウイルス	狂犬病	狂犬病ウイルス	感染した犬や野生動物に咬まれる
真菌	コクイジオイデス症	コクシジオイデス・イミチス	流行地の土壌中の胞子を吸入
	ヒストプラズマ症	ヒストプラズマ・カプスラーツム	

*（国立感染症研究所感染症情報センター：日本の輸入感染症例の動向について．https://www.niid.go.jp/niid/ja/route/transport.html（2021.8.4 アクセス）に基づいて作成）

3.4 動物由来感染症（人獣（畜）共通感染症，ズーノーシス）

本来は野生動物や家畜，ペットなどの動物を宿主としている微生物によって，ヒトにおこる感染症，ヒトと動物の両方に感染症をおこす微生物による感染症をいう．**表 1-11** に代表的な動物由来感染症とその病原体を示す．新たに見つかった動物由来感染症を加えると，現在その数は世界では 200 種以上，わが国でも 60 種以上といわれている．

動物由来感染症の病原体のなかには，自然界では本来の宿主動物（自然宿主）から宿主動物へと中間宿主である蚊やノミなどの節足動物を介して伝播・維持されているものがあり，自然宿主と病

表 1-11 ▶主な動物由来感染症とその病原体

種類	感染症	病原体	病原体を有する動物
細菌	結核	結核菌	ウシ，ヤギ，ヒツジ
	カンピロバクター腸炎	カンピロバクター	トリ，ブタ，ウシ，ネコ
	腸管出血性大腸菌感染症	腸管出血性大腸菌（O157）	ウシ，ブタ
	細菌性赤痢	赤痢菌	サル
	サルモネラ症	サルモネラ菌	爬虫類，トリ，ウシ，ブタ
	ペスト	ペスト菌	げっ歯類，ネコ
	炭疽	炭疽菌	ウシなど草食の家畜
	野兎病	フランシセラ・ツラレンシス	ノウサギ
	ネコ引っかき病	バルトネラ・ヘンセラ	ネコ
	リステリア症	リステリア	げっ歯類，ウシ，ヤギ
	レプトスピラ症	レプトスピラ	イヌ，ネコ，げっ歯類，ウシ，ブタ
	パスツレラ症	パスツレラ	イヌ，ネコ
	ブルセラ症	ブルセラ	イヌ，ウシ，ブタ，ヤギ，ヒツジ
	ライム病	ライム病ボレリア	シカ，野鳥，げっ歯類
	オウム病	クラミジア・シッタシ	鳥類
	ツツガムシ病	ツツガムシ病リケッチア	ツツガムシ
ウイルス	インフルエンザ	A 型インフルエンザウイルス	鳥類，ブタ
	ウエストナイル熱	ウエストナイル熱ウイルス	鳥類
	エボラ出血熱	エボラウイルス	サル類
	狂犬病	狂犬病ウイルス	哺乳類（イヌ，ネコ，コウモリなど）
	日本脳炎	日本脳炎ウイルス	ブタ
	腎症候性出血熱	ハンタウイルス	げっ歯類
	マールブルグ病	マールブルグウイルス	サル類
	ラッサ熱	ラッサウイルス	マストミス（ネズミの仲間）
真菌	皮膚糸状菌症	皮膚糸状菌	イヌ，ネコ
	クリプトコックス症	クリプトコックス・ネオフォルマンス	鳥類，コウモリ
原虫 寄生虫	アメーバ赤痢	赤痢アメーバ	イヌ，サル，げっ歯類
	トキソプラズマ症	トキソプラズマ	ネコ，ブタ，ヒツジ
	クリプトスポリジウム症	クリプトスポリジウム	イヌ，ネコ，げっ歯類，家畜，サル
	エキノコックス症	エキノコックス	イヌ，キツネ，げっ歯類
	イヌ・ネコ回虫症	イヌ回虫，ネコ回虫	イヌ，ネコ，ウシ，ニワトリ
蛋白質	クロイツフェルト・ヤコブ病	プリオン	ウシ

原体のあいだには共存関係が成立し，自然宿主は無症状である．このサイクルの途中で，ヒトをはじめとする自然宿主以外の動物が節足動物に咬まれたり，刺されたりすると感染症がおこる（**図 1-8**）．

これ以外にも直接動物に咬まれたり，引っかかれたり，排泄物を介したりしてヒトに感染する場合など，さまざまな感染経路が存在する．

図 1-8 ▶動物由来感染症の発生機序

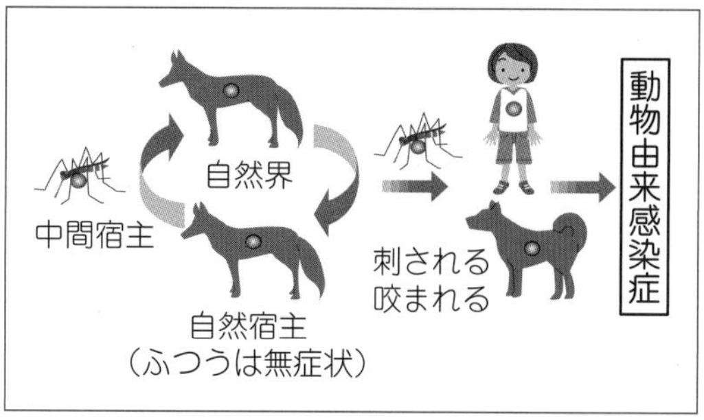

ペットの室内飼育の増加による接触の機会の増加や濃厚な接触，いわゆるエキゾチックペットと呼ばれる海外の新種動物の輸入・飼育，自然破壊による野生動物とヒトの接触の増加などの理由から，動物由来感染症は重要な感染症のひとつと考えられる．

参考文献

1）神山恒夫，山田章雄編著：動物由来感染症－その診断と対策．真興交易医書出版部，2003.

4
滅菌と消毒

1 滅菌と消毒の定義

米国疾病予防管理センター（CDC）のガイドラインでは，滅菌は「すべての微生物を破壊または取り除く過程」，消毒は「病原微生物のすべてあるいは大部分（芽胞を除く）を取り除く過程」と定義される[1)].

手術器具や血管内留置カテーテルなど，汚染していると感染のリスクとなるものや本来無菌の部位に使用するものは，滅菌されたものを使用しなければならないが，体温計や聴診器などはもともと微生物の存在する部位に使用するので，滅菌する必要はなく，消毒で十分である．滅菌と消毒の違いを理解し，求められている適切な方法を選択する．Spaulding は，医療に用いられるさまざまな器材や装置を必要とされる滅菌，消毒のレベルに応じてクリティカル器材，セミクリティカル器材，ノンクリティカル器材に分類している（**表 1-12**）[2)].

なお，滅菌も消毒も血液などの有機物が付着していると，確実な効果が得られなくなるので，滅菌，消毒を行う前には洗浄によってこれらを除去することが大前提であり，目的によっては洗浄だけで十分な場合もある．

2 滅菌と消毒の方法

（1）滅菌の方法

滅菌は，主に熱や放射線・紫外線，ろ過滅菌などの物理的な方法によって行われる．

表 1-12 ▶ Spaulding の分類

分類	定義	例	必要とされる処理
クリティカル器材	微生物で汚染していると高度の感染のリスクがあるもの 体腔や血管内など，無菌の組織に対して使用されるもの	手術器具，心臓カテーテルなど血管内に挿入するカテーテル，膀胱留置カテーテル	滅菌
セミクリティカル器材	粘膜，あるいは傷のある皮膚に触れるもの	呼吸療法や麻酔に用いる装置（ネブライザー，人工呼吸器の回路など），胃内視鏡，喉頭鏡	高水準の消毒（ほぼ滅菌に近い） あるいは中水準の消毒
ノンクリティカル器材	傷のない皮膚に触れるもの	便器，血圧計のカフ， ベッド柵，床頭台	低～中水準の消毒 あるいは洗浄・清拭

熱による方法が最も一般的であり，微生物の細胞内蛋白質を変性させることによって微生物を殺す．高圧蒸気滅菌器（オートクレーブ）を用いて121℃の熱を15分間加えることで，求められている滅菌の条件をクリアすることができるが，水蒸気の通りにくいものでは，十分な効果が得られない場合がある．乾熱滅菌は，160～200℃の熱を30分間～2時間加えるもので，金属やガラス器具など高温に対して耐えられるものに使用する．

熱による滅菌ができないもの（熱を加えると変性する薬剤やプラスチック製品，部屋の滅菌など）に対しては，ろ過滅菌（フィルターを通すことによって微生物を除く）や放射線・紫外線，ホルムアルデヒド（ホルマリン）ガス，エチレンオキサイドガスなどが使用される．ガス滅菌では，毒性に対する注意が必要である．

(2) 消毒の方法

消毒の方法としては，熱によるもの，消毒薬を用いた化学的な方法がある．

熱による消毒では，高温の熱水や蒸気を用いる．たとえば，金属製の器具の消毒に使用するウォッシャーディスインフェクターでは，80～93℃の熱水で3～10分間の処理を行う．熱による方法は，消毒薬を用いる化学的な方法に比べて，環境にやさしく，耐性の問題がないという利点がある．

消毒薬はその効果によって，高水準，中水準，低水準の3つのレベルに分類され，有効な微生物の範囲は，それぞれの消毒薬で異なっている（**表1-13**）．最も消毒薬に抵抗性をもつのは細菌の芽胞で，次いで結核菌を含むマイコバクテリウム属，ノロウイルスなどのエンベロープをもたないウ

表1-13 ▶消毒薬の分類と消毒可能な微生物

消毒薬の水準	分類	消毒薬の名称	消毒可能な微生物
高水準	アルデヒド系 酸化剤系	グルタールアルデヒド 過酢酸	一般細菌，結核菌，ウイルス，真菌 芽胞については長時間接触時のみ有効
中水準	アルデヒド系	ホルムアルデヒド	一般細菌，真菌 次亜塩素酸ナトリウムは結核菌，ウイルスにも有効 一般的にエンベロープをもたないウイルスはあるものに比べてアルコールの消毒効果が小さい
	アルコール系	エタノール イソプロピルアルコール	
	フェノール系	フェノール クレゾール	
	ハロゲン系	ポビドンヨード 次亜塩素酸ナトリウム	
	配合剤	クロルヘキシジングルコン酸アルコール ベンザルコニウム塩化物アルコール ポビドンヨードアルコール	
	酸化剤系	過酸化水素水（オキシドール）	
低水準	ビグアナイド系	クロルヘキシジングルコン酸塩	一般細菌，酵母様真菌（カンジダなど）
	４級アンモニウム系	ベンザルコニウム塩化物 ベンゼトニウム塩化物	
	両性界面活性剤	アルキルジアミノエチルグリシン塩酸塩	両性界面活性剤は結核菌にも有効
	色素系	アクリノール水和物	

イルスも抵抗性が強い．真菌は，一般的な細菌よりも消毒薬に抵抗性がある．緑膿菌，ブドウ球菌などの一般的な細菌，芽胞をつくる細菌でも増殖期にあるもの（栄養型細菌），エンベロープをもつウイルスは，消毒薬で不活性化することができる．消毒薬に対しても抗菌薬と同様に耐性菌が存在する．また，消毒薬には，生体の消毒（手指や皮膚・粘膜）に対して使用できないものがある．グルタルアルデヒド（グルタラール），次亜塩素酸ナトリウムは手指，皮膚，粘膜に，消毒用エタノール，クロルヘキシジングルコン酸塩は粘膜に，それぞれ使用してはならない．消毒方法の特徴，除去すべき微生物の性質，消毒するものが何なのかによって適切な消毒の方法を選択することが重要である．

引用文献

1) Rutala, W.A., Weber, D.J. & the Healthcare Infection Control Practice Advisory Committee（HI-PAC）: Guideline for disinfection and sterilization in healthcare facilities. 2008.
2) Spaulding, E.H.：Chemical disinfection of medical and surgical materials. In：Disinfection, sterilization, and preservation.（ed. by Lawrence, C., Block, S.S.）, Lea & Febiger, 1968, pp517-531.

5 微生物の構造・性質・増殖と感染症

5.1 環境中で長期にわたって生存可能な微生物

微生物は「分解者」として広く環境中に分布している（**表 1-14**）．環境では栄養分が少ない場合が多く，そのような貧栄養状態で生存できる能力が備わっている種類も多い．環境常在微生物には，通常ヒトに病原性をもたない種類が多いが，一部の微生物では重篤な感染症の原因や日和見感染の原因となるものが存在する．どのような環境にどのような微生物が存在し，感染とどのように関連しているのかを理解・把握することは重要である．

1 わずかな栄養でも生存可能な微生物

もともと環境中には原生動物を含めて多くの微生物が存在しているため，栄養の獲得にはさまざまな「競争」があると考えられる．バイオフィルムやマイクロコロニー（可視できない大きさの小さなコロニー）などは，微生物にとって適切ではない環境を生き抜くひとつの方法である．生き抜くための微生物側の「戦略」がヒトに大きな影響を及ぼす場合がある．

(1) 緑膿菌（*Pseudomonas aeruginosa*）

緑膿菌は，土壌，水などの環境に常在している細菌で，ヒトの腸管にも常在している場合がある．もともとは植物の病原菌として知られていたものが，日和見感染をおこすようになったと考え

表 1-14 ▶環境中に存在する微生物の特徴

菌種名	芽胞	存在場所			抵抗性		備考
		空気	水	土壌	乾燥	消毒薬	
緑膿菌	×		○	○		○	
セラチア菌	×	○	○	○		○	
結核菌	×	○			○	○	
レジオネラ・ニューモフィラ	×	○	○	○			アメーバなどの原虫類の細胞質内に寄生
クロストリジウム属	○			○	○	○	芽胞では消毒薬に抵抗性あり
バシラス属	○	○		○	○	○	芽胞では消毒薬に抵抗性あり
ノロウイルス	×	△	△	△	△	○	ある特殊な条件では空気中に飛散
トキソプラズマ	×		○	○	○	○	
クリプトスポリジウム属	×		○	○	○	○	

＊空欄：確認されていないあるいは不明

られている．土壌，水は基本的には貧栄養であるため，緑膿菌はほとんど栄養分がない環境の中でも長期間生存し，院内で日和見感染をおこすと考えられている．

2 乾燥や消毒薬などに強い微生物

微生物も「生物」であるため，われわれ人間と同様に乾燥には弱い．しかし，一部の微生物は乾燥に強く，長期間感染力を保ったままで環境中に生存できる．また，このような微生物は消毒薬にも強いという性質をもつ場合が多い．

(1) ノロウイルス (*Norovirus*)

ノロウイルスはカリシウイルス科に属する非常に小さいウイルスである．エンベロープをもたないため，アルコール系消毒薬をはじめ多くの消毒薬に抵抗性を示す．

(2) 結核菌 (*Mycobacterium tuberculosis*)

結核菌は細胞壁に多量のワックス成分（ミコール酸）を保有するため，乾燥に強く，各種消毒薬にも強い．

(3) セラチア菌 (*Serratia marcescens*)

セラチア菌は環境常在菌であるが，低水準消毒薬に耐性をもっている．そのため，不衛生な状態におかれた消毒薬中でセラチア菌が増殖し，しばしば院内感染を引きおこしている．

(4) トキソプラズマ (*Toxoplasma gondii*)

原虫の一種であるトキソプラズマは胞子虫類に分類され，終宿主であるネコから「オーシスト」と呼ばれる形態で排出される．このオーシストは塩素に耐性であり，環境，特に土壌中では長期間感染性を維持できることが観察されている．

3 湿潤環境に多い微生物

微生物は通常湿潤環境を好む．湿潤環境に多い微生物のなかにはバイオフィルムを形成し，長期間の生存が可能な種類も存在する．

(1) 緑膿菌

緑膿菌は，流しや浴槽，洗面台の排水口付近，切り花を生けた花瓶の水などに生息していることが多い．また，バイオフィルムにより長期間の生存が可能である．

(2) レジオネラ・ニューモフィラ (*Legionella pneumophila*)

レジオネラ・ニューモフィラは，河川や湖，温泉水といった水環境に生息するほか，空調設備の冷却塔水や循環ろ過式浴槽（いわゆる24時間風呂）の水などの人工的に水を利用する設備や器具の水の中にも存在する．多くがアメーバなどに寄生している．これらの汚染された水から発生するエアロゾルが感染源となる．

(3) クリプトスポリジウム属（*Cryptosporidium* 属）

クリプトスポリジウムは代表的な水系感染をおこす原虫で，胞子虫類に分類されている．塩素に耐性であるため水道水での感染例もみられている．

4 芽胞をつくる細菌

ある種の細菌は，自らにとっての環境が適切でなくなると芽胞（6 頁参照）を形成する．芽胞は化学的・物理的刺激に強く，中水準以下の消毒薬で殺滅することはできない．芽胞は広く環境中に分布しており，水分や栄養分が供給されると再び栄養細胞に戻り増殖する．

(1) クロストリジウム属（*Clostridium* 属）

クロストリジウム属に分類される細菌は，グラム陽性嫌気性桿菌であり，土壌中やヒトの腸管など酸素濃度の低い場所に常在する．破傷風菌，ボツリヌス菌，ウェルシュ菌，クロストリディオイデス・ディフィシルなど重篤な感染症を引きおこすものが多い．

(2) バシラス属（*Bacillus* 属）

グラム陽性好気性または通性嫌気性菌で芽胞を形成する細菌をバシラス属に分類する．自然環境，人工環境を問わずさまざまな場所に生息している．代表的な菌種は枯草菌であり，病原性がないあるいは低いものが多いが，炭疽菌，セレウス菌など病原性の高い種も存在する．

5.2 莢膜，粘液層をつくる微生物

細菌は，その最外層に莢膜《きょうまく》，粘液層という構造をもつ場合がある．これらの構造物はすべての細菌がもっているわけではなく，肺炎球菌や緑膿菌など一部の細菌が保有しているにすぎない．成分は多糖類で，細胞壁との結合が強固な場合を莢膜，弱い場合を粘液層という．

これらの莢膜，粘液層は，病原細菌が人体の免疫から逃れる作用をもつ病原因子のひとつであり，ヒトの細胞への定着・付着にも重要な役割をもつ．さらに，細菌細胞を乾燥から守り，場合によっては栄養源として使用することも可能である．

以下に示す細菌以外にも，セラチア菌，インフルエンザ菌，アシネトバクター属の細菌でも莢膜を形成するものがある．また同じ菌種でも株によって莢膜を保有しているものと保有していないものがあり，ヒトの感染症から分離される株は莢膜を保有している場合が多い．

（1）肺炎球菌（*Streptococcus pneumoniae*）

肺炎球菌はグラム陽性菌であり，市中肺炎の起因菌として重要である．肺炎以外にも，中耳炎，髄膜炎なども引きおこす．病原因子としては，莢膜が重要であり，現在 93 種類の血清型が報告されているが，そのうちの 1/3 の血清型がヒトへの病原性に関与していると考えられている．

肺炎球菌の莢膜を標的としてワクチンが作製されている．

（2）炭疽菌（*Bacillus anthracis*）

炭疽菌の莢膜は，D-グルタミン酸のポリペプチドである．D-グルタミン酸ポリマーの長さは培養条件で異なり，20 ～ 55 kDa といわれている．構成成分が異なっていても，ほかの細菌が産生する莢膜と同様に，主要な作用は貪食作用からの回避であるが，付着作用も担っていると推測されている．炭疽菌の病原性は，この莢膜と毒素に大きく依存している．

（3）肺炎桿菌（*Klebsiella pneumoniae*）

肺炎桿菌は市中感染する細菌性肺炎の原因菌として重要である．病態は化膿性であり，治療しない場合の致死率は高いと考えられている．

肺炎桿菌のほとんどすべてで莢膜を形成し，その成分は酸性の多糖体複合体である．現在 77 の莢膜抗原（K 抗原）があり，そのうち 22 の K 抗原が感染症の原因となる菌株の 70% を占めている．K1 型と K2 型は特に病原性が高いと考えられており，K2 型は尿路感染症，肺炎，菌血症の主要な型である．通常感染と関連する菌株の K 抗原には地域性がみられるが，K2 については地域による差異もみられず，また環境から検出されることもほとんどない．

（4）緑膿菌

緑膿菌は菌体外にグリコカリックス（アルギン酸）という粘液物質を分泌する．培地上ではムコイド型となる（**図 1-9**，**図 1-10**：非ムコイド）．このアルギン酸により，強力な付着性を獲得し，体内ではバイオフィルムを形成する．バイオフィルム内には抗菌薬や消毒薬が浸透しにくく，菌体

図 1-9 ▶緑膿菌ムコイド型

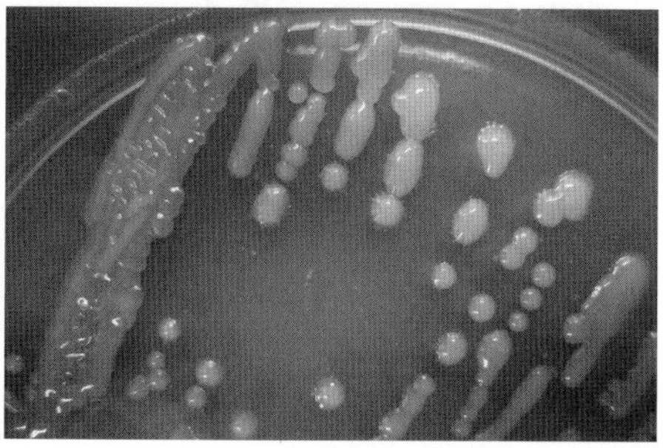

（カラー口絵参照）

図 1-10 ▶緑膿菌非ムコイド

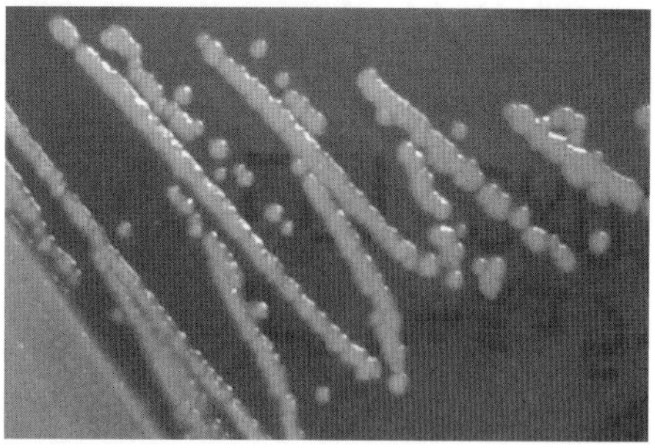

（カラー口絵参照）

の長期生存を可能にしている．その結果，症状は慢性化し難治性となりやすい．特に尿路感染症，呼吸器感染症でその傾向が強い．

参考文献

1) Cohen, J.M., Chimalapati, S. et al.：Contributions of capsule, lipoproteins and duration of colonization towards the protective immunity of prior *Streptococcus pneumonia* nasopharyngeal colonization. Vaccin, 30：4453–4459, 2012.
2) Fouet, A.：The surface of *Bacillus anthracis*. Mol Aspects Med, 30(6): 374–385, 2009.
3) Podschun, R., Ullmann, U.：*Klebsiella* spp. as nosocomial pathogens：epidemiology, taxonomy, typing methods, and pathogenicity factors. Clin Microbiol Rev, 11(4): 589–603, 1998.
4) Struve, C., Krogfelt, K.A.：Role of capsule in *Klebsiella pneumoniae* virulence: lack of correlation between in vitro and in vivo studies. FEMS Microbiol Lett, 218(1): 149–154, 2003.

5.3 微生物がヒトの細胞と結合する能力

微生物が，ヒトの身体で増殖し，感染症をおこすときには，まずヒトの細胞（主に気道や消化管などの粘膜の上皮）と結合する必要がある．ヒトの細胞と結合する能力をもたない微生物は，たとえば気道の線毛運動による排除，消化管内容物の流れ，尿路の尿による自浄作用などによって機械的にヒトの身体から排除されていく．感染症をおこす微生物は，さまざまな手段を用いてヒトの細胞と結合することができる（「感染症の成立過程」11 頁参照）．また，微生物がどの細胞に結合するのかは，その微生物がどこに感染症をおこすのかを規定しているといえる．

1 細菌の定着因子

ヒトの細胞（粘膜）との結合に関係する細菌の構造・性質を定着因子といい，線毛や細胞壁に存在するアドヘジン（adhesin），菌体外多糖体，鞭毛が含まれる．

(1) 線毛

線毛は主にグラム陰性菌の定着にかかわっており，大腸菌，コレラ菌，サルモネラや淋菌など，消化管や尿路に感染症をおこす細菌にとっては，重要な定着因子となっている．線毛の先端にはアドヘジンという蛋白が存在し，これが細胞表面の糖蛋白あるいは糖脂質と結合することができる．線毛と結合する細胞側の構造を線毛受容体と呼び，線毛の種類によって結合する線毛受容体が異なっている．このことがそれぞれの細菌が感染症をおこす部位を決めている．たとえば，毒素原性大腸菌の CFA 線毛は，腸管上皮のシアル酸を含んだ蛋白質と，尿路病原性大腸菌の Pap 線毛は，尿路上皮に存在する特定の糖鎖と結合する．

(2) 線毛以外のアドヘジン（Nonfimbrial adhesion；NFA）

細胞壁の表面に存在するアドヘジンも細胞への定着にかかわっており，ヒトの組織のフィブロネクチンや糖鎖と結合できる．線毛と同じようにそれぞれの細菌によって結合するヒトの細胞の受容体が異なっている．

腸管病原性大腸菌では，定着の仕組みについて詳しい研究がなされている（**図 1-11**）．腸管病原性大腸菌は，タイプⅢ分泌系というシステムを注射器のように使って菌のアドヘジンであるインチミンの受容体をヒトの大腸粘膜上皮の細胞質内に注入し，このインチミン受容体を大腸粘膜上皮細胞の表面に発現させて，菌の細胞壁にあるインチミンと強い接着を完成できる．同時に，大腸粘膜上皮の細胞質内に微絨毛のアクチンフィラメントを再重合する作用をもった因子も注入し，微絨毛は菌の定着に都合のよいように台座状に変化し，菌は広い面で大腸粘膜上皮に定着できるようになる[1]．

(3) 菌体外多糖体，菌体外高分子の産生

細菌のなかには，何かに付着すると菌体外に多糖類や高分子の物質を分泌して，バイオフィルム

図 1-11 ▶腸管病原性大腸菌の定着の仕組み

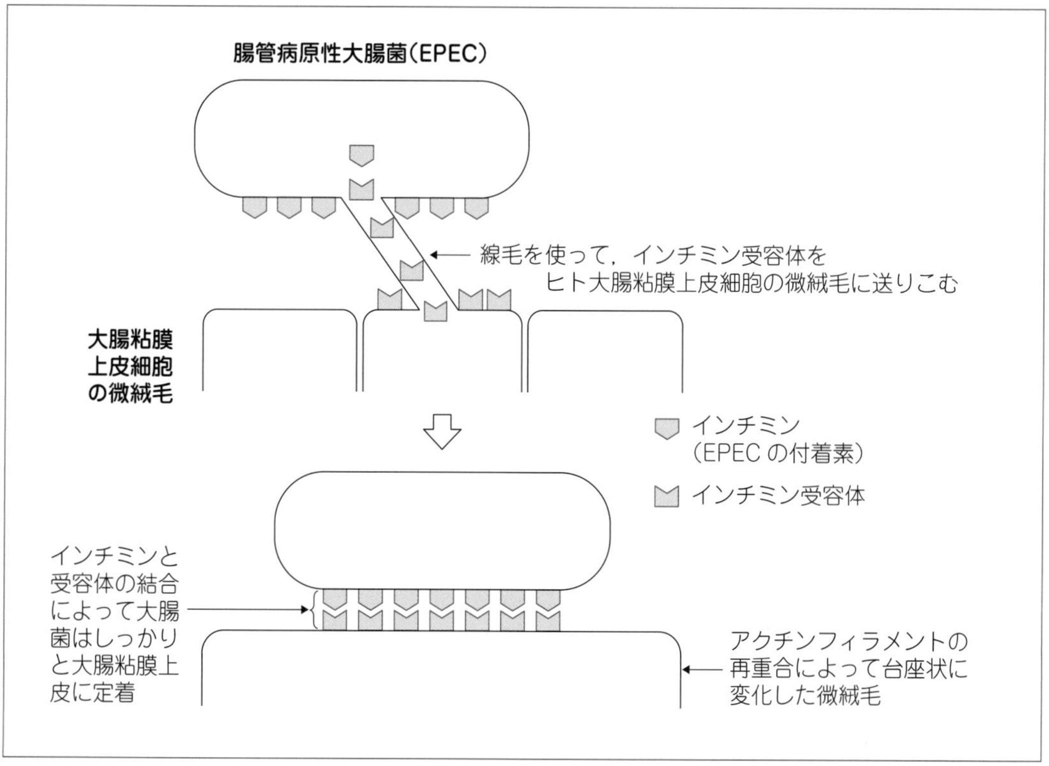

（引用文献 1）を参考に作成）

を形成し，その中に細菌の集落をつくるものがある．バイオフィルムは，外界の変化や抗菌薬から細菌を守り，いったん形成されると取り除くのがむずかしい． 血管内や膀胱内に留置したカテーテルでも形成され，ヒトの細胞への定着だけでなく，カテーテルの留置に関連した血流感染や尿路感染の発生にもかかわっている（「医療行為と感染症」178 頁参照）．

(4) 鞭毛

線毛や付着素が機能するためには，細菌がヒトの細胞と接触することが必要となる．細菌の侵入部位として重要な粘膜は，粘液に覆われており，その流れが細菌と粘膜上皮の接触を阻んでいる．鞭毛をもつ細菌は，その運動によって，粘膜表面の粘液の流れに逆らって粘膜上皮に到達できる．ヘリコバクターやカンピロバクターのように消化管に感染症をおこす細菌では，鞭毛の遺伝子を破壊して鞭毛をなくすと病原性が低下することが報告されている[2)]．

2 ウイルスの細胞への吸着

ウイルスは増殖に生きた細胞を必要とする偏性細胞内寄生体であり，細胞内に侵入するためにはまずウイルス粒子の表面にあるカプシドやエンベロープの蛋白が，ヒトの細胞表面にあるそれぞれのウイルス蛋白に対する細胞膜表面分子（ウイルスレセプター）と結合して，細胞に吸着する必要がある．ウイルスが特定の細胞に感染するのは，ウイルスの吸着にかかわる蛋白によって，ヒトの細胞のウイルスレセプターやその分布が異なっていることが関係している．たとえば，HIV ウイルスのエンベロープにある gp120 という糖蛋白のウイルスレセプターは CD4 分子で，HIV ウイルスは細胞表面に CD4 分子をもつヘルパー T 細胞，マクロファージに感染する．A 型インフルエンザウイルスでは，エンベロープにあるヘマグルチニン（HA）が細胞膜にある糖鎖の末端のシアル酸と結合し，シアル酸が豊富に存在する気道粘膜上皮に感染して増殖する．

引用文献

1）Mims, C. et al.：MIMS' pathogenesis of infections disease. 5 th ed., Academic Press, 2001, pp32-35.
2）Morooka, T. et al.：Motility as an intestinal colonization factor for *Campylobacter jejuni*. J Gen Microbio, 131(8)：1973-1980, 1985.

参考文献

1）吉田眞一・他編：戸田新細菌学．改訂 33 版，南山堂，2007，pp210-211，252-253.

5.4 ウイルス粒子の構造と感染症

ヒトに感染するウイルスは，各ウイルスに固有のウイルスレセプターと結合することにより細胞に感染する．この過程は吸着と呼ばれ，ウイルス感染が成立するために必要である．エンベロープをもつウイルスは，エンベロープ上のウイルス蛋白がウイルスレセプターに結合する．エンベロープをもたないウイルスではカプシド蛋白がウイルスレセプターと結合する．したがって，エンベロープをもつウイルスではエンベロープの破壊により感染性が失われ，エンベロープをもたないウイルスではカプシド蛋白の破壊により感染性が失われる．ただし，正二十面体対称型でエンベロープをもつウイルスは，エンベロープを失ってもカプシド蛋白が物理・化学的に強いために感染性を有する場合がある（**表 1-15**）．

1 ウイルス粒子の物理・化学的性質

(1) 耐熱性

正二十面体対称型のウイルスは，一般的に熱に耐性があり，37℃，数時間の環境でも感染性をほとんど失わない．一方，エンベロープをもつウイルスは熱で不活化されやすく 37℃で急速に活性を失う．一般的に，ウイルスの感染性は 50℃～ 60℃，30 分間で失われるが，B 型肝炎ウイルス（ヘパドナウイルス科，エンベロープをもつ正二十面体対称型）は例外的に耐熱性である．

表 1-15 ▶主なウイルスの構造（図 1-4：9 頁参照）**と物理・化学的性質**

ウイルスの構造		主なウイルス	物理・化学的性質
エンベロープ	対称型		
−	正二十面体対称型	感染性胃腸炎ウイルス （ロタウイルス、ノロウイルス、アデノウイルスなど） 腸管で増殖するウイルス （ポリオウイルス、A 型肝炎ウイルスなど） ヒトパピローマウイルス	物理・化学的に安定
＋	正二十面体対称型	B 型肝炎ウイルス C 型肝炎ウイルス 単純ヘルペスウイルス HIV 風疹ウイルス	消毒薬に対して比較的安定
＋	らせん対称型	インフルエンザウイルス 麻疹ウイルス ムンプスウイルス	アルコールなどの消毒薬により容易に不活化

−：なし　＋：あり

(2) 塩濃度

多くのウイルスは，1 mol/L の塩濃度（生理食塩水は 0.15 mol/L）下では安定化し，50℃，1 時間の熱処理によっても不活化されない．

(3) pH

ウイルスは，pH 5.0 ～ 9.0 で安定である．腸管で増殖するエンベロープをもたないウイルスは酸性でも安定である．すべてのウイルスはアルカリで不活化される．

(4) 放射線

紫外線，X 線などの放射線により，ウイルスゲノムである核酸が破壊されるため，すべてのウイルスは不活化される．

(5) 脂溶性溶媒

エンベロープは脂質を含むため，エーテル，アルコールなどの脂溶性溶媒によりエンベロープをもつウイルスは容易に不活化される．

(6) 界面活性剤

石けん，洗剤などの陰イオン界面活性剤はエンベロープを溶解するため，エンベロープをもつウイルスは陰イオン界面活性剤で容易に不活化される．また，陰イオン界面活性剤はカプシド蛋白を破壊するため，ウイルス全般を不活化できる．一方，ベンザルコニウム塩化物やベンゼトニウム塩化物などの陽イオン界面活性剤を主成分とする逆性石けんはウイルスに対する消毒力は弱く，特にエンベロープをもたないウイルスに対する消毒力は弱い．

2 エンベロープの有無と感染症

エンベロープをもたないウイルスはすべて正二十面体対称型であり，物理的にも安定である．pH の低い胃液，リパーゼを含む膵液，界面活性のある胆汁の存在下でも安定で，腸管で増殖するウイルス（ポリオウイルス，エンテロウイルス【ピコルナウイルス科】など）と感染性胃腸炎の原因となるウイルス（アデノウイルス，ノロウイルス【カリシウイルス科】，アストロウイルス，ロタウイルス【レオウイルス科】など）は一般的にエンベロープをもたない．

一方，エンベロープをもつウイルスは一般的に物理・化学的処理で不活化されやすく，アルコールによる消毒，石けんによる手洗いなどにより効果的に不活化できる．エンベロープをもつウイルスには正二十面体対称型とらせん対称型が存在する．すべてのらせん対称型のウイルスは，エンベロープをもつが，エンベロープの破壊により完全に感染性を失い，物理・化学的安定性は低い．インフルエンザウイルスなどの呼吸器感染症の病因となる一本鎖マイナス RNA ウイルスがこのグループのウイルスに属する．これに対してエンベロープをもつ正二十面体対称型のウイルスは，B 型肝炎ウイルス（ヘパドナウイルス科），C 型肝炎ウイルス（フラビウイルス科）などのように物理・化学的処理に対して抵抗性である場合がある．

5.5 毒素や酵素の産生と感染症

細菌の最小単位は，同じ菌種（species）の株（strain）とされる．菌種には分類学的に指定された基準株が1株だけ存在し，これを基準としているが，野生株には基準株とは異なる遺伝子を保有する場合があり，種々の感染症となって発症する．

分類学的には現在，16 S rRNA の遺伝子配列では，98％以上の相同性をもって同種とみなす（「細菌の分類とその意味」5頁参照）が，染色体 DNA のハイブリッド*形成率が 70％以上の DNA 交雑株集団を同一菌種としてきた（**図 1-12**）．今日でもハイブリッド法，市販の同定キットを用いて同定することが多い．2013 年現在，国立衛生研究所微生物標準試験法検討委員会では，たとえば黄色ブドウ球菌の定義を「選択培地（Baird-Parker またはマンニット食塩培地でも可とする）上で定型的あるいは非定型的な発育集落を示すコアグラーゼ陽性のグラム陽性菌を示す．すなわち ISO6888-1 で定義されるコアグラーゼ陽性ブドウ球菌に相当する」としている．しかしながら同種のなかで，株によって産生する毒素や酵素が異なる場合，どのような感染症が引きおこされるか．病原因子の毒素や酵素を多く産生する黄色ブドウ球菌の例で考える．

*互いに相補的な塩基配列をもつ核酸同士が結合すること．

図 1-12 ▶黄色ブドウ球菌株間と他種の DNA ハイブリッド

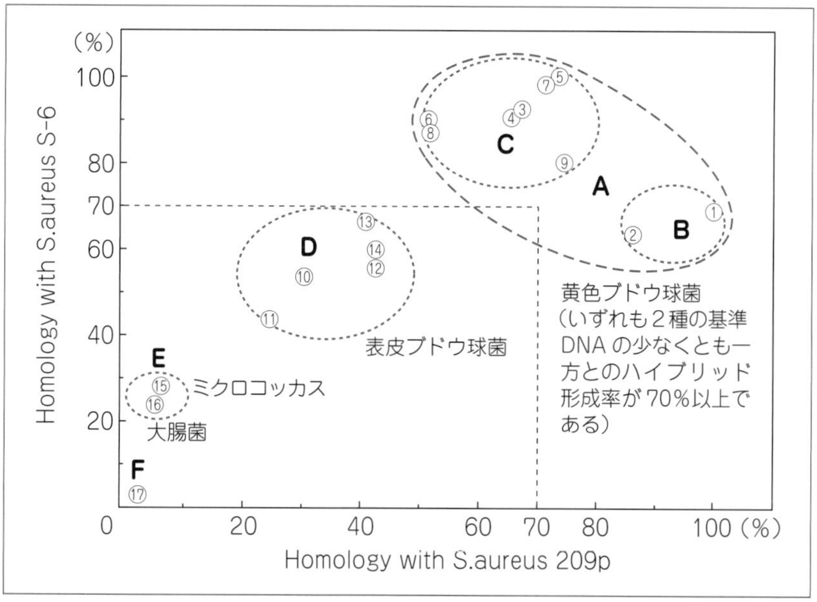

2 種類の基準 DNA（*S.aureus* 209 p と S-6 の DNA）に対する *S.aureus* とその類縁菌の DNA との関係．○内は菌番号を示す，① *S.aureus* 209 p，② *S.aureus* 184，③ *S.aureus* 100，④ *S.aureus* 196 E，⑤ *S.aureus* S-6，⑥ *S.aureus* 243，⑦ *S.aureus* 137，⑧ *S.aureus* 361，⑨ *S.aureus* 472，⑩ *S.epidermides* F，⑪ *S.epidermides* 153，⑫ *S.epidermides* A，⑬ *S.epidermides* 161，⑭ *S. epidermides* 129，⑮ *M.luteus*，⑯ *E.coli*，⑰ *Str.aureofaciens*

（小池惇平，小池和子・他：Staphylococcus aureus とその類縁菌における DNA 相同性の検討．日本細菌学雑誌，31(4)：679-684，1977. より）

1 代表的な菌種の黄色ブドウ球菌（*Staphylococcus aureus*）

黄色ブドウ球菌はグラム陽性通性嫌気性菌で，*Staphylococcaceae* 科 *Staphylococcus* 属に分類される（Staphyle はブドウの房，aureus は黄金色の意）．ヒトや動物の皮膚，鼻咽頭，腸管内に常在しており，身近な環境中にも生息する．直径は 0.8 ～ 1.0 μm で，ブドウの房状に配列する（**図 1-13**）．株により異なるが，多くの病原関連因子を有し，多彩な病態・感染症を発症させる．

図 1-13 ▶黄色ブドウ球菌の電子顕微鏡像

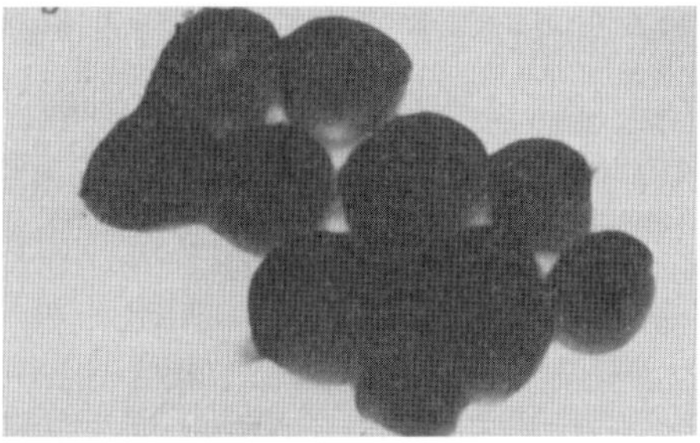

2 どのような病原因子を有するか（表 1-16）

（1）外毒素

①エンテロトキシン

腸管毒と命名されている．1930 年，Dack らによって食品中で増殖した黄色ブドウ球菌によって産生され，食中毒を発症させる原因物質（毒素）として報告された．嘔吐毒ともいえる分子量 24700 ～ 28600 の蛋白毒素である．発見順に A, B, C1, C2, C3, D, E とされたが，現在 18 種に至っている．スーパー抗原*でもある．

*本来 1 種類の抗原に対して活性化する T 細胞は，その抗原に対して特異的な T 細胞受容体をもつものに限られる．スーパー抗原とは，抗原に対する特異性とは関係なく，複数の T 細胞を抗原提示細胞と結合させて活性化するものをいい，その結果，過剰なサイトカインが産生され，さまざまな症状を引きおこす．

表 1-16 ▶黄色ブドウ球菌の産生する毒素・酵素と感染症

	病原因子	遺伝子位置	感染症との関係
外毒素	エンテロトキシン A	ファージ	食中毒
	エンテロトキシン B,C	ゲノムアイランド	食中毒
	エンテロトキシン D	プラスミド	食中毒
	毒素性ショック症候群毒素（TSST-1）	ゲノムアイランド	毒素性ショック症候群（TSS）
	表皮剥奪性毒素（ET）	染色体	熱傷様皮膚症候群
	ロイコシジン（PVL）	染色体（ファージ）	皮膚化膿性疾患， 市中感染 MRSA の疑い
	α-，β-，γ-，δ-ヘモリジン	染色体	
菌体外酵素	コアグラーゼ	染色体	多くの感染性化膿性疾患
	スタフィロキナーゼ	ファージ	線溶による感染症の重症化など
	ヒアルロニダーゼ，プロテアーゼ，ヌクレアーゼ，コラゲナーゼ，リパーゼ	染色体	感染症の重症化など

②毒素性ショック症候群毒素（TSST-1）

1978年にエンテロトキシン新型として分離され究明されたが，サルに対して嘔吐をおこさないことからエンテロトキシンと区別され，本毒素名が命名された．スーパー抗原である．

③表皮剥奪性毒素（ET）

毒素分子のセリンプロテアーゼ活性によって，表皮細胞同士を連結しているデスモグレインを切断し，表皮剥離を生じさせる．

④ロイコシジン（白血球溶解毒素）

100%近い黄色ブドウ球菌が産生する細胞障害性毒素で，2成分毒素として白血球に作用し，宿主の白血球による攻撃から菌自身を守る．

⑤ヘモリジン（赤血球溶解毒素）

4種（α-，β-，γ-，δ-）のヘモリジンを産生する．α-は赤血球のみならず，単球，上皮細胞，樹状細胞，血小板を溶解，β-はヒト白血球膜を溶解する．γ-は2成分毒素で，赤血球を，δ-は赤血球やほかの細胞を溶解する．

（2）菌体外酵素

①コアグラーゼ

プロトロンビンに結合し，血漿を凝固させる．白血球や抗体の攻撃から自身を保護する．黄色ブドウ球菌を決定する重要な因子である．

②スタフィロキナーゼ

線溶系因子で，プラスミノーゲンを活性化してプラスミンに変え，フィブリンを溶解させる．凝集塊を分解し，菌の拡散を促進する．

③ヒアルロニダーゼ

結合組織成分を分解し，菌の栄養源を供給して感染拡大を担う．

（3）細胞表層構造

細胞表層構造については，「莢膜，粘液層をつくる微生物」（30頁），「皮膚や軟部組織の病変中に存在する微生物」（118頁）を参照．

3 どのような感染症を引きおこすのか

（1）毒素性疾患

黄色ブドウ球菌が産生した毒素の作用により毒素性疾患を引きおこす．

①ブドウ球菌性食中毒

食品中で菌が増殖し，十分量のエンテロトキシンを産生した食品を摂取して発症する．本食中毒は摂取後2～6時間後までには発症し，突き上げるような激しい嘔吐につづき下痢，低血圧などを伴う．しかし，予後は良好でおおむね発症当日で軽快する．菌株により産生するエンテロトキシンは異なり，毒素産生量も異なる．（**図1-12**中①，②株はエンテロトキシン非産生株で食中毒は発症しない）．

②毒素性ショック症候群（TSS）

TSST-1によるサイトカインの過剰分泌により下痢，嘔吐，発熱，低血圧，播種性血管内凝固（DIC），多臓器不全など毒素性ショック症候群を発症する．

③黄色ブドウ球菌性熱傷様皮膚症候群（SSSS）

表皮剥離，水疱形成を主とする新生児や小児の疾患を指し，リッター病，水泡性膿痂疹などが含まれる．自らが掻くことにより新たな感染部位となることから「伝染性膿痂疹」といわれる．

（2）化膿性疾患

黄色ブドウ球菌が宿主体内で増殖し，種々の化膿性疾患を引きおこす．

①皮膚化膿性疾患

毛包炎，癤《せつ》（フルンケル），癰《よう》（カルブンケル），丹毒などがある．また，炎症部位がさらに深く進み，感染層を形成する蜂窩織炎などがある．

②深部感染症

高熱，中毒症状，胸痛，膿喀痰などを伴う心内膜炎や，最近はカテーテルなど人工装置からの血流感染があり，菌血症から敗血症を惹起する場合もある．また，院内での人工呼吸器関連肺炎（196頁参照）があり，乳幼児，新生児の場合，重症となる．一方，骨・関節感染症に対しては，本菌の場合，小児に対しては，菌の血行性伝播により，骨髄炎，関節炎の原因となることが多く，成人でも化膿性骨髄炎，硬膜外膿瘍，諸関節炎が惹起される．

5.6 環境中の酸素と細菌の増殖

1 細菌がエネルギーを獲得する方法（図 1-14）

細菌が増殖のために必要なエネルギーを獲得する方法には，①解糖（Embden-Meyerhof の経路），さらに解糖によって生じたピルビン酸の代謝経路の違いによって酸素を必要とする②呼吸と，酸素を必要としない③発酵の 3 つがある．どの方法を用いるかは細菌によって，また同じ菌でも環境中の酸素の有無によって異なっている．

図 1-14 ▶細菌がエネルギーを獲得する方法

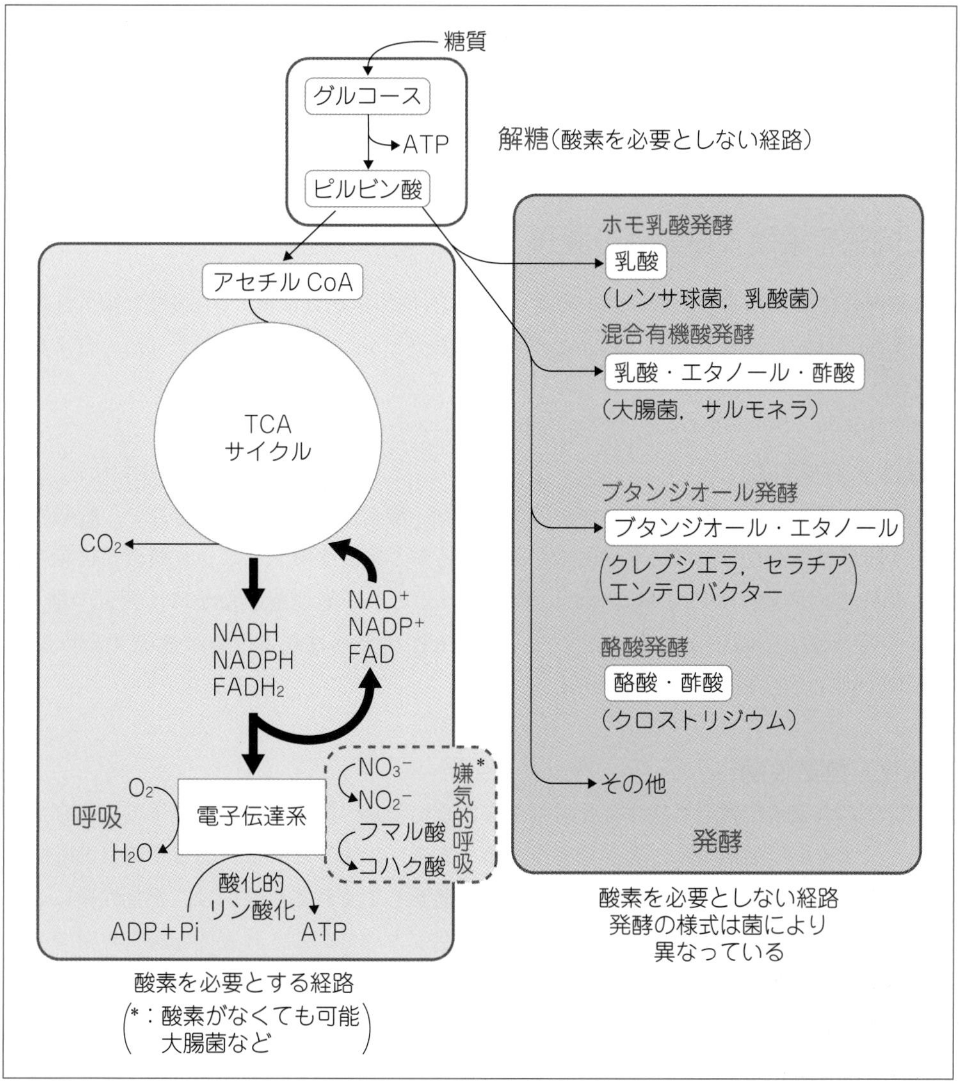

(1) 解糖（Embden-Meyerhof の経路）

糖（主にブドウ糖）をピルビン酸まで分解する過程でエネルギー獲得する経路である．酸素を必要としない．

(2) 呼吸

ピルビン酸がアセチル CoA を経て TCA 回路に入り，CO_2 に酸化される過程とその際に生じた NADH や $FADH_2$ を電子伝達系（呼吸鎖）で酸化型に戻すときにおこる酸化的リン酸化によってエネルギーを獲得するものである．酸素を必要とし，獲得できるエネルギーは解糖，発酵よりもずっと大きい．電子伝達系の構成は，細菌によって，また同じ菌でも酸素の有無によって異なっており，電子受容体として酸素の代わりに硝酸やフマル酸などを用いる電子伝達系をもつ菌（酸素を必要としないので嫌気的呼吸という．大腸菌が代表的），電子伝達系に高等生物と同じ C タイプのシトクロームを含む菌（オキシダーゼ試験で陽性を示す．緑膿菌など）などが存在する．

(3) 発酵

酸素のない環境下で，ピルビン酸から有機酸（酢酸や乳酸など）やアルコールを産生する過程でエネルギーを獲得するもの．発酵の様式は，菌によって多彩であり，クロストリジウム属の細菌では，グルタミン酸やアラニンのようなアミノ酸をピルビン酸に代謝して発酵を行う．

2 細菌の増殖と酸素との関係

細菌は増殖に対する酸素の影響の違いによって，①(偏性）好気性菌，②(偏性）嫌気性菌，③通性嫌気性菌，④微好気性菌に分類され，このことは菌がどんなところに存在するか，どんな部位に感染するかということとかかわっている．

(1)（偏性）好気性菌《こうきせい》

呼吸でのみエネルギーを得ることのできる菌であり，酸素がないと増殖できない．呼吸器の感染症をおこす結核菌や百日咳菌は好気性菌の代表であるが，絶えず吸気によって酸素が供給される呼吸器は好気性菌の増殖にとって都合のよい環境といえる．好気性菌のなかには微量の酸素（5～10%）下のほうがよく増殖するものがあり，微好気性菌と呼ばれる．胃に感染するヘリコバクター・ピロリは代表的な微好気性菌である．

(2)（偏性）嫌気性菌《けんきせい》

細胞内に生じた過酸化物を処理する仕組みをもたないため，酸素のある環境下では生存することができない，あるいは増殖することができない菌である．エネルギーは，発酵や嫌気的呼吸により獲得する．もともと酸素が少なく，内容物が酸素を遮断してくれる腸管内は，嫌気性菌にとって絶好のすみかであり，腸内の常在菌の大部分を嫌気性菌が占めている．代表的な嫌気性菌であるクロストリジウム属の細菌は，人体ではクロストリディオイデス・ディフィシルのように腸管内，環境中では破傷風菌やボツリヌス菌のように酸素の届かない土壌中に存在している．また，壊死組織は酸素を遮断することによって，嫌気性菌の増殖に都合のよい環境を提供することになる．褥瘡のポケットや糖尿病の壊疽などに嫌気性菌の感染を生じやすいのはこのためである（**図 1-15**）．クロストリジウム属の細菌は，芽胞（「環境中で長期にわたって生存可能な微生物」27 頁）をつくるが，芽胞の状態だと酸素がある環境下でも生存が可能で，熱に対しても抵抗性である．芽胞を形成しない一般的な細菌は，75℃・1 分間程度の加熱で死滅するが，セレウス菌の芽胞は 100℃・30 分間，ウエルシュ菌の芽胞は 100℃・4 時間，ボツリヌス菌の芽胞は 120℃・4 分間以上加熱しないと死滅させることができない．深い鍋で調理をした場合，鍋の底に芽胞が存在していると通常の調理の温度・時間では死滅せず，その後芽胞が発芽すると食べ物が酸素を遮ってくれるため，鍋の中で増殖し，食中毒をおこすことがある（**図 1-15**）．

図 1-15 ▶嫌気性菌による感染

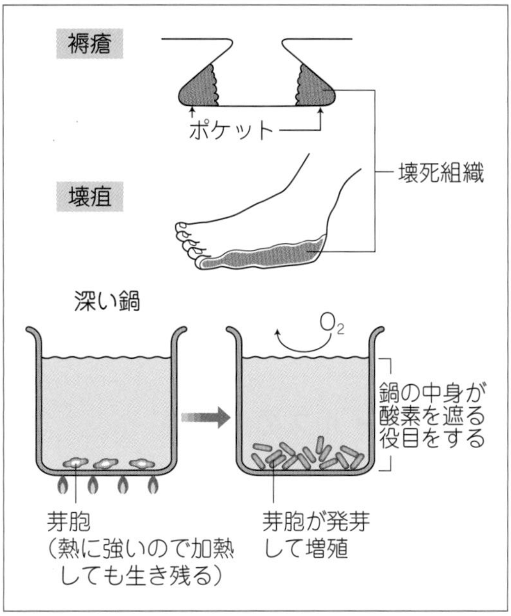

(3) 通性嫌気性菌

酸素の有無にかかわりなく増殖することができる菌である．酸素があれば呼吸，酸素がなければ発酵を行うもの（大腸菌など）と，酸素の有無にかかわらず発酵のみを行うもの（レンサ球菌属，ラクトバチラス属など）に分類される．

代表的な通性嫌気性菌である大腸菌は，尿路感染症の原因菌の大部分を占めている．尿路感染症は，糞便によって汚染される会陰部や肛門周囲の細菌が尿道から侵入しておこる場合がほとんどであるが，糞便中に多数存在する嫌気性菌が尿路感染症の原因となることがないのは，酸素の存在する腸管外ではすぐに死滅してしまうためである．通性嫌気性菌である大腸菌は糞便中に含まれる量は少ないが，会陰部皮膚表面の酸素のある環境下でも増殖することが可能であり，尿路感染症を引きおこすと推測される．

このほか，淋菌や髄膜炎菌，ジフテリア菌，レンサ球菌属のように 5 ～ 10％の二酸化炭素があるとよく増殖するものもある（好炭酸ガス菌）．多くの偏性嫌気性菌も 10％二酸化炭素環境下で増殖が促進される．

5.7 ウイルス感染症の特徴

ウイルス感染症の特徴として，以下のことに留意する必要がある．

①多くのウイルス感染は不顕性感染である．

②異なるウイルスが同じ症状を引きおこしうる．

③一種類のウイルスがさまざまな症状の原因となりうる．

④同じウイルスに感染しても症例ごとに病状が異なる．

1 ウイルスの病原性

図 1-16 ▶ウイルスの病原性

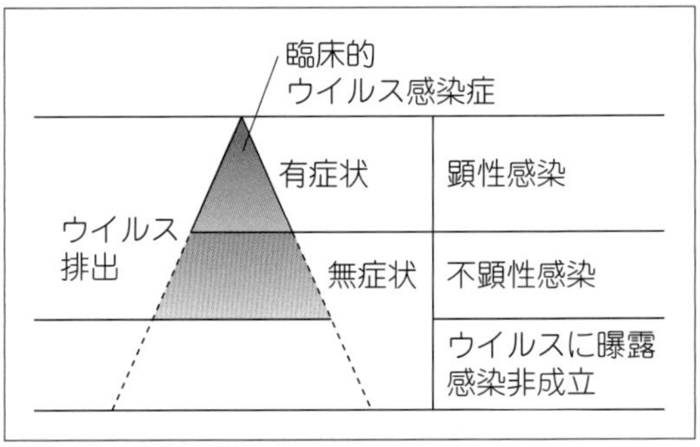

ウイルスが感染し，宿主に病気を引きおこすときに，そのウイルスに病原性があるという．ウイルスが感染して臨床的症状を呈する感染を顕性感染と呼び，ウイルスが感染しても症状がない感染を不顕性感染という（**図 1-16**）．さらに，ウイルスに曝露しても免疫があるなどの理由により感染が成立しない場合もある．日本脳炎やポリオのようにほとんどが不顕性感染の感染症がある一方で，水痘のように不顕性感染がほとんどみられない感染症もある．しかし，不顕性感染でも顕性感染と同様にウイルスの排出があるので注意が必要である．

2 ウイルス感染の進行

ウイルス感染の進行は，ウイルスの侵入，ウイルスの一次複製，ウイルスの伝播，ウイルスの二次複製，ウイルスの排出の段階からなっている．局所での一次複製のみで，ウイルスの伝播，ウイルスの二次複製がないウイルス感染症もある．

(1) ウイルスの侵入門戸

ウイルス感染が成立するためには，外界に接する細胞にウイルスが吸着して細胞内に侵入しなければならない．侵入する場所は，呼吸器，口腔，消化器，皮膚，血管，眼球結膜などであり，侵入門戸と呼ばれる（**表 1-17**）．

(2) ウイルスの一次複製

ウイルスはまず侵入門戸で複製をして感染が成立する（一次複製）．インフルエンザのように侵入門戸における局所の症状が主体である場合と，侵入門戸における局所症状がみられない場合がある（**表 1-17**）．

表 1-17 ▶ウイルス感染の進行

侵入門戸	ウイルス科	侵入門戸での一次複製による症状の有無（ウイルス名／症状）	二次複製による臓器症状（ウイルス名）
呼吸器	パルボウイルス科	−	伝染性紅斑（パルボウイルス B19）
	アデノウイルス科	＋	
	ヘルペスウイルス科	＋（EB ウイルス／伝染性単核症）	
		＋（単純ヘルペスウイルス／口唇ヘルペス）	
		−	水痘（水痘・帯状疱疹ウイルス）
	ポックスウイルス科	−	天然痘（天然痘ウイルス）
	ピコルナウイルス科	＋（ライノウイルス／かぜ症候群）	
		−	無菌性髄膜炎，手足口病 （コクサッキーウイルス）
		−	無菌性髄膜炎 （エコーウイルス）
		−	無菌性髄膜炎，手足口病 （エンテロウイルス）
	トガウイルス科	−	風疹（風疹ウイルス）
	コロナウイルス科	＋（コロナウイルス／かぜ症候群）	
	オルソミキソウイルス	＋（インフルエンザウイルス／インフルエンザ）	
	パラミクソウイルス科	＋（パラインフルエンザウイルス／かぜ症候群）	
		＋（RS ウイルス／かぜ症候群）	
		−	流行性耳下腺炎 （ムンプスウイルス）
		−	麻疹（麻疹ウイルス）
口腔，消化器	アデノウイルス科	＋（腸管アデノウイルス／ウイルス性胃腸炎）	
	ヘルペスウイルス科	＋（EB ウイルス／伝染性単核症）	
		＋（単純ヘルペスウイルス／口唇ヘルペス）	
		−	巨細胞封入体症（サイトメガロウイルス）
	ピコルナウイルス科	−	急性灰白髄炎（ポリオウイルス）
		−	肝炎（A 型肝炎ウイルス）
皮膚	パピローマウイルス科	＋（ヒトパピローマウイルス／疣贅）	
	ヘルペスウイルス科	＋（単純ヘルペスウイルス／外陰部ヘルペス）	
	ポックスウイルス科	＋（伝染性軟属腫ウイルス／伝染性軟層腫）	
血管	ヘパドナウイルス科	−	肝炎（B 型肝炎ウイルス）
	レトロウイルス科	−	後天性免疫不全症候群（AIDS）（HIV）
節足動物・咬傷	フラビウイルス科	−	日本脳炎（日本脳炎ウイルス）
	ラブドウイルス科	−	狂犬病（狂犬病ウイルス）

−：なし　＋：あり

(3) ウイルスの伝播

多くのウイルスは，侵入門戸で一次複製した後に他臓器に伝播し，侵入門戸から離れた部位で症状を引きおこす．最も一般的な伝播経路は血液を介する血行性伝播とリンパを介するリンパ行性伝播である．通常，一次複製したウイルスは侵入門戸の所属リンパ節を経由して血中に移行する．血中にウイルスが存在する状態をウイルス血症と呼び，エンテロウイルスのように血漿中に存在する場合と麻疹ウイルスのようにリンパ球などの血液細胞に感染する場合がある（**表 1-18**）．

狂犬病ウイルスや単純ヘルペスウイルスのように神経を介して伝播する場合もある．

表 1-18 ▶血行性ウイルス伝播

感染細胞	DNA ウイルス	RNA ウイルス
リンパ球	EB ウイルス サイトメガロウイルス B 型肝炎ウイルス	麻疹ウイルス 風疹ウイルス ムンプスウイルス HIV
単核球，マクロファージ	サイトメガロウイルス	麻疹ウイルス ポリオウイルス HIV
好中球		インフルエンザウイルス
赤血球	パルボウイルス B19	
なし（血漿中）		エンテロウイルス

(4) ウイルスの二次複製とトロピズム

血液やリンパによって伝播したウイルスは特定の臓器のみで増殖（二次複製）する場合が多く，この臓器特異性をトロピズムという．カプシドあるいはエンベロープと親和性のあるウイルスレセプター（細胞側の標的分子）の存在がトロピズムを決定している場合がある．HIV のウイルスレセプターは CD4 分子であり，CD4 分子を細胞表面にもつヘルパー T 細胞，マクロファージなどのみに感染する．ウイルスの遺伝子発現がウイルスのトロピズムを決めている場合もある．たとえばパピローマウイルスは表皮や子宮頸部の扁平上皮のみで増殖し，ウイルス血症はおこさない．

(5) ウイルスの排出

ウイルスは，侵入門戸となった部位より通常排出される．日本脳炎ウイルス，狂犬病ウイルスなどではウイルスの排出はおこらず，ヒトは終宿主となる．

3 ウイルス感染症の経過

ウイルスの顕性感染後，免疫応答によりウイルスが排除され，ウイルス量の低下とともに治癒する感染経過を急性感染という（**図 1-17**：急性感染）．一方，完全にウイルスを排除できずにウイルス増殖が持続する感染経過を持続感染（**図 1-17**：持続感染）と呼び，臨床的にも完全に治癒しない状態を慢性感染という（**図 1-17**：慢性感染）．

図 1-17 ▶ウイルス感染症の経過

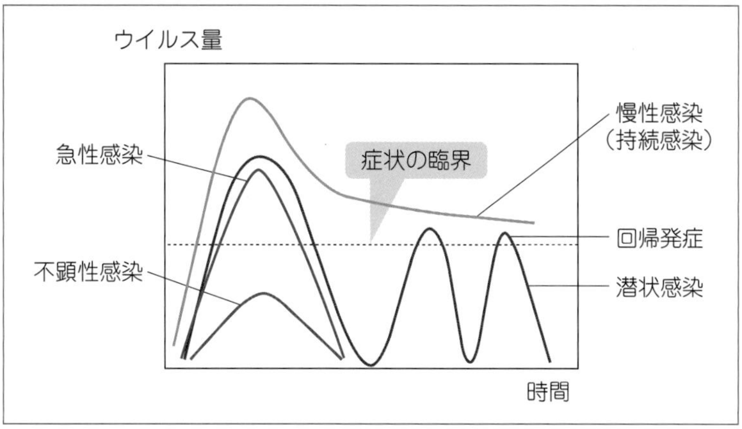

急性感染の後，完全にウイルスが排除されず，ウイルスが複製することなく存続する感染を潜伏感染（**図 1-17**：潜伏感染）と呼び，ヘルペスウイルス科のウイルスの特徴である．ときとして，潜伏感染したウイルスが再活性化する状態を回帰発症と呼ぶ（「潜伏感染と回帰発症」76 頁参照）．

6 ワクチン

6.1 免疫系の概要

微生物による感染を防御するメカニズムが動物には備わっている．皮膚や粘膜には微生物の感染を抑える生理学的バリアとしての機能がある．咳，下痢なども外来の微生物を排除する生理学的な防御反応である．このような防御反応を含めて，微生物を非自己として排除する仕組みが免疫である．免疫は，非特異的な自然免疫と特異的な獲得免疫から成る．

1 自然免疫

自然免疫は，皮膚などの生理学的バリアを含む非特異的な防御機構であり，微生物の侵入を抑制する要素と体内に侵入した微生物の増殖を抑制する要素から成り立つ（**表 1-19**）．自然免疫は自然に備わった免疫であり，微生物の感染後に獲得されるものではなく免疫記憶を残さない．自然免疫には，「侵入する微生物の排除」と「獲得免疫の誘導」という 2 つの大きな役割がある．

表 1-19 ▶ 自然免疫の構成要素

自然免疫の構成要素	機能
微生物の侵入を抑制する構成要素	
皮膚	物理的なバリア
涙などの分泌液中のリゾチーム	細菌細胞壁のペプチドグリカンを分解
呼吸器線毛上皮	微生物の排出
胃液の酸性，膣・皮脂の弱酸性	微生物増殖抑制
デフェンシン	微生物の膜に孔をあける
正常常在細菌叢	病原性細菌の定着・増殖抑制
体内での微生物増殖を抑制する構成要素	
ナチュラルキラー細胞	ウイルスに感染した細胞の排除
好中球	微生物（主に細菌）の貪食と破壊
マクロファージ，樹状細胞	微生物の貪食と破壊，ヘルパー T 細胞への抗原提示
インターフェロン	ウイルス複製抑制
補体	オプソニン効果（食細胞の貪食効率を高める），細菌の膜破壊
トランスフェリン，ラクトフェリン	細菌増殖に必要な金属（鉄など）除去
発熱	微生物増殖の抑制
炎症反応	微生物の拡散抑制

(1) TLR による微生物の認識

自然免疫系は，侵入した微生物の存在を「感知」するために Toll 様レセプター（toll-like receptor；TLR）によるパターン認識を用いている．TLR は，マクロファージ，樹状細胞，マスト細胞などの表面に存在し，グラム陰性菌のリポ多糖や，ウイルスに特徴的な二本鎖 RNA などが，それぞれの物質に特異的な TLR により認識される．TLR により微生物を認識したマクロファージは，侵入した微生物に対応したサイトカインを産生し，侵入した微生物に対する免疫反応を誘導する．

(2) サイトカインなどによる炎症反応の誘導

マクロファージなどから放出されるサイトカインの IL-1 やグラム陰性菌のエンドトキシンは，視床下部の体温調節中枢に作用して体温の上昇（発熱）をもたらし，細菌・ウイルスの増殖を抑制する．感染初期の数時間以内は，マクロファージ，顆粒球（多形核白血球，好中球）などの貪食《どんしょく》細胞による微生物の貪食と補体の活性化が重要な非特異的な防御応答となっている．これらの初期応答の後に，感染部位の組織に由来するケミカルメディエーターや IL-1，IL-6，TNF などのサイトカインがマクロファージから放出されて炎症反応が惹起される．炎症反応は，獲得免疫応答が誘導されるまでのあいだ，病原体の拡散を防ぐ．

(3) 炎症反応

炎症反応では，局所の細動脈や毛細血管の拡張により血管の透過性が高まり，血漿が組織中に浸出し，発赤，浮腫が生じる．組織に浸出した血漿は，フィブリンを形成しリンパ管が塞がれ，病原体の拡散を抑制する．また，透過性が高まった毛細血管からマクロファージ，顆粒球が炎症部位に遊走し，病原体の貪食を開始する．

(4) インターフェロン

ウイルスに感染した細胞は，抗ウイルス作用のあるインターフェロン-α（IFN-α）とインターフェロン-β（IFN-β）を産生する．INF-α と IFN-β は，活性化した T 細胞が産生するインターフェロン-γ（IFN-γ）と異なり，細胞内でのウイルスの複製を抑制する．

(5) ナチュラルキラー（NK）細胞

NK 細胞は抗原特異的なレセプターをもたないリンパ球である．そのため，ウイルスや細胞内寄生細菌に感染した細胞表面の微生物由来抗原を，特異的に認識する抗体を介して，感染細胞を融解する抗体依存性細胞傷害（antibody-dependent cell-mediated cytotoxicity；ADCC）機能をもつ．また，ウイルスや細胞内寄生細菌に感染した細胞に対する攻撃機能をもつ．

2 獲得免疫（図 1-18）

微生物に対する獲得免疫誘導は次の 3 段階に分けられる．①各微生物に対して特異的な免疫細胞が各微生物を認識し，②微生物を認識した免疫細胞の活性化により抗体産生などの免疫応答がおこり，③この免疫応答により標的の微生物を破壊する．獲得免疫による免疫反応は，細胞性免疫と液性免疫に分けられる．

図 1-18 ▶免疫系の概要

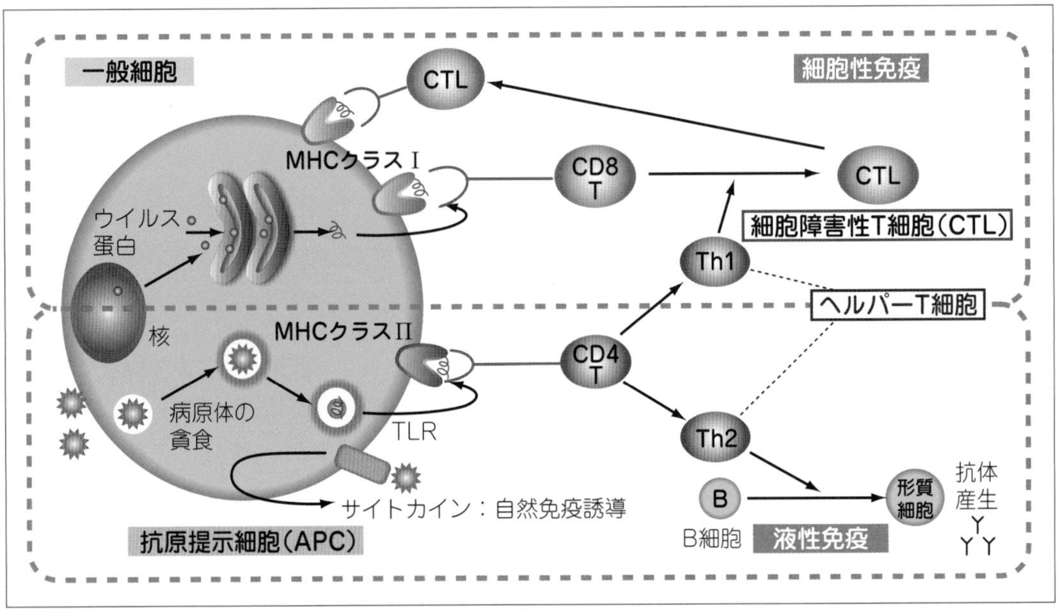

(1) MHC クラスⅡによる抗原認識

体内に侵入した病原体がマクロファージあるいは樹状細胞などの抗原提示細胞（antigen-presenting cell；APC）により貪食され，細胞内で分解される．分解された病原体の破片は抗原として抗原提示細胞表面上の MHC クラスⅡ（クラスⅡ主要組織適合抗原）複合体とともに抗原提示細胞表面上に提示される．抗原と MHC クラスⅡとの複合体を抗原特異的なヘルパー（CD4）T 細胞が認識し，活性化・増殖する．活性化したヘルパー T 細胞は，種々のサイトカインを産生しリンパ球の増殖を促し，液性免疫と細胞性免疫が誘導される．

(2) 液性免疫

抗原を認識したヘルパー T 細胞は Th2 に分化し，認識した抗原に特異的な抗体を産生する B 細胞を活性化する．活性化した B 細胞はクローナルに増殖・分化して形質細胞となり，免疫グロブリン（抗体）を産生する．

抗体は，病原体の抗原や毒素に結合し（オプソニン化），貪食細胞による貪食を促す．オプソニン化は，毒素や貪食を阻害する莢膜を産生する細菌の防御に重要である．また毒素に結合して，毒素を中和する．

(3) MHC クラスⅠによる抗原認識と細胞性免疫

細胞に感染したウイルスが産生したウイルス蛋白（抗原）は，MHC クラスⅠ（クラスⅠ主要組織適合抗原）複合体とともに感染細胞表面上に提示される．抗原と MHC クラスⅠの複合体を，提示された抗原に特異的な細胞傷害性（CD8）T 細胞（cytotoxic T lymphocyte；CTL）が認識し，Th1 に分化したヘルパー T 細胞が産生する IL-2 により増殖する．活性化した CTL は，標的とするウイルス抗原が MHC クラスⅠ分子とともに細胞表面上に提示されている細胞を攻撃・破壊することによりウイルスを排除する．

6.2 ワクチンの種類と効果

1 ワクチンの種類

感染性はあるが病原性が低い細菌あるいはウイルスを接種することにより，免疫を誘導するワクチンを生ワクチンと呼ぶ．生ワクチン以外のワクチンでは，病原性のない病原体の構成成分もしくは構成成分・病原体を不活化したものを用いる（成分ワクチン，不活化ワクチン）．

(1) 細菌に対するワクチン

①弱毒生菌ワクチン

ウシ結核菌の弱毒株（BCG）などがある．

②トキソイド

毒素に対する免疫が効果的な細菌感染症のワクチンとして，細菌毒素を不活化したトキソイドがワクチンとして用いられる．ジフテリア毒素，破傷風毒素などのトキソイドが用いられる．

③莢膜多糖体ワクチン

インフルエンザ菌 b 型（莢膜の型）に対するヒブワクチン（Hib ワクチン），肺炎球菌ワクチンなどがある．

④成分ワクチン

百日咳ワクチンなどがある．

⑤死菌ワクチン

コレラ菌，チフス菌に対するワクチンなどがある．

(2) ウイルスに対するワクチン

①生ワクチン

麻疹，風疹，ムンプス（流行性耳下腺炎），ポリオ（国内では 2012 年以降は不活化ワクチンに移行した），水痘，ロタウイルス，天然痘などに対して生ワクチンが用いられる．麻疹・風疹の混合ワクチンは MR ワクチンと呼ばれ，さらにムンプスを含む混合ワクチンは MMR ワクチンと呼ばれる．

従来のポリオワクチンは経口生ワクチンであったが，ワクチン株による麻痺がまれにおきること，野性株による国内発生および海外からの輸入によるポリオ発生がほとんどなくなったことにより，有効性は劣るが安全性の高い不活化ワクチンに移行した．

表 1-20 ▶わが国における定期 / 臨時 / 任意予防接種（2021 年 6 月現在）

ワクチン	対象疾患	ワクチンの種類
予防接種法により接種が定められている定期 / 臨時予防接種		
Hib(インフルエンザ菌 b 型)ワクチン	Hib 感染症	莢膜多糖体ワクチン
肺炎球菌ワクチン（13 価結合型, 23 価莢膜ポリサッカライド）	肺炎球菌性肺炎	莢膜多糖体ワクチン
B 型肝炎ウイルスワクチン	B 型肝炎	組換え体ワクチン
ロタウイルス	ロタウイルス感染症	生ワクチン
DPT-IPV（4 種混合） DPT（3 種混合） IPV（不活化ポリオ） DT（2 種混合）	ジフテリア（D） 百日咳（P） 破傷風（T） ポリオ（IPV）	トキソイド 成分ワクチン トキソイド 不活化ワクチン
BCG	結核	弱毒生菌ワクチン
麻疹・風疹混合（MR）ワクチン	麻疹, 風疹	生ワクチン
水痘ワクチン	水痘	生ワクチン
日本脳炎ワクチン	日本脳炎	不活化ワクチン
HPV（ヒトパピローマウイルス）ワクチン	尖圭コンジローマ（HPV6, 11）, 子宮頸がん（HPV16, 18 型）	組換え体ワクチン
インフルエンザワクチン	インフルエンザ	不活化ワクチン（成分ワクチン）
新型コロナワクチン（臨時接種）	新型コロナウイルス感染症	遺伝子ワクチン
任意接種		
ムンプスワクチン	ムンプス（流行性耳下腺炎）	生ワクチン
A 型肝炎ウイルスワクチン	A 型肝炎	不活化ワクチン
黄熱ワクチン	黄熱	不活化ワクチン
狂犬病ワクチン	狂犬病	不活化ワクチン

②不活化ワクチン

ポリオ, 日本脳炎, インフルエンザ, A 型肝炎などに対するワクチンは不活化ワクチンである. B 型肝炎ウイルス, HPV（ヒトパピローマウイルス）に対するワクチンは, 遺伝子組換え技術により精製したウイルス蛋白であり, 組換え体ワクチンとも呼ばれる. また, インフルエンザワクチンは, ウイルス成分を精製したワクチンであるため, 成分ワクチンとも呼ばれる.

③遺伝子ワクチン, mRNA ワクチン, ウイルスベクター・ワクチン

従来の生ワクチン・不活化ワクチンの概念では分類できない新しいタイプのワクチンが新型コロナウイルス感染への対応策として 2021 年より市場に投入された. いずれも, 抗原蛋白質を投与するのではなく, ウイルスの抗原蛋白質をコードする遺伝子もしくは遺伝子のコピー（mRNA）を人体の細胞内に導入することにより, 人体内で抗原蛋白質を発現させ, 免疫応答を惹起する. したがって, 生ワクチンと同等の効果を得ることが期待され, 病原性ウイルスそのものを用いないことにより, ワクチン自体が伝播・拡散されてしまう生ワクチンの欠点をなくしたワクチンといえる.

導入する核酸の種類および導入方法によりさまざまなタイプがある. 遺伝子そのものを投与する遺伝子ワクチン（主に DNA ワクチン）, 遺伝子から mRNA に転写されるプロセスをショートカッ

トしたワクチン（mRNA ワクチン）がある．遺伝子の導入に，ヒトに対する病原性のないウイルスをベクターとして用いるウイルスベクター・ワクチンなどが開発されている．

(3) ワクチンの効果

生ワクチンは，非自己の抗原として液性免疫を誘導するだけでなく，病原性を示すことなく感染が成立し細胞性免疫を誘導する．したがって生ワクチンは，病原体に感染した場合と同等の強い免疫を誘導することができる．しかし，弱毒株に対する感受性には個人差があるために，健康な人に対してもまれに病原性を有する場合がある．また，ポリオの生ワクチンは腸管内で増殖した後に糞便中に排出され，被接種者周囲の健康な人が糞便中のポリオウイルスに感染して麻痺を引きおこすことがあるため，2012 年以降は不活化ワクチンに移行した．

一方，生ワクチン以外のワクチンは，細胞性免疫を誘導することができず，免疫原性は低い．このため，多くの不活化ワクチンではブースター効果（抗原への再曝露によって免疫系を活性化させること）を狙うために一定の間隔をおいて複数回の接種を行わなければならない．

2 ワクチンの副反応

ワクチンは免疫を誘導するためのものであるが，免疫反応の個体差により，接種場所の発赤・疼痛，発熱などを強く引きおこす場合があり，薬剤の副作用とは異なるため，副反応と呼ばれる．多くの副反応は数日以内に消失する．ワクチン自体の副反応ではなく，心因的な要因による迷走神経反射による失神などもときとしてみられる．しかし，以下のように強い副反応は，予防接種健康被害救済制度により補償が受けられる．

(1) 生ワクチンによる副反応

生ワクチンは，病原性の弱い微生物を用いているが，前述したように個体差により病原性がまれに出現する．

BCG による所属リンパ節の腫脹，ムンプスワクチンによる無菌性髄膜炎，ポリオ生ワクチンによる麻痺性脊髄灰白質炎などがある．

(2) ワクチン混入物などによる副反応

ワクチン製造過程で混入が避けられない成分などに対する免疫反応による副反応が，個人差によりまれに出現する．インフルエンザワクチンは，製造過程で鶏卵を用いるため，卵アレルギーによるアナフィラキシー・ショックを引きおこすことがある．

(3) ワクチン接種後に生じる ADEM

急性散在性脳脊髄炎（ADEM）は，種々のウイルス・細菌感染後にまれに発症するアレルギー性の脳脊髄炎であり，ワクチン接種後でも生じる．ワクチン接種後数日から 4 週後に急性に発症し，重篤な場合には予後不良である．

2編　各論

1 体内に存在する微生物による感染症

感染症のなかには，本来は無害である常在微生物によっておこるものがあり，内因(性)感染（宿主自身に由来する微生物による感染）の代表的な感染源となっている（「感染症の成立過程」11頁参照）．ここでは，健康な人の身体にどのような微生物が存在するか，どのような場合にこれらの常在微生物が感染症をおこすかについて述べる．

1.1 常在菌

ヒトの身体は，穴の開いた1本の管に例えることができる[1)]．管の外側は皮膚，管の内側は口腔・咽頭，消化管にそれぞれ該当する．気管支や肺，泌尿・生殖器は，先が盲端になった袋状の構造である（**図 2-1**）．管の外側（外表面）にあたる皮膚だけでなく，管の内側（内表面）にあたる口腔・咽頭，気道，消化管の粘膜面も，袋状の構造である泌尿・生殖器の内腔面もすべて外界に面しており，外界と体内の境界に位置する表皮や粘膜上皮には生後，外界との接触の過程で定着するようになった微生物が存在している．これらの微生物の大部分は細菌であり，常在菌と呼ばれる．身体の部位によってそれぞれの環境と増殖の条件がうまくマッチした常在菌が存在しているが，このことは逆に，環境が変化すると生育している常在菌にも変化をきたすことを意味している．血管や胸腔，腹腔といった体腔は閉鎖した空間であり，外界との交通はないため，通常微生物は存在しない．

1 皮膚・毛髪

皮膚の常在菌の主なものは表皮ブドウ球菌などのブドウ球菌とアクネ菌やコリネバクテリウム属などのジフテロイドである．皮脂は，リパーゼを有する表皮ブドウ球菌やアクネ菌にとっては格好の栄養源であり，皮脂の分解の結果生じたグリセリンやオレイン酸，パルミチン酸などの脂肪酸を利用して増殖するといわれている．また，これらの脂肪酸によって表皮のpHは4～6に保たれ，増殖の至適pHが中性～弱アルカリ域にあるほかの細菌（病原細菌の多くはヒトの体液のpHに近い中性～弱アルカリ域に至適pHをもつ）の増殖を防いでいる．偏性嫌気性菌であるアクネ菌は特に毛包内で皮脂腺の分泌物を栄養源としてよく増殖し，顔面や腋窩に多い．

図 2-1 ▶ヒトの身体と外界の関係．ヒトは１本の管に例えることができる

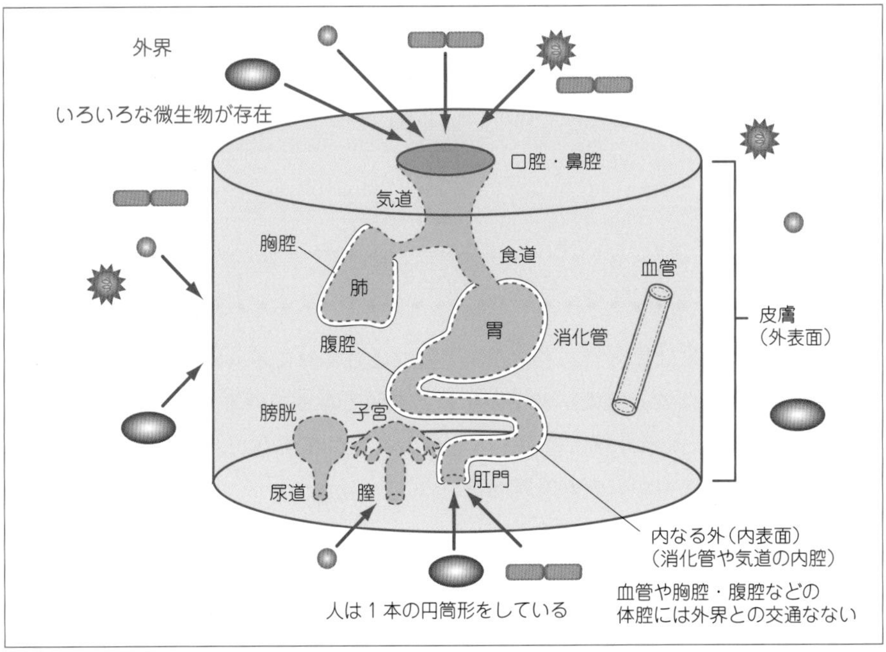

会陰部や肛門の近くには，これらに加えて糞便由来の腸球菌や大腸菌，肺炎桿菌，プロテウスも存在している．

皮膚は厚い重層扁平上皮で覆われているため，傷などの侵入門戸がなければ皮膚の常在菌が体内に侵入することはない．角質の脱落とともに常在菌も脱落するので，菌数も一定数以上に増えることはないが，湿潤状態では増加し，乾燥状態で減少する．腋窩や鼠径部，会陰部は，ほかの部位に比べ皮膚が湿っており，常在菌が多い傾向にある[1)]．

2 口腔

口腔・咽頭の粘膜は，出生時に産道を通過するときや授乳などを介して，さまざまな微生物と接触し，そのなかで口腔や咽頭の環境に適した細菌がまず常在菌として定着する．

口腔では，母親や医療者由来と考えられるビリダンス群レンサ球菌（緑色レンサ球菌，*S.salivarius, S.sanguinis* など α 溶血性を示す口腔内レンサ球菌）が付着し，これが口腔内常在菌叢の中心となる．続いて母乳や食物の摂取や歯の萌出とともに，ブドウ球菌，ナイセリア，ジフテロイド，バクテロイデス，真菌としてはカンジダ，放線菌などが加わる．

歯の表面は滑らかなエナメル質で菌が付着しにくい構造をしているが，う蝕の原因とされるミュータンス菌は食事中のショ糖から歯垢の主成分であるグルカンを産生し，歯垢とともに歯に付着できる[1)]．

加齢に伴って歯の数が減少すると，グルカンが付着する足場がなくなり，ミュータンス菌などの口腔内のレンサ球菌は減少する．また，胃瘻《いろう》や経管栄養によって，口から食事をとらない状態が継続すると口腔内の環境が変化し，緑膿菌などが検出されるようになる[2)]．

唾液は1日に1L以上も分泌され，口腔内の細菌を洗い流し，また唾液中に含まれる分泌型IgAやリゾチームなどの抗菌物質のはたらきは，口腔内常在菌の過剰な増殖を抑制するうえで重要な役割をもっている[1]．口腔内の菌数の変動をみると，唾液の分泌量が減少する食間には，唾液中の菌数は4倍にも増加するという．さまざまな原因で唾液分泌が減少し，口腔内が乾燥した場合も同様に口腔内の常在菌数の増加を招く．近年口腔内細菌，特に歯肉炎・歯周炎といった歯周病の原因細菌が動脈硬化，糖尿病などの全身疾患と関係していることが明らかになっている（「口内フローラと口腔感染症」63頁参照）．

3 鼻腔・咽頭・上気道

鼻腔には，表皮ブドウ球菌などのブドウ球菌，ナイセリア，コリネバクテリウム，αレンサ球菌などが常在菌として定着している．鼻腔は医療従事者におけるMRSAの定着部位としても重要で，手指に付着したMRSAが，顔に触れるなどの動作によって鼻腔に定着し，再び医療従事者の手指を介して伝播するという感染経路はよく知られている．

咽頭・上気道には口腔とほぼ同様の常在菌が定着しており，特に優勢なものはαレンサ球菌，ナイセリアである．ほかにγレンサ球菌，インフルエンザ菌などが存在する．健常小児の15～20%には，溶血レンサ球菌感染症の原因菌であるA群溶血レンサ球菌の保菌がみられる[3]．

通常，気管支よりも先の気道には，ほとんど細菌は認められず，小・細気管支～肺胞はほぼ無菌の状態が保たれている．これは，気道には**図2-2**に示すような防御の仕組みが備わっており，呼吸とともに気道内に侵入した微生物は，粘液に付着し線毛の動きによって気道から除かれたり，肺胞マクロファージに貪食されたりしまうからである．

図2-2 ▶気道における防御機構

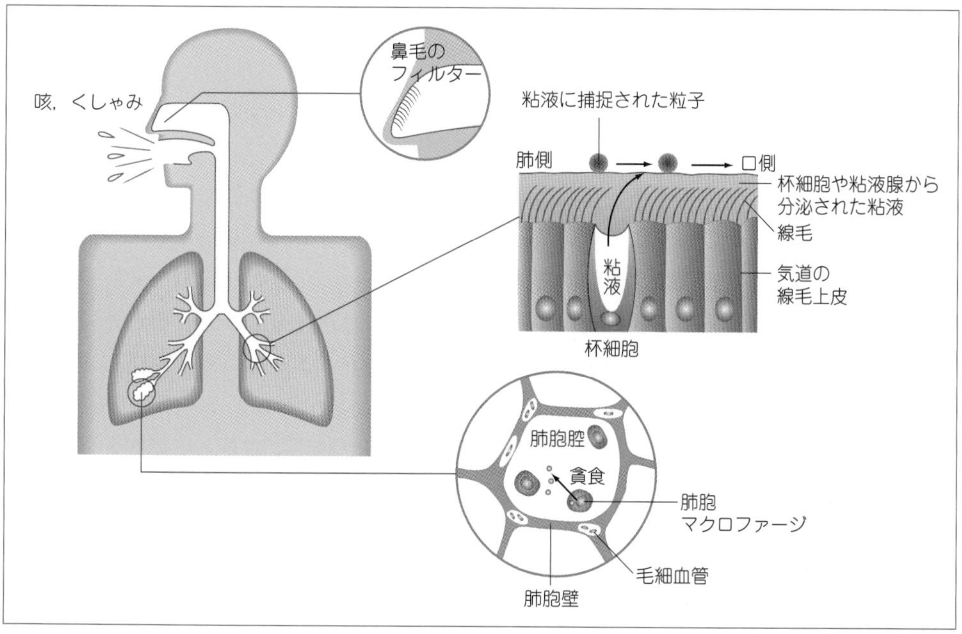

4 消化管

消化管には生後，母乳や食物を介して取り込まれたさまざまな微生物が，腸内の常在菌叢を形成する．したがって食事の内容は，腸内の常在細菌叢の形成に影響を及ぼし，乳児期の腸内の常在菌は，母乳栄養児ではビフィドバクテリウムが大部分を占めているのに対して，人工栄養児ではこの菌は少なくなり，よりさまざまな菌が定着する傾向にあるといわれている．

食道から肛門に至る消化管の表面積は 200 m^2 以上にもなり，そこには 1,000 種を超える細菌が存在し，総数は 100 兆個に上る．腸内の細菌は，絶えず糞便とともに排出されるので，通常はある程度の量以上に増殖することはないが，下痢がある場合は減少し，逆に便秘では増加する．

食道については，生検材料で，常在菌叢が存在していることが確認されているが，試料採取が難しく，詳細には研究されていない．数少ない報告[4,5]からは，口腔内とほぼ同様で，レンサ球菌などが主体であると推測される．逆流性食道炎（胃内容物の逆流によっておこる食道の炎症）の患者では，ヘリコバクター・ピロリが検出されたことが報告されている[5]．

胃では，胃酸の酸性 pH のためにほとんどの菌が生存できず，内容物あたりの菌量は 10^3 ～ 10^5/g 程度である．胃酸は，食中毒や消化管感染症をおこす微生物に対する防御において重要な役割をもっており，胃酸の分泌が低下するような状況（胃潰瘍の治療に胃酸の分泌を抑制する薬物を投与する，潰瘍やがんで胃を切除するなど）が存在すると，胃に存在する菌数は増加する．ヘリコバクター・ピロリは，ウレアーゼによって胃内容物中に存在する尿素を分解してアンモニアを産生し，自分の周囲の胃酸を中和する能力をもち，胃の酸性環境中でも生存することができる菌である．胃にヘリコバクター・ピロリが存在すると，慢性の胃潰瘍や胃がんと関連することが明らかになっており[6]（70 頁参照），抗菌薬による治療の対象となるが，その発生には菌だけでなく宿主や環境との相互作用が関係していると考えられている．

胃の酸性環境や消化酵素による分解，胆汁中の抗菌物質の作用のなかを生き延びた菌が小腸・大腸の常在菌叢を形成する．十二指腸，空腸・回腸，盲腸，上行・横行結腸へと進むにつれて，次第に菌数は増えていき，S 状結腸，直腸でその数は最大となり，糞便量の 10 ～ 30％は腸内の常在菌に由来する細菌が占めている．

消化管の細菌のほとんどが存在する大腸は，もともと酸素が少なく，さらに内容物が酸素を遮断するので，偏性嫌気性菌が大部分を占める．大腸菌，シュードモナス，ブドウ球菌，レンサ球菌，腸球菌，乳酸桿菌（ラクトバチラス）などの好気性菌や通性嫌気性菌は数％にすぎず，主に上部の消化管に存在している．そのほかには，真菌としてカンジダも重要である．これらの消化管の常在菌の存在はヒトにとって物質代謝，感染防御，免疫の発達といった重要な役割をもっている．

抗菌スペクトルの広い抗菌薬を経口投与すると，抗菌薬に感受性をもつ常在菌が死滅し，それまではわずかしか存在していなかった細菌が増殖し，優勢を占めるようになる「菌交代症」という現象がおこることが知られている．消化管では，菌交代症の結果，クロストリディオイデス・ディフィシルが増殖するとその毒素によって，結腸粘膜が広範囲で壊死に陥り，偽膜性大腸炎という重篤な疾患をおこす（**図 2-3**）（68 頁参照）．近年，遺伝子学的な方法によって細菌を同定できるようになったことで，これまでは培養が難しかった腸内の常在菌の大部分を占める嫌気性菌についての研究が進み，口腔内細菌と同様，さまざまな疾患との関係が解明されつつある（「腸内フローラと消化管感染症」66 頁参照）．

図 2-3 ▶偽膜性大腸炎（菌交代症の例）

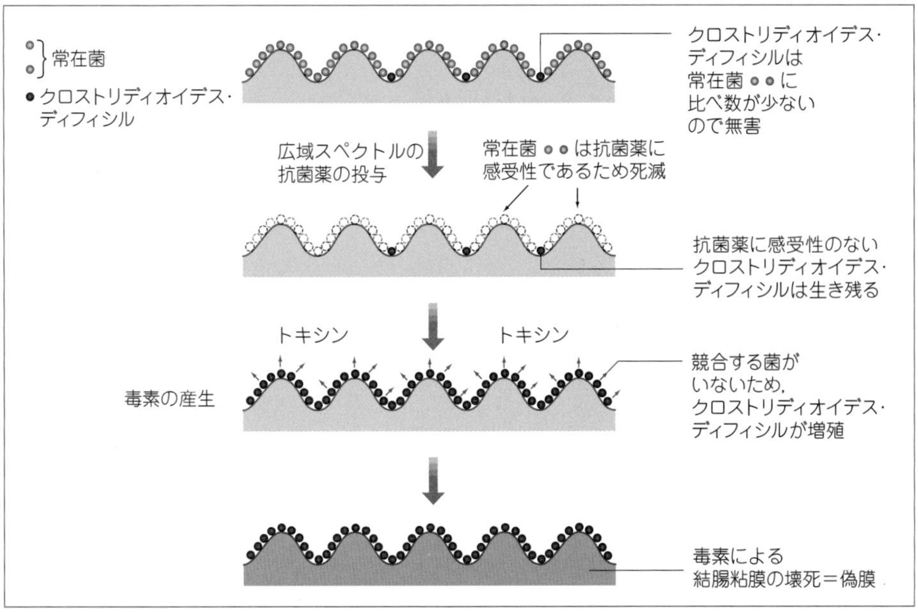

5 泌尿・生殖器

健康な人の膀胱から尿道は，外尿道口周囲や会陰部皮膚の表皮ブドウ球菌やレンサ球菌などの常在菌，糞便由来の大腸菌，プロテウス，クレブシエラなどの侵入をしばしば受けているにもかかわらず，ほぼ無菌に保たれている．これは，排尿によって膀胱を空にし，尿道に侵入してきた菌を洗い流し，尿の酸性 pH が細菌の増殖を妨げるなどの防御機構が関係している．

ただし，尿検体中には外尿道口周囲の細菌が混入するため，尿路感染症がなくても 10^2 ～ 10^4/mL 程度の細菌が検出される．10^5/mL を超えると細菌尿と判定され，尿路感染症を疑う．しかし，高齢者や膀胱内留置カテーテルを使用している場合などは細菌尿があっても感染症の症状がみられない場合があり，無症候性細菌尿と呼ばれる．膀胱炎や尿道炎は，尿路に炎症をおこすことによって，傷害された尿路の上皮を炎症の原因となった細菌とともに剥離させて，尿路から排出する一種の防御機構と考えられており，膀胱内にカテーテルを留置すると，炎症細胞の活性が低下したり，尿路の上皮の脱落が妨げられることが報告されている．無症候性細菌尿は，防御機能の低下によって，膀胱・尿道に侵入した細菌が定着し，常在菌化している状態と考えられている．

膣には，出生後まもなくデーデルライン桿菌と総称される数種類のラクトバチラスやビフィドバクテリウムが出現してくるが，思春期まではその数は少なく，表皮ブドウ球菌，腸球菌，ペプトコッカス，ペプトストレプトコッカスといった球菌と大腸菌，ユウバクテリウム，プロピオニバクテリウムといった桿菌が混在している．

思春期以降になりエストロゲンの分泌が増加すると，膣粘膜の上皮細胞内にグリコーゲンが蓄積するようになるが，デーデルライン桿菌はこのグリコーゲンを分解して，乳酸を産生する．その結果，膣内の pH は 5 近くまで低下し，ほかの細菌の増殖は抑えられ（膣の自浄作用），デーデルライン桿菌が膣内の常在菌叢において優勢となる．ほかには，α および γ レンサ球菌，表皮ブドウ球菌がみられる．膣は，分娩時に新生児が通過する産道であり，膣内にB群レンサ球菌が定着していると防御能の未熟な新生児が感染し，髄膜炎や敗血症をおこすリスクがある（「髄膜炎や脳炎をおこす微生物」160頁参照）．

なお，膣の開口部には，会陰部・肛門周囲の皮膚に類似した常在菌叢が存在しており，思春期以前の膣の常在菌叢はおそらく開口部に存在するこのような細菌に由来するものと考えられている[8]．

引用文献

1）Mims, C.A., Nash, A. et al.：Mims' pathogenesis of infectious disease 5 th ed. Academic Press, 2001.
2）前田恵利，中本幸子・他：高齢在宅療養者の口腔内微生物—口腔摂取群と非経口摂取群における検討—．日本看護科学学会誌，31(2)：34-41，2011.
3）山崎修道・他編：感染症予防必携　第2版．日本公衆衛生協会，2005.
4）Norder, G. E., Dahlén, G. et al.：Bacterial flora of the human oral cavity, and the upper and lower esophagus. Dis Esophagus，26(1)：84-90, 2013.
5）Pei, Z., Yang, L. et al.：Bacterial biota in reflux esophagitis and Barrett's esophagus. World J Gastroenterol, 11(46)：7277-7283, 2005.
6）Dorer, M.S., Talarico, S. et al.：*Helicobacter pylori*'s unconventional role in health and disease. PLoS Pathog, 5(10)：e1000544, 2009.
7）Wang, Z., Klipfell, E. et al.：Gut flora metabolism of phospnatidylcholine promotes Cardiovascular disease. Nafure, 472(7341)：57-63, 2011.
8）Gerstner, G.J., Grünberger, W. et al.：Vaginal organisms in prepubertal children with and without vulvovaginitis. A vaginoscopic study. Arch Gynecol, 231(3)：247-252, 1982.

1.2 常在菌による感染症

本来は無害である常在菌による感染症がおこるのは，常在菌が過剰に増殖したり，常在部位以外に存在したりするときである．後者のような感染症を異所性感染と呼ぶ．常在菌の存在する部位というのはあくまでも身体の外であり，そこには上皮という物理的バリアが存在しており，また上皮のバリアを超えて侵入しても食細胞による貪食などさまざまな防御のメカニズムが侵入した常在菌を排除する．さらに，皮膚では角質層の脱落とともに，消化管や尿路では便や尿とともに体から排泄されるなど，一定以上に増加できないようになっている．しかし，さまざまな基礎疾患や医療行為などで，上皮のバリアや宿主の防御のメカニズムが低下したり，体外への排泄が停滞したりすると体内に侵入した常在菌が増殖し，異所性感染が発生する．

また，なかには病原性を有する微生物が，常在菌のように宿主に対して特に害を及ぼさない状態で保菌されている場合もある（健康保菌者）．このような宿主では，異所性感染が重篤な感染症に結びついたり，感染源として別の感受性宿主に感染を伝播する可能性を有している．

以下に代表的な常在菌による感染症の例をあげる．

1 口内フローラと口腔感染症

（1）口内フローラ

成人の口腔《こうくう》内には700種にもおよぶ菌種が棲息しており，これを口腔細菌叢（口内フローラ）と呼ぶ[1]．

①口内フローラの形成

出生直後は無菌状態であった口腔内に主に母子間の細菌伝播によって細菌が定着する．初期からみられる細菌は，レンサ球菌属（Streptococcus）のS. salivariusやS. mitisであり，歯の萌出に伴ってS. sanguinis，S. gordonii，S. oralisが定着する．その後，アクチノミセス属（Actinomyces）や嫌気性グラム陰性球菌が定着し，さらにポルフィロモナス（Porphyromonas gingivalis），プレボテラ属（Prevotella），嫌気性グラム陰性桿菌が加わり，複雑な細菌叢が形成される．この口腔細菌叢は外来微生物の口腔への定着を阻止するはたらきをもつと考えられている[2]．

②口腔内の微生物環境

口腔は消化器の入り口として外界と接しており，常にさまざまな刺激にさらされている．口腔内は軟組織である口腔粘膜で覆われているが，硬組織である歯も露出している．さらには義歯などの人工物が装着されていることもあり，複雑な構成要素から成り立っている．加えて解剖学的な特徴からも口腔内の部位によって局所の環境（温度，湿度，pH，酸素分圧，酸化還元電位，栄養素）が異なり，その環境に応じて棲息する細菌もレパートリーが異なっているという特徴がある．唾液は1日に1～1.5 L分泌され，物理的に過剰な細菌を洗浄除去する効果があるが，唾液中にも1 mLあたり10^8個の細菌が存在しており，飲食物と同様に唾液が気管に誤って流れ込むことで誤嚥性肺炎をおこすことがある[3].

③デンタルプラーク

歯の表面には歯垢あるいはデンタルプラークと呼ばれる密集した細菌集団が付着することが多い．デンタルプラークには1gあたり10^{11}個の細菌が存在し，これは大腸における糞便の細菌密度と同程度である[2]．デンタルプラークの形成は，まず歯表面に唾液由来のタンパクによる有機性被膜（ペリクル）が形成され，このペリクル上にある受容体を介して早期定着細菌が初期デンタルプラークをつくる．デンタルプラークは異なる種類の細菌の凝集や，デンタルプラーク内の嫌気的な環境，菌体外マトリックスの増加によって後期定着細菌群が共凝集することによって成熟していく[4]．デンタルプラークは細菌が分泌する粘性のある細胞外多糖により口腔内に形成されたバイオフィルムであり，複数の種類の細菌が共存して複合体を作り，固体の表面に付着したものとして考えられている．デンタルプラークの成熟に伴い，嫌気度の上昇によって嫌気性菌が主体となる．

（2）口腔感染症

口腔内に定着している細菌の多くは病原性が低いが，一部の口腔内細菌は潜在的に病原性を有しており，細菌数の増加に伴って感染症を惹起する．これは内因（性）感染といわれ，齲蝕や歯周病は代表的な内因（性）感染による口腔感染症である．

①う蝕

齲蝕はデンタルプラーク中の細菌が食物に由来する多糖類を代謝・分解して有機酸を産生することにより歯を溶解（脱灰）して歯の構造を破壊する疾患である（**図2-4**）．ミュータンスレンサ球菌群に属するStreptococcus mutansとStreptococcus sobrinusがう蝕の原因菌であることが明らかにされている[1]．

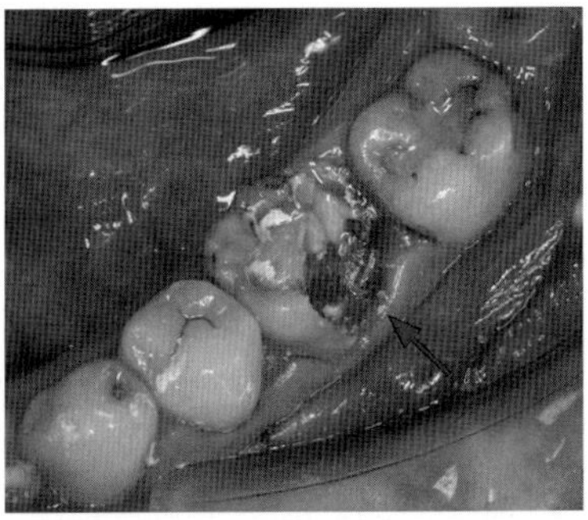

図2-4 ▶臼歯のう蝕（矢印）

②歯肉炎・歯周炎

歯肉炎・歯周炎は歯表面に付着したデンタルプラーク中の細菌が歯の周囲組織に炎症を引きおこす口腔感染症である．軽症では歯肉に限局した発赤や腫脹を主な症状とする歯肉炎として発症するが，進行に従い歯周ポケットと呼ばれる歯と歯肉の境目が深くなり，嫌気的環境となると嫌気性グラム陰性桿菌であるPorphyromonas gingivalisやAggregatibacter actinomycetemcomitansが増殖し炎症が増悪して歯周炎へと移行する．これらの細菌に由来するタンパク分解酵素が組織を直接破壊するとともに，リポ多糖（LPS）といった細胞毒性物質が免疫反応や炎症反応を修飾する[5]．活性化された好中球（好中性白血球），マクロファージ，リンパ球（Tリンパ球およびBリンパ球），形質細胞は防御作用を発揮するとともに自身が分泌するタンパク分解酵素を含むリソソーム酵素による組織破壊を引きおこす．さらにこれらの細胞が分泌するサイトカインやプロスタグランジンなどの生理活性物質により相互に活性化され炎症が増悪する．また，これらの生理活性物質により破骨細胞が賦活化され[6]，その結果，歯を支持している歯槽骨が吸収されて歯の動揺がおこり，最終的に歯が脱落する（**図2-5**）．このように歯周組織にまで炎症が波及した状態が歯周炎である．

図 2-5 ▶歯周病の病態

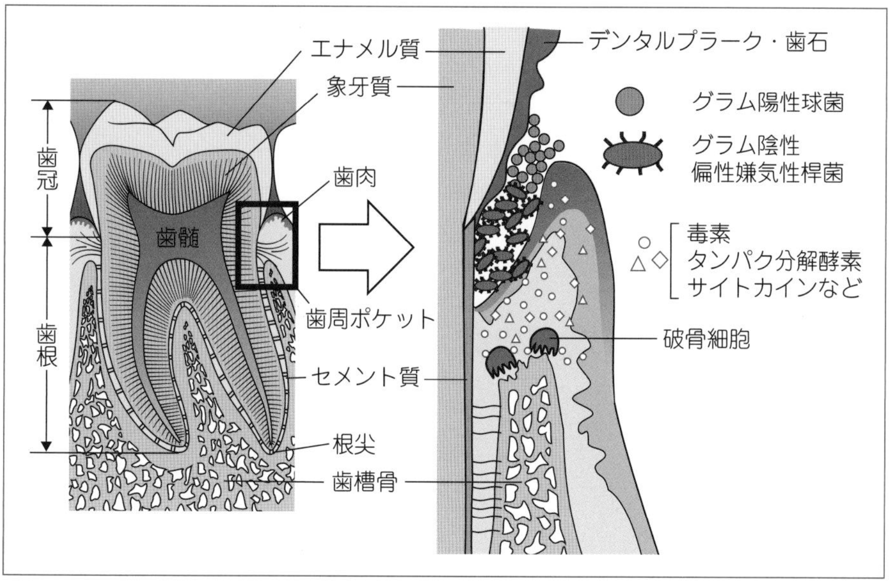

歯肉炎や歯周炎といった歯周病は，現状では多くの人が罹患する疾患であり，厚生労働省の「平成28（2016）年歯科疾患実態調査」では 4 mm 以上の歯周ホケットを有する歯周病患者の割合は，高齢になるにつれ増加し，65 ～ 69 歳では 60.5 % に達し，年次推移でも増加傾向である．近年は歯周病と糖尿病，心疾患，呼吸器系疾患，低体重出生児の出産などの全身疾患との密接な関連が指摘されており，特に糖尿病は歯周病のリスク因子であり，一方で糖尿病の合併症のひとつとして歯周病があげられている．

③根尖性歯周炎

う蝕の進行が進み，歯髄まで細菌感染が進むと歯髄炎から歯髄壊死に至り，根尖孔から周囲の歯槽骨などに炎症を生じる．歯肉の炎症，歯槽骨吸収，排膿がみられる．歯周ポケットから歯に沿って歯根尖に細菌感染が進行して歯根尖に炎症をおこすこともある．

④歯冠周囲炎

歯の萌出に問題が生じて本来の萌出とは異なった状態で口腔内に部分的に露出した歯冠の周囲は清掃不良などによりデンタルプラークが付着しやすく，歯肉に炎症を生じることがある．特に下顎第三大臼歯（俗称「おやしらず」）は，傾いて斜めに生えたり，顎骨内で水平に埋伏したりした状態でとどまるなどして歯冠の一部のみが露出して歯冠周囲炎を惹起しやすい．周囲歯肉の発赤，腫脹，疼痛が初期症状としてみられるが，炎症が咀嚼筋にまでおよぶと開口障害や嚥下障害をきたす[7]．

⑤顎骨周囲軟組織の炎症

歯周病，歯冠周囲炎，根尖性歯周炎が増悪して化膿性炎症が顎骨周囲の疎性結合組織にびまん性に波及すると蜂窩織炎となる．顎骨およびその周囲筋肉との間には疎性結合組織に満たされた組織隙があり，この組織隙を介して炎症が進展することが特徴的である．症状は強く，疼痛，発熱，倦怠感，食欲不振といった全身症状が出現し，局所には発赤，腫脹，圧痛，熱感が顕著にみられる（**図 2-6**）．炎症が進み，膿汁が限局すると膿瘍となり，重篤な場合は膿瘍切開して組織隙を開放する処置が必要となる．

図 2-6 ▶顎骨周囲の炎症の増悪による膿瘍形成

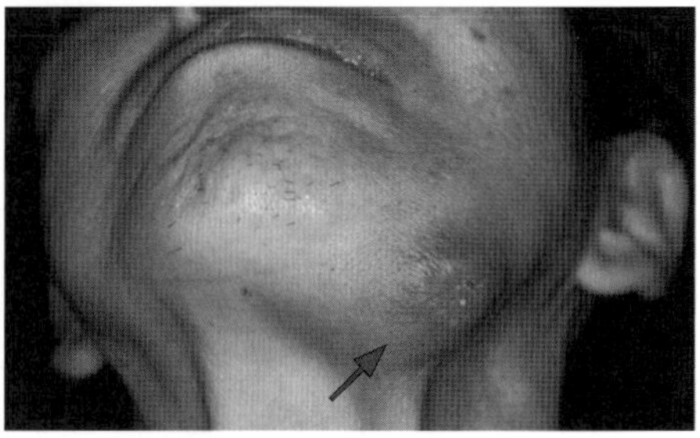

2 腸内フローラと消化管感染症

（1）腸内フローラ

①腸内フローラとは

ヒトの消化管には約 1,000 種，100 兆個の細菌が存在し，腸内細菌のもつ総遺伝子数はヒトのもつ遺伝子の 100 倍以上にのぼる．腸内細菌は無秩序に存在しているのではなく，おのおのがテリトリーを保ちながら全体として集団を形成している．この集団のことを腸内細菌叢（叢とは草むらのこと）あるいは腸内フローラ（フローラとはお花畑のこと）と呼ぶ．

腸内細菌叢は約 1,000 種類の細菌からなるが，そのうちの 30 〜 40 種類で全体の大半を占めている．ヒト腸内細菌の 99% 以上が Firmicutes, Bacteroidetes, Proteobacteria, Actinobacteria の 4 つの門に属する．

ヒトの消化管内は胎内では無菌状態であり，腸内細菌は新生児が産道を通過するときに母親から菌を受け継いだり，授乳や周囲環境に暴露されたりすることで腸内細菌叢の形成がはじまると考えられている．ヒトの腸内細菌叢の構成は，各個人に特有のもので，指紋のように他人とは必ず異なっている．各個人の構成は離乳期から 3 歳くらいまでにほぼ決定され，その後老年期に至るまでほとんど変化しない．食事や薬剤，疾病などの影響で一時的に腸内細菌叢に攪乱がおきても，通常はもとの固有の構成に戻っていく（これを腸内細菌叢の頑健性（ロバストネス）という）．腸内細菌叢の頑健性は，その多様性によって担保されており，多様性があることで，ある特定の菌が過剰に増殖するような状態を未然に防いだり，そのような状態を改善したりする仕組みがはたらくと考えられている．全体として化学の緩衝液（バッファー）のようにはたらくと考えればよい．一方，ロバストネスが低下し，多様性が失われた状態（dysbiosis）が，各種疾病と関与すると考えられており，さまざまな領域で研究が進んでいる．

腸内細菌研究は，以前の分離培養をベースとした手法から，近年の次世代シーケンサ―などの開発により，分子生物学的手法に変化したことで，急速な展開をみせている．特に細菌に特異的に存在する 16 S リボゾーム RNA の遺伝子配列の違いから細菌を同定する手法が確立してのちは，消化管の疾患だけではなく，全身のありとあらゆる疾患と腸内細菌との関連性が研究され，その研究に基づいた治療法の開発も試みられている．

②腸内フローラのヒトにおける役割

腸内フローラのヒトにおける役割は，主に 3 つであり，栄養代謝，防御機構，免疫機構の発達である．

a．栄養代謝

難消化性炭水化物（食物繊維など）の短鎖脂肪酸への分解，ビタミンＫやビタミンＢ群の合成，アミノ酸の合成，脂質代謝，一次胆汁酸から二次胆汁酸への代謝など，さまざま栄養代謝に寄与し，ヒトとの共生を図っている．

b．防御機構

腸内フローラは病原微生物の定着や増殖を阻害することが知られており，colonization resistance と呼ばれている．栄養素の競合，増殖阻害物質の産生などによる直接的な作用のほかに上皮バリアの強化や下記に述べる免疫システムの構築などによる間接的な作用なども関与している．

c．免疫機構の発達

腸管は常に多くの外来異物にさらされる場であり，腸管免疫系はヒト最大の免疫組織である．腸内細菌叢が免疫機構の発達に寄与するはたらきとしては，ヘルパーＴ細胞の分化や増殖に関与し，特に Th17 細胞（感染時に IL-17 を分泌して炎症を惹起し，病原体の排除に有用な役割を果たす細胞）への分化はセグメント細菌という細菌により誘導されることが知られている．また，過剰な免疫応答を抑制する制御性Ｔ細胞の誘導に Clostridium 属細菌が関与する．さらに，粘膜免疫に重要なはたらきをする IgA の分泌を促進する作用など，実にさまざまな免疫機構に腸内細菌は関与する．

③腸内フローラと疾病

分子生物学的手法の発達で，現在，さまざまな領域で腸内細菌叢と疾病との関連が研究されている．ただし，現在のところ，ディフィシル菌感染症に対する糞便移植以外では，明らかに治療効果がみられる腸内フローラ研究に基づいた治療薬，治療法はない．

a．消化管疾患

純粋に腸内細菌の生息の場なので，dysbiosis が直接影響するする疾患として，ディフィシル菌感染症がある（後述）．潰瘍性大腸炎やクローン病の炎症性腸疾患も関連が示唆されているが，dysbiosis との直接的関連はまだ明確ではない．器質的疾患はないが下痢や腹痛などの慢性症状を呈する過敏性腸症候群においても腸内細菌叢との関連が報告されている．

b．代謝疾患

肥満と糖尿病において多くの研究がみられる．肥満症患者では，Firmicutes 門の増加と Bacteroidetes 門の減少が，２型糖尿病患者では酪酸産生菌の割合が低く，酪酸非産生菌の割合が高いことなどが報告されている．

c．がん，肝疾患

大腸がん患者の腫瘍部付近に正常組織よりも多くの Fusobacterium nucleatum が検出されることが明らかとなり，現在，同菌と大腸がんとの関連が精力的に研究されている．一方，肝臓には腸肝循環を介して，腸内細菌の構成成分が流入することが知られており，それによる脂肪性肝炎の悪化，肝がんへの影響，また，原発性硬化性胆管炎などの難治性疾患についても関連が示唆されている．

d．免疫疾患

前述の炎症性腸疾患は腸管の免疫疾患であるが，それ以外にも全身性エリテマトーデスや多発性硬化症などでも腸内細菌叢の攪乱が示唆されている．

e．循環器疾患

動脈硬化と腸内フローラに関する研究が進んでおり，腸内細菌の酵素によって生じたトリメチルアミンの代謝物と動脈硬化との関係が報告されている．

f．その他

その他にも自閉症スペクトラムと腸内細菌の関連が指摘され注目されており，また，各種アレルギー疾患との関連も研究が進んでいる．

（2）常在菌による消化管感染症

①ディフィシル菌（クロストリディオイデス・ディフィシル Clostridioides difficile）感染症（CDI）

C. difficile は，健常人の 5 ～ 15 % において糞便中に検出されるグラム陽性の芽胞形成性偏性嫌気性細菌である．一般には水辺，土壌，ヒトや動物の腸内などに広く存在する．通常は腸内細菌叢の一部として存在し，宿主であるヒトに特に病原性を発揮することはないが，抗菌薬投与などで腸内フローラが攪乱されると，同菌が異常増殖して病原性を発揮し，下痢などの症状を引きおこす．これをディフィシル菌感染症という．腸内細菌叢のロバストネスが低下して，ディフィシル菌が過剰に増殖した状態である．ディフィシル菌感染症のリスク因子を**表 2-1** に示す．日常臨床では，抗菌薬の投与による腸内フローラの攪乱が原因となることが多い．原因となる抗菌薬はセファロスポリン，フルオロキノロンが多いが，どのような種類の抗菌薬でも原因となりうる．抗菌薬投与歴がなくとも，プロトンポンプ阻害薬の投与や，最近では炎症性腸疾患，特に潰瘍性大腸炎の患者でディフィシル菌感染症がしばしばみられる．

C. difficile にはトキシン（毒素）産生株と非産生株があり，病原性をもつのはトキシン産生株である．トキシンには，トキシン A，トキシン B，そしてバイナリートキシンがある．バイナリートキシン産生株は強毒株として知られており，北米や欧州で多くみられ，わが国には少ない．わが国で一般的にみられるトキシン産生株は，トキシン A，B とも陽性，もしくはトキシン B のみ陽性のものである．

ディフィシル菌感染症診断は，糞便からの C. difficile 菌の分離培養およびトキシンの検出で行う．分離培養法によるトキシン産生 C. difficile の検出が最も高感度な CDI 検査診断法である．しかし，特殊な設備や検査（嫌気培養，トキシン産生性試験）が必要であり，結果を得るまでに 2 日以上を要する．したがって，糞便中の C. difficile 抗原（グルタミン酸脱水素酵素 glutamate dehydroge-

表 2-1 ▶ディフィシル菌感染症のリスク因子

投与薬剤	抗菌薬 プロトンポンプ阻害薬
患者因子	炎症性腸疾患 消化管手術を受けた患者 低栄養状態 免疫の低下した患者（移植後患者や，免疫抑制薬投与を含む） 周産期の女性 複数疾患の合併
環境因子	介護施設長期入居者
検査所見	低アルブミン血症 抗トキシン B 抗体価の低値

図 2-7 ▶ディフィシル菌感染症（CDI）診断のアルゴリズム

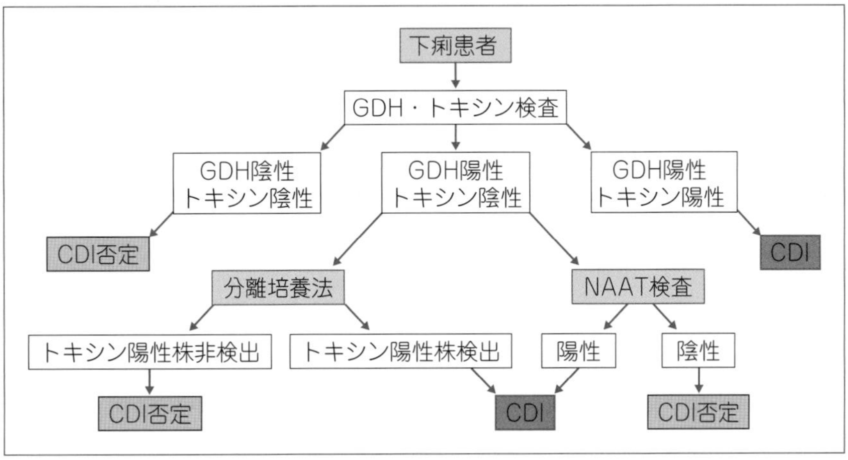

nase；GDH）の検出とトキシン検出を組み合わせて行うことも多い．ただし，トキシンの検出には偽陰性があり，最近では，トキシン遺伝子の増幅（nucleic acid amplification test；NAAT）検査が保険適用となっている．一般臨床におけるディフィシル菌感染症診断のアルゴリズムを（**図 2-7**）に示す．

図 2-8 ▶偽膜性腸炎の大腸内視鏡像

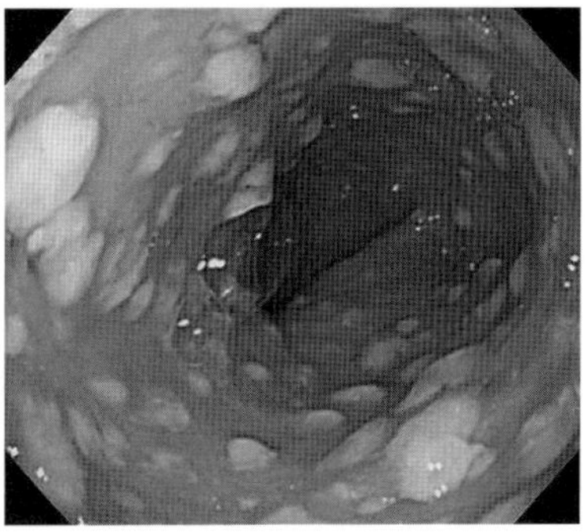

なお，典型例では内視鏡検査で大腸に特徴的な偽膜を形成する偽膜性腸炎（**図 2-8**）を呈するが，そこまでの所見は引きおこさない例のほうが多い．

本菌は芽胞を形成して，過酷な環境でも長期間生存するという特徴がある．したがって，そういった外部環境の C. difficile が経口ルートなどによりほかのヒトの消化管に入り込むことがおこりうる．一般には，外部から侵入した C. difficile は常在細菌叢によって排除されるため，健常人には感染は成立しにくいと考えられる．しかし，免疫力の低下した高齢者や持病をもつ人，そして，抗菌薬を投与され腸内フローラが攪乱された患者においては，感染する可能性がある．したがって，特に海外において，院内感染菌として重要視されている．病院内や施設内で患者が発生した場合は，可能なかぎり隔離し，トイレは患者専用とする．医療者や介護者，家族に対して万全の防護（手袋，ガウンなど）を行う．本菌が芽胞状態となったら熱やアルコールにきわめて耐性となるため，感染予防には流水による手洗いが有効である．また，消毒には次亜塩素酸ナトリウムを使用する．

ディフィシル菌感染症の治療は，メトロニダゾール，バンコマイシンなどの抗菌薬を経口投与するが，再発は高頻度におこる．難治例，再発例にはフィダキソマイシンも用いる．再発を繰り返す患者には，トキシン B に対する抗体製剤であるベズロトクスマブも使用可能である．なお，難治性ディフィシル菌感染症の患者には糞便移植（健常者の糞便をろ過後患者の腸内に注入する方法）が有効であることがわかっている．海外では比較的よく行われており，わが国でも一部の大学病院などで行われている．糞便移植が有効なのは他人の糞便中の腸内細菌がそのまま定着するのではなく，健常で多様性のある腸内細菌叢を移入することでロバストネスを上昇させ，過剰増殖した C.

difficile を抑える効果によるものであると考えられている．

②ヘリコバクター・ピロリ（Helicobacter pylori）感染症

ヘリコバクター・ピロリは，ヒトの胃に常在するらせん型のグラム陰性微好気性細菌である．胃という強い酸性環境で生息するために，ウレアーゼという酵素を有し，胃粘液中の尿素からアンモニアを生成，胃酸を中和することで胃内に生息している．世界人口の 50% 以上で感染していると考えられており，発展途上国に多い．幼少期に経口感染したものが保菌状態となり，大人では経口摂取しても感染は成立しないと考えられている．1940 年代より以前に生まれた日本人では 90% 以上の保菌率であったが，その後わが国でのヘリコバクター・ピロリの保菌率は急激に低下しており，2000 年以降に生まれた者の保菌率は 10% 以下である．

ヘリコバクター・ピロリ保菌者は胃がんの発症率が高いことが知られている．感染後慢性胃炎をおこし，年余にわたる感染により慢性萎縮性胃炎に至る過程で遺伝子異常や DNA メチル化異常などが蓄積して発がんすると考えられている．また，胃に発生する悪性リンパ腫（MALT リンパ腫や一部の B 細胞性リンパ腫）の原因となることもわかっている．さらに，ヘリコバクター・ピロリ感染が関与する疾患として，血小板減少性紫斑病や慢性蕁麻疹などがあり，いずれも除菌治療で改善する例があることが知られている．

ヘリコバクター・ピロリ感染のある場合，胃炎の治療および将来の胃がん発がんを抑制する目的で，除菌治療が行われる．抗菌薬 2 剤と胃酸抑制薬であるプロトンポンプ阻害薬を 1 週間服用することで除菌率は約 90% である．一次除菌に失敗した場合は，抗菌薬の種類を変えて二次除菌を行う．

③サイトメガロウイルス（Cytomegalovirus）感染症

細菌ではないが，サイトメガロウイルスも腸管上皮などに常在するウイルスで，下痢などの症状をおこすことがある．サイトメガロウイルスはヘルペスウイルスの一種であり，幼少期に不顕性感染をおこし，その後体内の全身の細胞に持続感染している．通常は臨床的に問題とならないが，HIV 感染や免疫抑制薬による治療を行ったりして宿主の免疫状態が低下すると，再活性化をおこす．肺炎や肝炎などが知られているが，腸管で再活性化し腸炎症状をきたすものがある．HIV 感染や炎症性腸疾患，特に潰瘍性大腸炎の治療としてステロイドを使用したときに大腸での再活性化がおこりやすく，下痢や血便などの症状を呈する．ガンシクロビルなどによる抗ウイルス治療を要することもある．

なお，サイトメガロウイルス感染者も途上国で多く，先進国で少ない．わが国の感染率も低下傾向にあり，1980 年代では 20 歳代で 100% 近い抗体保有率であったが，現在では 60% 前後まで低下している．

3 そのほかの内因感染症

（1）口腔内細菌による感染性心内膜炎（図 2-9）

前述したように口腔内にはビリダンス群レンサ球菌をはじめとして多数の常在菌が存在している．

抜歯などの歯科治療で口腔内に出血がおこったときに，これらの常在菌が血管内に侵入して，菌血症がおこることが知られており，特にレンサ球菌が多く検出される．ただし，このようにして血

図 2-9 ▶感染性心内膜炎（亜急性細菌性心内膜炎）の発生機序

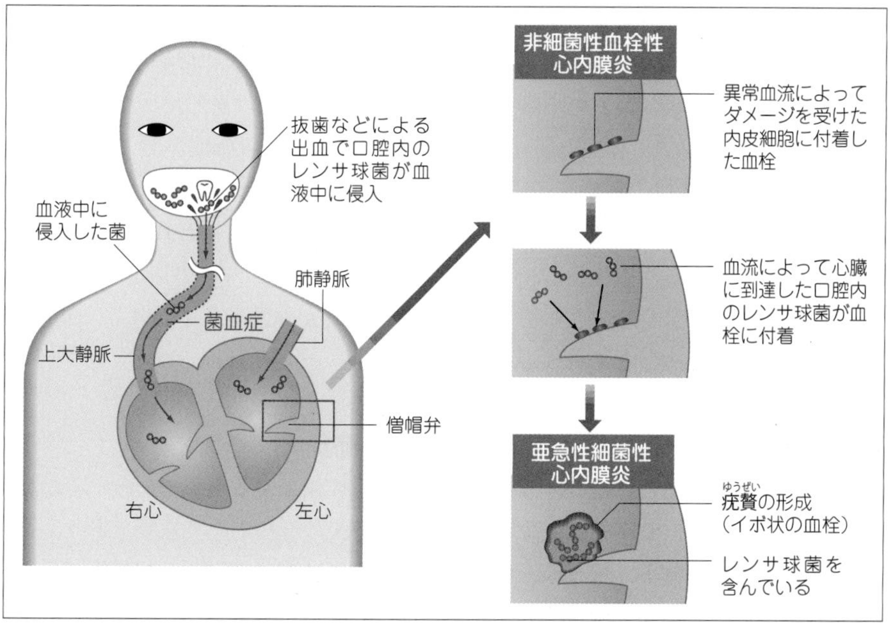

液中に侵入した細菌は食細胞や補体によってすぐに排除され，多くの場合，菌血症は一過性である．

しかし，弁膜症（心臓の弁の機能障害）や先天性の心疾患などがあると，心臓内の血流に異常（心内膜に吹き付けるような高速の血流，狭窄した弁の狭い弁口や心室中隔欠損の欠損部を高速で通過する血流，圧の高い部位から低い部位へ向って流れる高速の血流など）が生じ，心内膜が機械的に損傷する．心内膜を覆う内皮細胞には，血栓の形成を抑えるはたらきがあるため，内皮細胞がダメージを受けると血栓が形成されやすくなり，その結果として弁膜を中心とする心内膜に非細菌性血栓性心内膜炎（血栓の付着を伴う心内膜の炎症．弁膜におこるのは血流による機械的ダメージを強く受けやすい部位であるため）を生じることになる．このような状態にある人が，出血を伴うような歯科治療を受けると，血管内に侵入した口腔内細菌は，心内膜に形成された血栓に付着・増殖し，疣贅《ゆうぜい》と呼ばれる細菌を含んだ血栓が，心内膜（多くは僧房弁や大動脈弁といった左心系の弁膜）に形成される（亜急性細菌性心内膜炎（**図 2-9**））．疣贅は非常にもろく，その一部が剥離すると塞栓となって，ほかの臓器に新たな感染巣を形成したり，脳塞栓症の原因となったりする．

弁膜症や心奇形をもつ人が抜歯など出血を伴う歯科治療を行う際は，抗菌薬を予防的に使用することで，感染性心内膜炎のリスクを減らすことができる．

(2) 鼻咽頭のインフルエンザ菌による髄膜炎

インフルエンザ菌（「口腔や気道からの分泌物中に排出される微生物」84 頁参照）は，前述したように健康な人の鼻腔や咽頭の常在菌である．鼻咽頭に定着しているインフルエンザ菌の大部分は，莢膜（「莢膜，粘膜層をつくる微生物」30 頁参照）をもたず，病原性は低いが，なかには莢膜を有する株を保菌している場合がある．莢膜は抗原性によってａ～ｆの血清型に分類されているが，そのうちｂ型の莢膜を有する株（Hib）が最も病原性と関連する．Hib は飛沫によって伝播し，保菌者の割合は，乳児期に増加し，小児期では３～５%に至る[1)]．特に保育園などの集団保育の場で伝播しやすいといわれている．

鼻粘膜や咽頭粘膜は傷つきやすく，インフルエンザ菌が粘膜下に侵入すると中耳炎や副鼻腔炎を発症させる．このとき莢膜のない株では菌が血管内に侵入しても，すぐに好中球に貪食されたり，活性化した補体によって破壊されるので感染部位は限局する．これに対して，抗食菌因子である莢膜を有するHibは，血液中で生存・増殖することが可能であり，菌血症をおこす．こうして血液を介してHibは髄膜に到達し，髄膜炎が発生することとなる．菌血症が持続すること，血液中の菌量が多いこと，宿主が若年であることが髄膜炎の発症に関係するといわれている[1]（髄膜炎については「髄膜炎や脳炎をおこす微生物」160頁参照）．

成人になるとHibを咽頭に保菌している人が減少することが報告されており[2]，Hibによる髄膜炎が小児で多いのはそのためと考えられる．

(3) 口腔内の細菌や胃内容物の逆流による誤嚥性肺炎

誤嚥とは，本来は食道へ送られるべき食物が誤って気道に流入する現象であり，その結果発生する肺炎を誤嚥性肺炎という．誤嚥性肺炎は特に高齢者の肺炎の原因として重要であり，高齢者の肺炎の大部分が誤嚥性肺炎である．健康な人では，嚥下の際には喉頭が挙上して気管の入り口が喉頭蓋によって塞がるため，食物が気管に流入することはない．たとえ気道内に異物が侵入したとしても，すぐに咳反射によって「むせ」がおこり，異物は排出される．しかし，加齢によって摂食・嚥下機能が低下すると嚥下時に喉頭蓋の挙上が不十分だったり，嚥下後に咽頭に食物が残存したりするなど誤嚥をおこしやすくなる．食物には口腔内細菌を中心にさまざまな微生物が付着しており，ほとんど無菌に近い肺に食物が流入すると，口腔内細菌による感染症がおこることになる．また，高齢者では食道横隔膜靱帯のゆるみで胃の内容物が逆流しやすくなり（**図2-10**），咳反射も減弱しているため，寝ているあいだなど気づかないうちに誤嚥がおこっていることがある（不顕性誤嚥）．さらに日本人の高齢者は慢性胃炎の頻度が高く，その結果胃酸の分泌が減少すると逆流した胃内容物中の細菌数も増加するため，高齢者の誤嚥性肺炎のリスクはいっそう高くなる．

図2-10 ▶加齢による横隔食道靱帯の脆弱化と不顕性誤嚥

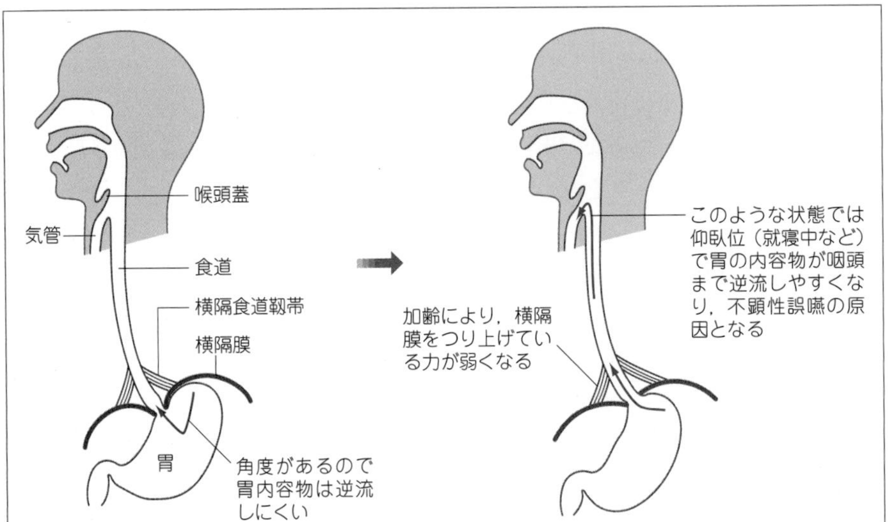

気管内挿管をしている患者では，喉頭と咽頭のあいだに常に交通があるため，口腔内細菌が管を伝って気道へと流れ込み，誤嚥性肺炎をおこすリスクが高くなる（「人工呼吸器の装着に伴う感染症」196 頁参照）.

（4）腸内細菌による胆道炎・尿路感染症

食事によって胆のうが収縮し，十二指腸への食物の流入によってコレシストキニンが放出されると総胆管の十二指腸開口部であるファーター乳頭の括約筋が弛緩して，胆汁が十二指腸内に排出される．たとえ消化管の常在菌がファーター乳頭から胆道へ侵入したとしても，胆汁の流出によって洗い流されるため，胆道に感染症をおこすことはない.

このことは逆に胆石や胆道の腫瘍など胆汁のうっ滞をきたすような病態があると，胆道に腸内の常在菌が侵入して胆道炎が発生する可能性があることを意味している（**図 2-11**）．実際に，胆道炎の原因細菌は，大腸菌，クレブシエラ，エンテロバクター，シュードモナス，バクテロイデスといった腸内の優勢菌であるグラム陰性桿菌が大部分を占めており，複数の菌によっておこる混合感染である場合が多い．グラム陽性菌としては，腸球菌，ブドウ球菌が原因となる．十二指腸にファイバースコープを挿入し，ファーター乳頭から胆管・膵管に造影剤を注入する内視鏡的逆行性胆管膵管造影法（Endoscopic retrograde cholangio-pancreatography；ERCP）も，腸内の常在菌を胆道に侵入させ，検査後に胆管炎をおこすことがある.

尿路感染症は，尿道口近くに存在する会陰部や肛門周囲の細菌が尿道に侵入し，膀胱，さらには尿管・腎盂，腎実質と上行性に感染していくことによって発生する．解剖学的に男性に比べて肛門と尿道口が近接し，尿道の短い女性は，尿路に細菌が侵入しやすく，また容易に膀胱に到達するた

図 2-11 ▶胆汁のうっ滞による腸内細菌の胆道への侵入

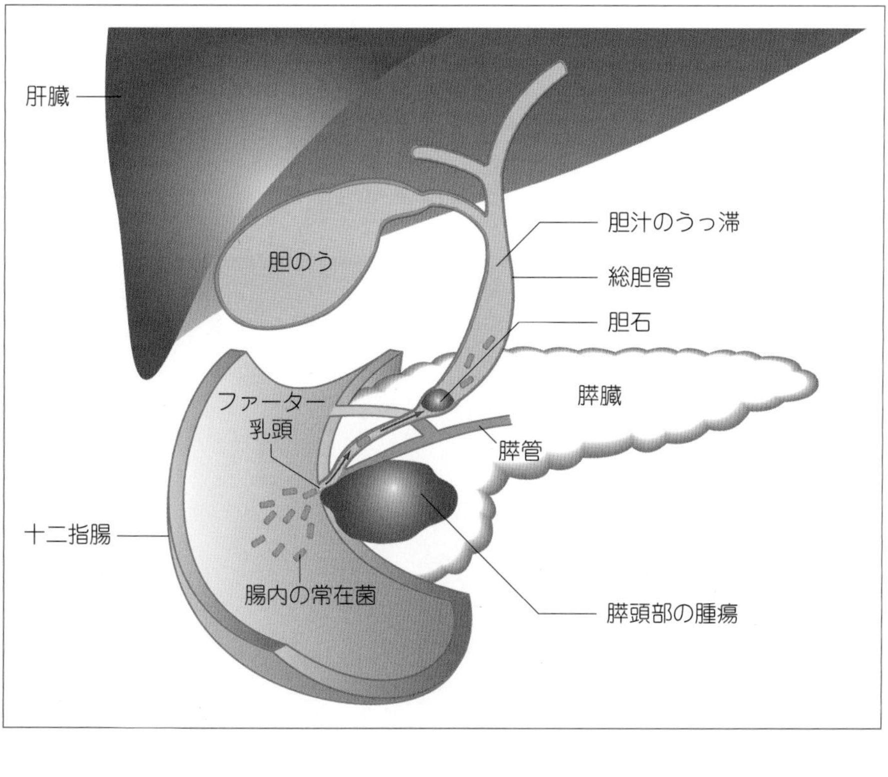

め，尿路感染症を発症しやすい．

尿路も，胆道と同様に尿が尿道口から侵入した細菌を洗い流すことによって尿路感染症を防いでおり（尿の自浄作用），長時間排尿をがまんしたり，慢性的な尿のうっ滞や残尿があると尿路感染症が発生しやすくなる．尿のうっ滞，残尿をきたす病態としては，高齢の男性で多い前立腺肥大，尿路結石，神経因性膀胱などがあげられる．原因となる外尿道口周囲や会陰部の皮膚に存在する細菌の多くは，糞便由来である．健康で，尿の流れに異常のない人におこる急性の尿路感染症では大腸菌単独による場合が大部分を占めている．慢性的な尿のうっ滞など尿路に異常がある場合には，慢性炎症がおこり，大腸菌以外に緑膿菌やクレブシエラ，エンテロバクター，セラチアなどのグラム陰性桿菌，腸球菌，表皮ブドウ球菌も原因となることがある．また，これらの菌による混合感染もみられる．

（5）カンジダによる深在性カンジダ症

①どのような微生物か

カンジダは真菌のなかの酵母の一種で，大きさは2～4 μm程度である．多くの種類があるが，ヒトの病原菌としてはカンジダ・アルビカンスがもっとも多く，そのほかカンジダ・トロピカーリス，カンジダ・グラブラータなどがある．形は球形，楕円形などで，線毛や鞭毛などはもたない．増殖は酵母のまま発芽をして増殖するか，仮性菌糸と呼ばれるソーセージ状の細長い構造物をつくって発育する（図2-12）．

②どこに存在しているか

健康な人の口腔内，腸内，腟内，皮膚などに常在している．また，医療従事者の手指や医療器具に生息しているので，これが患者に伝播し，院内感染の原因となることがある．カンジダは通常，バリアとしてはたらく皮膚や粘膜を破れないので何の感染も生じず，腟内の異常増殖による腟カンジダ症を除けば症状もない．

粘膜や皮膚に傷がついたり，カテーテルのような人工物が体内に埋め込まれたりして正常なバリアが破壊される場合や，白血球が著しく減るなどして菌と免疫力のバランスが崩れたりすると発病する．

図2-12 ▶仮性菌糸を伸ばして発育するカンジダ・アルビカンス

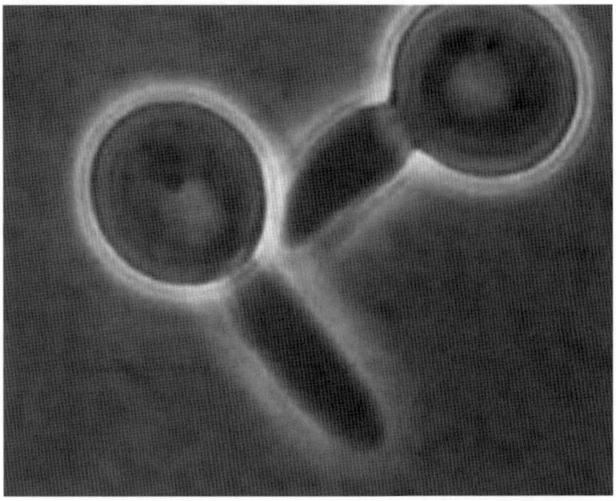

③どのような感染症をおこすのか？

体表の皮膚や粘膜に感染する表在性カンジダ症と内臓に感染する深在性カンジダ症がある．表在性カンジダ症としては，口の中のカンジダにより感染する口腔カンジダ症（鵞《が》口《こう》瘡《そう》）が代表的である．腟にいるカンジダは腟カンジダ症の原因となるが，これは妊娠時やピル服用など腟内pHが酸性に傾きカンジダの量が異常に増加することと関係している．カンジダが食道粘膜に感染すると食道カンジダ症となる．しかし，患者の免疫力が低下したとしてもこれらのカンジダ症から全身のカンジダ症に進展することはない．一方，抗がん薬などで腸の粘膜が傷んだり，白血球が減ったりすると，腸内のカンジダが腸の血管の中に入り込んで全身をめぐるが，これは代表的な深在性カンジダ症のひとつである．強い抗菌薬などにより腸内の正常な細菌叢が破壊されると腸内のカンジダが異常増殖し，さらに発病しやすくなる．また，皮膚にいるカンジダは，血管内留置カテーテルなどの使用によりカテーテルの刺入部から血管内に侵入してカンジダ血症をおこす．カンジダはさまざまな臓器に付着しやすいため，カンジダ血症では肝臓，腎臓，眼などに付着して感染病巣をつくりやすい．この付着しやすさはカンジダのもっている酵素（プロテアーゼなど）が影響している．臓器に付着したカンジダはそれぞれカンジダ性肝膿瘍，腎膿瘍，カンジダ性眼内炎などといった重篤な深在性カンジダ症に進展する．カンジダ性眼内炎はカンジダ血症の約20%に発症し，時に失明に至る重要な疾患である．

引用文献

1) Barbour, M.I. : Conjugate vaccines and the carriage of Haemophilus influenza type b. Emerg Infect Dis, 2 : 176-182, 1996.
2) Turkel, A.R., Scheld, M. : Pathogenesis and pathophysiology of bacterial meningitis. Clin Microbiol Rev, 6(2) : 118-136, 1993.

参考文献

1.2-1)

1) 菅井基行：口腔細菌．標準微生物学（中込 治，神谷 茂編）．第12版，医学書院，2015，pp291-298.
2) 菅井基行：口腔細菌学．医科細菌学（笹川千尋，林 哲也編）．改訂第4版，南江堂，2008，pp319-324.
3) 石原和幸：口腔と全身疾患．口腔微生物学（石原和幸・他編）．第6版，学建書院，2018，pp368-371.
4) 前田伸子：口腔微生物学と口腔感染症．口腔微生物学（石原和幸・他編）．第6版，学建書院，2018，pp295-299.
5) 古市保志・中島啓介：プラーク．臨床歯周病学（吉江弘正・他編）．医歯薬出版，2010，pp180-187.
6) 加藤　凞：最新歯周病学．医歯薬出版，1994，pp56-64.
7) 古森孝英・古土井春吾：感染症．最新口腔外科学（榎本昭二・他編）．第5版，医歯薬出版，2017，pp192-210.

1.2-2)

8) 福田真嗣 編：もっとよくわかる！腸内細菌叢．羊土社，2019.
9) 公益社団法人日本化学療法学会・一般社団法人日本感染症学会 CDI 診療ガイドライン作成委員会：Clostridioides（Clostridium）difficile 感染症診療ガイドライン．日本化学療法学会雑誌，66：645-690, 2018.

1.2-3)-(1)～(4)

10) 高久史麿，尾形悦郎・他監修：新臨床内科学 第9版．医学書院，2009.

1.2-3)-(5)

11) 山口英世：病原真菌と真菌症．改訂4版，南山堂，2007.
12) 河野　茂編：深在性真菌症 Q&A．改訂3版，医薬ジャーナル社，2009.
13) 侵襲性カンジダ症の診断・治療ガイドライン作成委員会：侵襲性カンジダ症の診断・治療ガイドライン 2013．日本医真菌学会，2013.
14) 宮治　誠編：病原性真菌ハンドブック．医薬ジャーナル社，2007.

1.3 潜伏感染と回帰発症

1 潜伏感染とヘルペスウイルス

典型的なウイルス感染症では，急性感染後にウイルスに対する免疫が成立し，感染性のウイルスが排除され，急性感染が一度終結する．しかし，ヘルペスウイルスでは，急性感染の回復後に無症状であっても，ウイルスゲノムが複製することなく親和性をもった組織に排除されずに存続している．このような感染様式を潜伏感染という．ときに，ストレス，免疫の低下などにより，潜伏感染していたウイルスゲノムが再活性化し複製を開始し発症することがあり，臨床的には新たな感染症にみえる．このように潜伏していたウイルスによる感染症の発症を回帰発症という．単純ヘルペスウイルスのように初感染の症状と回帰発症の症状がほぼ同じヘルペスウイルスと，水痘・帯状疱疹ウイルスのように初感染の症状と回帰発症の症状が異なるヘルペスウイルスがある（**表 2-2**）．すべてのヘルペスウイルス科のウイルスは終生，潜伏感染をする．

表 2-2 ▶ヘルペスウイルスの潜伏感染

ウイルス	亜科	初感染	潜伏組織	回帰発症	感染経路
単純ヘルペスウイルス1型（HSV-1）	α	歯肉口内炎*	三叉神経節	口唇ヘルペス ヘルペス脳炎 角結膜炎	気道分泌物 唾液
単純ヘルペスウイルス2型（HSV-2）	α	外陰ヘルペス 新生児ヘルペス	腰・仙髄神経節	外陰ヘルペス	性的接触 周産期感染
水痘・帯状疱疹ヘルペスウイルス（VZV）	α	水痘	三叉神経節 感覚神経節	帯状疱疹	気道分泌物
エプスタイン・バール・ウイルス（EBV）	γ	伝染性単核症*	B リンパ球	バーキットリンパ腫 上咽頭がん 慢性活動性 EB ウイルス感染症	気道分泌物 唾液
サイトメガロウイルス（CMV）	β	先天性感染 （巨細胞封入体症） 単核症	白血球	なし	胎内感染 輸血 性的接触 分泌物（唾液，尿）
ヒトヘルペスウイルス6型（HHV-6），7型（HHV-7）	β	突発性発疹	リンパ球	なし	気道分泌物 唾液
ヒトヘルペスウイルス8型（HHV-8）	γ	不明	不明	カポジ肉腫	性的接触 臓器移植

*初感染は不顕性感染のことが多い

2 ヘルペスウイルスの潜伏と分類

ヘルペスウイルス科のウイルスはエンベロープをもつ正二十面体対称型のDNAウイルスであり，潜伏する組織によりα，β，γヘルペスウイルス亜科に分類される（**表2-2**）．ヒトのヘルペスウイルスは，human herpesvirus 1～8（HHV-1～8）の8種類が知られている．HHV-1からHHV-5は慣用名が用いられることが多く，HHV-1は単純ヘルペスウイルス1型（HSV-1），HHV-2は単純ヘルペスウイルス2型（HSV-2），HHV-3は水痘・帯状疱疹ウイルス（VZV），HHV-4はエプスタイン・バール・ウイルス（EBV），HHV-5はサイトメガロウイルス（CMV）と呼ばれる．

αヘルペスウイルスには単純ヘルペスウイルス1型，2型，水痘・帯状疱疹ヘルペスウイルスが属す．αヘルペスウイルスは上皮細胞に初感染し，神経に潜伏感染する．βヘルペスウイルスにはサイトメガロウイルスとヒトヘルペスウイルス6型，7型が属する．βヘルペスウイルスは腺組織，リンパ組織に初感染および潜伏感染をする．γヘルペスウイルスにはエプスタイン・バール・ウイルスとヒトヘルペスウイルス8型が属し，エプスタイン・バール・ウイルスはBリンパ球に初感染し，潜伏感染する．

3 ヘルペスウイルス疾患

(1) 単純ヘルペスウイルス1型（HSV-1），2型（HSV-2）

HSV-1による病変は主として上半身，HSV-2による病変は主として下半身に生じる．したがって，歯肉口内炎，口唇ヘルペス，角結膜炎（角膜炎），ヘルペス脳炎はHSV-1により主に引きおこされ，外陰ヘルペス，新生児ヘルペスは主にHSV-2により引きおこされる．HSV-1は主に唾液により伝播するが，HSV-2は性的接触により伝播する．その結果，HSV-1の感染は主として顔で生じ，HSV-2の感染は主として外陰部に生じる．

ウイルスの伝播は病変が存在するときに最も多くおこるが，無症状であっても唾液などからのウイルスの排出はおきており，ウイルス伝播の主要な機会となっている．わが国における血清抗体保有率は，HSV-1は50～70%，HSV-2は5～10%である．HSV-1の初感染の多くは小児期であるが，HSV-2の初感染の多くは成人期である．

HSV-1, HSV-2は，初感染部位の皮膚あるいは粘膜で一次複製をし，神経を逆行性に伝播し，感覚神経の神経節で潜伏感染する．HSV-1の一般的な潜伏感染部位は三叉神経節であり，HSV-2の主な潜伏部位は腰髄あるいは仙髄神経節である．潜伏感染しているあいだのウイルスDNAは複製をすることなく，神経節の神経細胞質内に存在しているが，日光，ホルモン環境の変化，外傷，ストレス，発熱などの誘因により再活性化する．再活性化したウイルスは神経の軸索を下降し，神経支配下の皮膚に到達し，局所で増殖して皮膚に水疱性の病変を引きおこす．水疱中にはウイルスが存在し，水疱が破れることにより感染源となる．

(2) 水痘・帯状疱疹ウイルス（VZV）

VZVの初感染は水痘であり，回帰発症が帯状疱疹である．

VZVは気道分泌物の飛沫もしくは病変への直接接触により伝播する．水痘は感染性がきわめて高く，多くは小児期に感染し，10 歳までに 90％以上が抗体を獲得する．回帰発症の帯状疱疹の水疱中にも感染性の VZV が存在し，直接接触により小児に感染し水痘を引きおこす．

水痘および帯状疱疹は病院内において感染制御に注意を払うべき疾患であり，免疫抑制状態の患者にとっては生命を脅かす疾患となる．

VZV は上気道の粘膜に感染し，血行性に皮膚に伝播し水疱疹を生じ水痘が発症する．VZV は皮膚の感覚神経に感染し，神経軸索の軸索流により後根神経節の神経細胞に運ばれ潜伏感染する（**図 2-13**）．潜伏感染したウイルスは細胞性免疫の低下，局所の外傷などの誘因により再活性化し，神経支配領域の皮膚の水疱と神経痛を引きおこし帯状疱疹が発症する．

水痘に対する免疫は終生であるが，回帰発症の帯状疱疹はしばしば繰り返し発症する．帯状疱疹の発症率は加齢に伴う免疫の減弱により増加する．

①水痘

2～3 週間の潜伏期間の後，発熱・不快感を伴う前駆症状がある．丘疹小水疱性の発疹が体幹に生じ，頭部・四肢へと広がる．発疹は丘疹から水疱となり，やがて膿疹，痂皮となる．痒みが主症状である．小児期の感染は比較的軽症であるが，成人が感染すると重症となる．成人の水痘ではまれであるが，肺炎，脳炎となることがある．

②帯状疱疹

頭部あるいは体幹部の感覚神経に沿った疼痛を伴う水疱が生じる．疼痛は数週間持続し，ヘルペス後神経痛を生じる．免疫抑制状態にある場合には，広範囲に広がり肺炎に至ることもある．

(3) エプスタイン・バール・ウイルス（EBV）

EBV は伝染性単核症の病因ウイルスである．EBV はバーキットリンパ腫およびほかの B 細胞性リンパ腫，上咽頭がんと関連している．

EBV は，急性感染期あるいは潜伏感染ウイルスの再活性化により唾液を介して感染する．サイ

図 2-13 ▶水痘・帯状疱疹ウイルスの後根神経節への潜伏感染と回帰発症

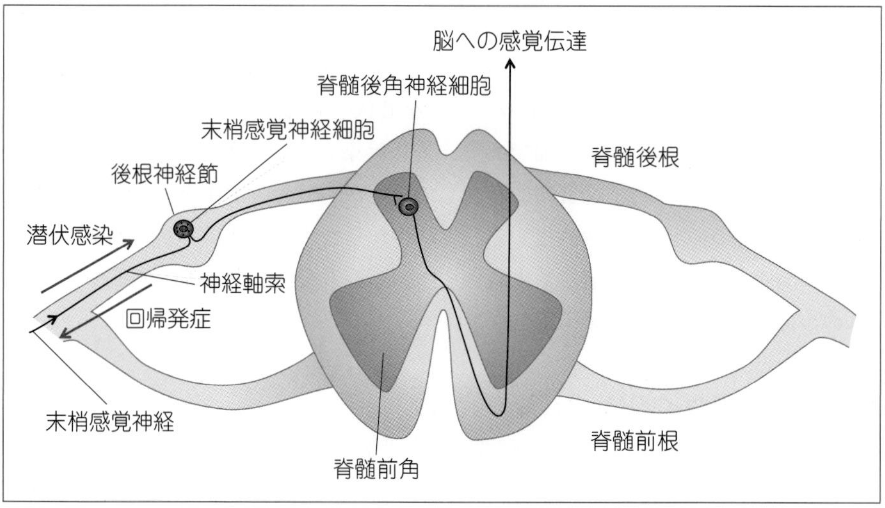

トメガロウイルスと異なり輸血を介する感染はまれである．EBV 感染は日常的な感染であり，成人の 90% 以上が抗体を有している．生後数年における EBV 感染は通常不顕性である．

EBV 感染はまず喉・咽頭でおこり，血中に広がり B リンパ球に感染する．細胞傷害性 T 細胞（CTL）が EBV 感染 B 細胞に対して免疫応答し，「異型リンパ球」となり，伝染性単核症に特徴的な検査所見となる．急性感染後，EBV は B リンパ球に潜伏感染する．

①伝染性単核症

伝染性単核症は思春期から若年青年層に好発し，乳幼児期に初感染した場合は不顕性感染であることが多い．発熱，咽頭痛，リンパ節腫脹，脾臓腫大を症状とする．食欲不振，倦怠感が著明である．肝炎を伴うことが多く，脳炎を引きおこすこともある．2 ～ 3 週間で回復する．通常は抗ウイルス薬による治療は必要ない．抗ヘルペスウイルス薬であるアシクロビルの効果は低い．

②バーキットリンパ腫，上咽頭がん

EBV はバーキットリンパ腫，ホジキンリンパ腫，上咽頭がんなどの発がん因子となっている．発がんには，EBV 感染以外にほかの因子が必要であり，発症地域特異的な因子の関与が疑われている．バーキットリンパ腫はアフリカの小児のみでみられ，上咽頭がんは中国のみでみられる．

(4) サイトメガロウイルス（CMV）

CMV は新生児の巨細胞封入体症を引きおこし，先天奇形の最も一般的な病因となっている．また，骨髄移植，臓器移植患者における肺炎などの病因として重要である．

巨細胞封入体症は胎児への CMV 感染によっておきる．多くの臓器に感染し，広範囲な先天性奇形が生じる．胎児への感染は，母体への初感染によっておきるのが一般的である．これは，母親が CMV に対する中和抗体をもっていないためである．妊娠初期 3 カ月以内は胎児の臓器が形成される時期であり，先天性奇形は妊娠初期の CMV 感染でおきる頻度が高い．

免疫抑制状態を除き，小児期，成人における CMV 感染は不顕性となるのが通常である．CMV は白血球で潜伏状態となり，細胞性免疫の減弱により再活性化する．また，CMV は腎臓において持続感染すると尿中にウイルスが排出される．子宮頸部に潜伏感染した CMV が再活性化すると出生時に産道で新生児が感染する．

母親の妊娠中に CMV に感染した児の約 20% において，巨細胞封入体症の症状として，肝脾腫，小頭症，難聴，黄疸，紫斑がみられる．感染した児は CMV を尿中に数年にわたり排出し続ける．

免疫抑制状態の成人においては，肺炎，肝炎などを主徴とする全身性の CMV 感染（播種性 CMV 感染）がおきる．AIDS においては，CMV は腸管に感染して腸炎をおこしたり，網膜炎をおこしたりすることがある．

ほかのヘルペスウイルスとは異なり，アシクロビルに対して耐性であり，ガンシクロビルが有効である．

尿中にウイルスを排出している巨細胞封入体症の乳児は，ほかの乳児から隔離する必要がある．臓器移植患者における播種性 CMV 感染を予防する目的で，高力価の免疫グロブリンが用いられる．

(5) ヒトヘルペスウイルス 6 型（HHV-6），7 型（HHV-7）

突発性発疹がヒトヘルペスウイルス 6, 7 型の初感染として知られており，生後 6 カ月から 1 歳での発症がほとんどである．初感染後にリンパ球に潜伏感染する．回帰発症は不明であり，知られてはいない．

(6) ヒトヘルペスウイルス 8 型（HHV-8）

HHV-8 によりカポジ肉腫が引きおこされる．カポジ肉腫は一般的に性行為により感染した HIV 患者にみられ，輸血・血液製剤により HIV に感染した患者にはまれである．一般人における HHV-8 の感染率は欧米では約 3%，東アジアでは約 50% と推測されている．カポジ肉腫は毛細血管内皮細胞の悪性腫瘍であり，暗紫色，扁平もしくは結節性の多発性病変で皮膚，口腔，足底に生じる．

2
感染症の種類と微生物の排出・存在部位

1 感染経路を理解する

感染症の患者や保菌者（キャリア）のように感染源を保有している人から，感染症が伝播するのを防ぐ最も有効な手段は，それぞれの微生物の感染経路を絶つことである．微生物の感染経路は，接触感染，飛沫感染，空気（飛沫核）感染に分類され，感染経路別対策は標準予防策を基本に，対象となる微生物の感染経路・排出される量，患者の状況（易感染者かどうかなど）に応じて接触感染予防策，飛沫感染予防策，空気感染予防策を追加する．

どのような感染防止対策を適応するべきか判断するために重要なのは，対象となる微生物が何なのかということだけでなく，その微生物が感染症の患者やキャリアからどのようにして排出され，次の感受性宿主にどのように伝播していくのかを理解することである．

多くの場合，微生物の排出部位は，微生物がヒトの身体のどこで増殖し，どのような症状をおこすのか，つまりどのような感染症をおこすのかということと密接に結びついている．たとえば，上気道炎や気管支炎といった呼吸器感染症をおこす微生物は，咳やくしゃみなどの飛沫中に排出されるため，飛沫感染予防策が必要となる．また，消化管感染症をおこす微生物の感染では，症状として下痢や嘔吐がみられる場合が多く，原因微生物は嘔吐物や便中に含まれており，それらに接触することによって伝播するので，接触感染予防策の適応となる．

微生物がどのようにして排出されているかを理解していれば，感染源となりうるもの，感染を媒介する可能性のある経路に対して柔軟に対応することが可能になる．たとえば，飛沫中に排出される微生物は，飛沫が付着したものに接触することによっても伝播する場合がある．また，空気（飛沫核）感染をおこす微生物は，当然，飛沫核が発生する前の飛沫にも含まれており，飛沫によっても感染する可能性を有している．

本章は，排出部位ごとに微生物を分類し，それぞれどのような感染症をおこすのか，どのような感染防止対策が必要なのかという視点から構成されている．

2 感染経路別対策の概要（表 2-3）

排出部位ごとの具体的な感染防止対策は，それぞれの項で触れるが，その前に標準予防策，感染経路別予防策の概要について簡単に述べる．

標準予防策とは，すべての血液・体液，排泄物，分泌物（汗を除く），傷のある皮膚（傷口は体内への侵入門戸であり，感染している可能性が高い），粘膜を感染源として取り扱うという考えか

表 2-3 ▶標準予防策と感染経路別予防策

標準予防策	対象		すべての人の血液・体液，排泄物，分泌物（汗を除く），傷のある皮膚，粘膜
	対策	手洗いの実施	血液・体液，排泄物，分泌物，粘膜に接触した後，手袋をはずした後，患者に接触した後に流水と石けんを用いて行う（明らかな汚れのないときは擦り込み式の消毒薬によるラビング法でもよい）
		手袋の着用	血液・体液，排泄物，分泌物，粘膜，傷のある皮膚に接触するときはあらかじめ手袋を着用する．使用後は手袋をはずし，ただちに手を洗う
		マスクの着用	血液・体液や排泄物，分泌物が飛散して目や口，鼻を汚染する可能性のある場合は，あらかじめマスクを着用する
		ガウンの着用	血液・体液や排泄物，分泌物が飛散して衣服を汚染する可能性のある場合は，あらかじめガウンを着用する．汚染したガウンはすぐに脱ぎ，手を洗う
		器具・リネンの取り扱い	血液・体液や排泄物，分泌物で汚染した器具やリネンは，その場で密閉した袋に入れるなどの処理を行い，環境を汚染しないようにする
		針刺し防止	リキャップしない
感染経路別予防策	接触感染	対象	接触により直接あるいは間接的に伝播する感染症や環境中への大量の微生物の排出がある場合に行う
		対策	手袋，ガウン，エプロン，マスクなどの個人防護具の着用，個人専用の物品使用・消毒，個室隔離など患者の配置の工夫，コホーテイング（患者と接触する医療従事者の限定），患者の移送の制限を行う
	飛沫感染	対象	飛沫により伝播する感染症に対して行う
		対策	サージカルマスクの着用（できれば患者も），咳エチケットの遵守，個室隔離など患者の配置の工夫，コホーテイング（患者と接触する医療従事者の限定），移送の制限（移送時は可能であれば患者もマスク着用）を行う
	空気感染	対象	環境中で長く感染力を維持することが可能で，飛沫核によって伝播する感染症に対して行う
		対策	入室時のレスピレーターマスク（N95 マスクなど）着用，陰圧室への個室隔離，患者移送の制限を行う．ワクチン予防が可能な感染症については，ワクチン接種者のみがケアを行う

たに基づいたものである．感染症の疑いがある患者や感染症を発症している患者だけでなく，すべての患者に対して，医療が提供される場であれば施設に関係なく在宅においても適用されるべき感染防止対策である．感染症を発症していない患者に対しても適応されるのは，健康保菌者であったり，潜伏期間中であったりなど症状がなくても感染源となる可能性があるためである．具体的な方法は，患者とどの程度濃厚に接触するか，感染源にどの程度曝露されるかによって決定される．標準予防策は，単に感染を防止するための手段を定めたものではなく，未経験の状況に遭遇したときに医療従事者が正しい判断を行い，決定した感染防止対策を遵守できるよう，推奨される実践の原理・原則について教育やトレーニングを行うことも，不可欠な要素としている．

接触感染予防策は，直接あるいは間接的に患者や患者周囲の環境と接触することによって伝播する微生物に対して適応される．保菌状態のときには標準予防策で対応可能な微生物であっても，感染症をおこして大量の浸出液がみられる場合や便失禁があるなど，排出される感染源の量が多いときには環境を汚染し，接触による伝播のリスクが高まるので，接触感染予防策の適応となる．

飛沫感染予防策は，微生物が唾液やくしゃみ，咳などの飛沫によって伝播する場合に実施する．飛沫は，水分を含んで重く，すぐに落下するため，感染が伝播する範囲は飛沫が飛ぶ範囲すなわち数メートル程度である．また，飛沫感染予防策の対象となる微生物は，環境中で長く感染力を保つことができないので，飛沫から水分が蒸発して生じた飛沫核によって媒介される可能性は低く，特別な空調や換気設備の必要はない．2020年から世界中で猛威を振るっている新型コロナウイルスは飛沫感染が主な感染経路とされている．しかし，CDCによると口からはさまざまな大きさの飛沫が排出され，その大きさによっては長時間にわたって空中を浮遊する可能性もあり，より微細な粒子であるエアロゾルによる感染も否定できないとしている．飛沫感染対策では，特別な空調は不要とされているが，わが国からはじめた3密（密閉・密集・密接）対策を徹底する必要がある（3C；Three Cs = closed spaces, crowded places and close-contact settings）．

空気（飛沫核）感染予防策は，微生物が飛沫核という飛沫から水分が蒸発した微小で軽い粒子によって伝播する場合に実施される．空気感染をおこす微生物は，空気中を長く漂っていても感染力を失わず，また飛沫核は軽いため広範囲に感染が伝播する可能性がある．感染が広がらないよう患者は特別な空調や換気設備を備えた個室（陰圧，定期的な換気，再循環時はHEPAフィルターによる濾過など）に入室することが望ましい．患者に接するときはレスピレータマスクを着用し，着用の際にはフィットテスト（マスクと顔とのあいだに隙間がないか）を行う．ワクチンで予防可能な感染症については，接種済みの者がケアを提供する．

感染経路別対策の実施に際しては，CDCのガイドラインが参照されることが多いが，ガイドラインはあくまでも基準や原則を示したものであり，ガイドラインをそのまま適用できないケースもあると思われる．原因微生物の情報とともに，目の前の患者から実際にどのように微生物が排出されているのか，感受性宿主の生体防御能はどうなのかを十分にアセスメントしたうえで，適切な手段を選択すべきであろう．

参考文献

1）Siegel, J.D., Rhinehart, E. et al. and the Healthcare Infection Control Practices Advisory Committee : 2007 Guideline for Isolation Precautions : Preventing Transmission of Infectious Agents in Healthcare Settings. 2007.
https://www.cdc.gov/infectioncontrol/pdf/guidelines/isolation-guidelines-H.pdf（2021.8.4 アクセス）
2）厚生労働省 診療の手引き検討委員会：新型コロナウイルス感染症（COVID-19）診療の手引き．第5.1版，2021.
https://www.mhlw.go.jp/content/000801626.pdf
3）CDC：Scientific Brief：SARS-CoV-2 Transmission. 2021.
https://www.cdc.gov/coronavirus/2019-ncov/science/science-briefs/sars-cov-2-transmission.html（2021.8.4 アクセス）

2.1 口腔や気道からの分泌物中に排出される微生物

口腔や気道からの分泌物は，鼻汁，唾液，喀痰といった明らかに目に見えるものだけでなく，呼気中に含まれる微細な飛沫も含んでいる．これらに微生物が含まれるということは，微生物が気道を経て侵入し，気管支・細気管支の気道粘膜の表面や肺胞腔で増殖しているということ，すなわち咽頭炎や上気道炎，気管支炎や肺炎といった呼吸器感染症をおこしているということである．気道には「常在菌」(57頁) に示すような防御の仕組みが備わっているため，気道への感染症を成立させるには，この防御を突破する必要がある．

したがって，呼吸器感染症をおこす微生物は，以下のような性質をもっていると考えられる．

・内因(性)感染の場合は，鼻咽頭や上気道の常在菌として存在している

・気道粘膜に定着するための仕組みをもつ

・気道の防御において重要な線毛の機能を障害する性質をもつ

・上気道炎をおこす微生物であれば，体温よりも低い温度のほうが増殖に適している

また，なかには侵入部位で増殖した後血液中に入って全身に到達し，その結果として鼻粘膜や唾液腺で増殖して鼻汁や唾液中に排出される微生物も存在する．

1 上気道の炎症をおこす細菌

口腔や気道から排出される咳や痰，鼻汁には，常在微生物のほかに，呼吸器感染症の原因微生物が含まれている．これらの微生物は飛沫や飛沫核となって，あるいは接触により感染を広げる危険性がある．どのような微生物が存在し，どのような感染症を引きおこすかを把握することは重要である．

気道は上気道と下気道から構成されている．上気道は口腔，鼻腔，副鼻腔，咽頭，喉頭からなり，大気中の微生物が侵入するため，感染症の発生頻度が高い器官のひとつである．急性上気道炎（かぜ症候群）は最もよくみられる上気道感染症であり，そのほか鼻炎，扁桃炎，咽頭炎，喉頭炎，副鼻腔炎がある．上気道感染症の原因となる微生物はウイルスが多い（次項「気道のウイルス感染症」参照）が，重要なのはインフルエンザ菌や化膿レンサ球菌，肺炎球菌，黄色ブドウ球菌などの細菌である．細菌による上気道の炎症はウイルス性に比べ，発熱，膿性痰や膿性鼻汁が強く，咽頭の発赤，腫脹，疼痛も強い傾向にある．

(1) インフルエンザ菌（*Haemophilus influenzae*）

インフルエンザ菌はグラム陰性通性嫌気性桿菌であるが，球菌状や細長い繊維状まで多彩な形態を示す．ヒトの上気道粘膜に常在し，非莢膜型，莢膜を保有している場合はｂ型の分離率が高い．飛沫により感染し，副鼻腔炎，咽頭炎，中耳炎などを引きおこし，小児に好発する（**図 2-14**）．現在は莢膜型ｂ型に対するワクチン接種が生後２カ月から実施されており，罹患者数が減少している．

①線毛（「微生物がヒトの細胞と結合する能力」32 頁参照），IgA プロテアーゼ

インフルエンザ菌は線毛によって上気道粘膜へ付着するが，その際，粘膜免疫にかかわる IgA 抗体を IgA プロテアーゼという酵素により分解し，菌体の粘膜細胞への付着を助けていると考えられている．

図 2-14 ▶インフルエンザ菌の病原因子と病態

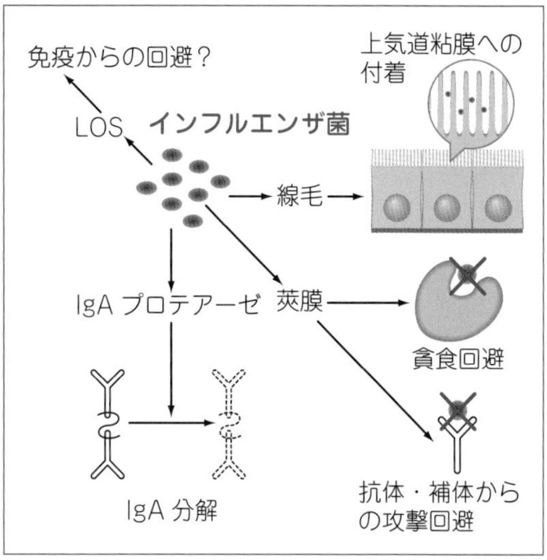

②莢膜（「莢膜，粘膜層をつくる微生物」30 頁参照）

莢膜による貪食回避や抗体・補体からの攻撃回避を経て発症に至ると考えられている．

③ LOS

インフルエンザ菌の外膜には LOS という特殊な LPS（リポ多糖）が存在する．感染・発症における作用は明らかになっていないが，免疫からの回避，組織への侵入に関与していると考えられている[1]．

図 2-15 ▶化膿レンサ球菌の病原因子と病態

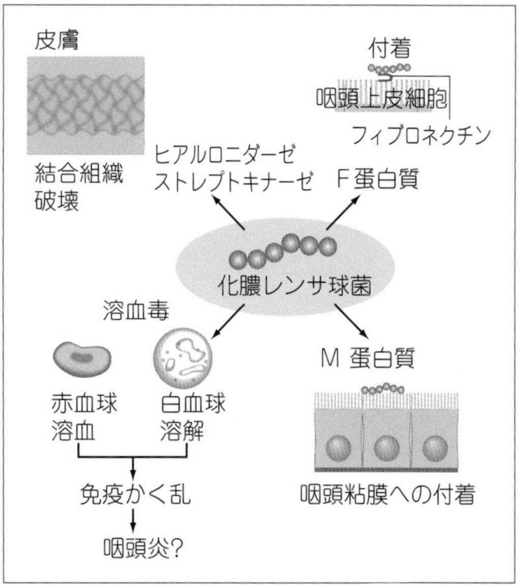

(2) 化膿レンサ球菌（*Streptococcus pyogenes*）

化膿レンサ球菌はグラム陽性通性嫌気性菌で，ランスフィールドの分類では A 群に属し，2 個～数個の菌体が連鎖状に配列する．化膿レンサ球菌はヒトの咽頭に常在し，飛沫などによって経気道感染後，急性咽頭炎や急性扁桃炎などを引きおこす（**図 2-15**）．学童期の小児に好発するが，成人でも罹患する．また，これらの急性呼吸器感染症後の続発性疾患として急性中耳炎や急性副鼻腔炎などの化膿性疾患や，リウマチ熱，急性糸球体腎炎がある．リウマチ熱と糸球体腎炎は感染症ではなく，化膿レンサ球菌の構造物に対する抗体がヒトの組織と交差反応をおこすことが原因であると考えられている．

① F 蛋白質，M 蛋白質

F 蛋白質は咽頭上皮細胞と菌体がフィブロネクチンを介して結合する手助けをする．M 蛋白質は化膿レンサ球菌の細胞壁タンパク質の一種で咽頭粘膜への付着に関与している．

②ヒアルロニダーゼ，ストレプトキナーゼ

ヒアルロニダーゼはヒアルロン酸を分解して結合組織を破壊し，ストレプトキナーゼはフィブリンを溶解する．これらのはたらきにより，生体内に侵入した化膿レンサ球菌は組織内へ広がりやすくなる．

③溶血毒（ストレプトリジン O，ストレプトリジン S）

溶血毒は赤血球に対して細胞障害性をもつ毒素であるが，白血球などの免疫系の細胞にも溶解作用をもつ．これにより，組織の破壊，生体防御系のかく乱がおき，咽頭炎の原因となると考えられている．

2 気道のウイルス感染症

多くのウイルスが飛沫あるいは唾液を介して，気道を侵入門戸として体内に侵入する．気道分泌物を介する感染が，ウイルスの最も一般的な感染経路である．気道より侵入したウイルスの多くは局所で増殖し，気道における局所症状を主症状として呈する（**表 2-4**）．また，麻疹ウイルス，風疹ウイルス，ムンプスウイルス，コクサッキーウイルス，ヘルペスウイルスなどの一部のウイルスは血行性・リンパ行性・神経行性に伝播し，全身性の症状も引きおこす．これらの全身性ウイルス感染症では，気道分泌物中にウイルスを排出しているにもかかわらず，局所症状がない場合もある

表 2-4 ▶気道のウイルス感染症

疾患	主症状	頻度の高いウイルス		
		乳幼児	小児	成人
かぜ症候群	鼻閉，鼻汁	ライノウイルス アデノウイルス	ライノウイルス アデノウイルス	ライノウイルス コロナウイルス
咽頭炎	咽頭痛	アデノウイルス 単純ヘルペスウイルス	アデノウイルス コクサッキーウイルス	アデノウイルス コクサッキーウイルス
喉頭炎・クループ	嗄声《させい》， 犬吠様《けんばいよう》咳	パラインフルエンザウイルス インフルエンザウイルス	パラインフルエンザウイルス インフルエンザウイルス	パラインフルエンザウイルス インフルエンザウイルス
気管支炎	咳	パラインフルエンザウイルス インフルエンザウイルス	パラインフルエンザウイルス インフルエンザウイルス	インフルエンザウイルス アデノウイルス
細気管支炎	咳，呼吸困難	RS ウイルス パラインフルエンザウイルス	まれ	まれ
肺炎	咳，胸痛	RS ウイルス インフルエンザウイルス	インフルエンザウイルス パラインフルエンザウイルス	インフルエンザウイルス アデノウイルス

ため，感染防止対策上，留意する必要がある．

（1）かぜ症候群

いわゆる「かぜ（感冒，common cold）」とは，上気道の急性炎症の症状である鼻閉，鼻汁，咳，咽頭痛などの症状（カタル症状）を主徴とする疾患を指し，さまざまな病因によって生じる疾患群を指す．多くはウイルスによる感染であるが，さまざまな病因によるため「かぜ症候群」（狭義）と呼ばれる．ウイルスによる感染では，ライノウイルス，コロナウイルス，アデノウイルスによるものが主である．冬季のかぜの50%以上がライノウイルスによるものであり，10～20%がコロナウイルスによる．咽頭痛を伴う場合には，アデノウイルス，コクサッキーウイルスによる場合が多く，夏季から秋季にかけて多くみられる．また，これらのウイルス以外に気道に感染するほかのウイルスも含めた多くのウイルスでも「かぜ症候群」（狭義）と同様の症状を示す場合があり，インフルエンザも含めて「かぜ症候群」（広義）と呼ぶ場合がある．乳幼児の下気道感染の病因としてはエンベロープをもつらせん対称型RNAウイルスであるパラミクソウイルス科のRSウイルスおよびパラインフルエンザウイルスが重要である（**表2-4**）．

気道分泌物を介して感染するウイルスは2通りの経路により伝播する．これらのウイルスは主としてエアロゾルとなった飛沫により，ヒト・ヒト間で主に直接的に伝播すると従来考えられてきた．しかし，手や机などの身の回りの物に付着した飛沫から手指を介して感染する間接的経路も重要であることが明らかとなっており，これらのウイルス感染症の防止においても手洗いは重要である．

①ライノウイルス

ライノウイルスはエンベロープをもたないピコルナウイルス科の正二十面体対称型のRNAウイルスで100以上の血清型が存在する．37℃よりも33℃で複製しやすいため，温度の高い下気道よりも低温の鼻粘膜あるいは結膜に主として感染する．またピコルナウイルス科に属するウイルスとしては例外的に酸性で不安定なウイルスであり，胃酸で不活化されるため消化管には感染しない．

2～4日の潜伏期の後に，くしゃみ，鼻汁，咽頭痛，咳，頭痛などのかぜ症状を呈するが，悪寒などの全身症状は少ない．症状は約1週間持続する．

ライノウイルス感染は秋から冬にかけて多くみられ，冬季のかぜの主要な原因である．血清型が多いため，ワクチンは非実用的であり，ライノウイルスによるかぜには生涯にわたって繰り返し罹患する．

②コロナウイルス

コロナウイルスはエンベロープをもつらせん対称型RNAウイルスで，ライノウイルスに次いで重要な冬季かぜの原因ウイルスである．

コロナウイルス感染の約50%は不顕性感染である．飛沫，接触により感染し，主症状はいわゆる鼻かぜ，咽頭痛，軽度の発熱，気管支炎であり，症状は数日間持続する．

2002年に中国で出現し世界中に広まり9%の致死率となったSARSウイルス（SARS-CoV）はコロナウイルスに属する．SARSウイルスは本来はコウモリを自然宿主とするウイルスであり，ヒトに感染性をもつ新型コロナウイルス（SARS-CoV-2）が2019年に中国の武漢で再び出現し，2002年を上回る世界的流行（COVID-19，新型コロナウイルス感染症）を引きおこし，人類史上に残るパンデミックとなった．

SARSウイルスは重症の肺炎である重症急性呼吸器症候群（Severe Acute Respitratory Syndrome；SARS）を引きおこし，乾性咳，呼吸困難，悪寒，頭痛，発熱を伴う．消化器症状を伴うことがあり，味覚・嗅覚異常が主症状のこともある．高齢者や基礎疾患を有する患者での重症化率，致死率が高い。咽頭痛、鼻漏を伴うことはほとんどない。

2012年には，ヒトコブラクダを保有宿主とするコロナウイルスによるSARS類似の症状を呈する中東呼吸器症候群（MERS）が中東地域で流行した．ヒトコブラクダなどの動物との接触により感染する．

③アデノウイルス

アデノウイルスはエンベロープをもたない正二十面体対称型DNAウイルスで，かぜ症候群，咽頭炎，結膜炎，肺炎などの上気道・下気道感染を引きおこす．角結膜炎，出血性膀胱炎，胃腸炎の病因ともなっている．

アデノウイルスの感染経路は複数あり，飛沫感染，糞口感染（fecal oral infection，糞便中に排出された病原体による感染），手指などによる結膜への直接感染がある．

病型と血清型には相関があり，3，4，7，21型は呼吸器疾患，8，19，37型は流行性角結膜炎，11，21型は出血性膀胱炎，40，41型は小児胃腸炎を引きおこす．

アデノウイルスは気道，消化管，結膜などの粘膜上皮を侵入門戸とし，侵入門戸における局所症状が主症状となる．型特異的な中和抗体により終生免疫となる．抗ウイルス薬はない．

上気道感染では，咽頭炎，咽頭結膜熱（プール熱）を引きおこし，咽頭痛，鼻カタル（鼻かぜ），結膜炎を呈する．下気道感染では，気管支炎，肺炎を引きおこす．

④コクサッキーウイルス

コクサッキーウイルスはピコルナウイルス科に属するエンベロープをもたない正二十面体対称型の小型RNAウイルスである．コクサッキーウイルスA群，B群に分類されている．

コクサッキーウイルスは「かぜ症候群」の病因のひとつであるが，ほかのさまざまな症状を伴う病気も引きおこす．コクサッキーウイルスA群は皮膚および粘膜に親和性をもち，コクサッキーウイルスB群は心臓，胸膜，膵臓，肝臓などの臓器にも親和性をもつ．コクサッキーウイルスA群は，ヘルパンギーナ，急性出血性結膜炎，手足口病の病因となり，コクサッキーウイルスB群は流行性胸膜痛，心筋炎，心膜炎の病因となる．両群のコクサッキーウイルスは無菌性髄膜炎の病因としても重要であり，無菌性髄膜炎の90%の病因がコクサッキーウイルスとエコーウイルスである．

コクサッキーウイルスは主として糞口感染により伝播するが，気道の飛沫によっても感染する．これは，コクサッキーウイルスが気道，消化器のいずれでも複製するからである．コクサッキーウイルス感染は主に夏季から秋季にかけてみられる．

⑤パラインフルエンザウイルス

パラインフルエンザウイルスは麻疹ウイルス，RSウイルスと同じパラミクソウイルス科に属するエンベロープをもつらせん対称型RNAウイルスである．

パラインフルエンザウイルスは小児の咳，嗄声を主徴とするクループ（急性喉頭気管支炎）の主要病因ウイルスである．パラインフルエンザウイルス感染は冬季に多くみられ，ほとんどの感染は不顕性感染である．

⑥ RS ウイルス

RS ウイルスは乳幼児の肺炎，細気管支炎および小児の中耳炎の主要な病因である．エンベロープをもつらせん対称型 RNA ウイルスで，パラミクソウイルス科に属し，気道の飛沫および汚染した手指を介して直接感染する．多くは 3 歳までに感染する．乳幼児で重症になる傾向があり，ウイルス血症はおこさない．RS ウイルスに対する免疫は一般的に不完全であると考えられ，毎冬季に流行がみられる．

かつて試みられた不活化ワクチンにより病状が悪化することが明らかになったため，抗体による予防・治療が行われている．

(2) インフルエンザウイルス

①どのようなウイルスか

エンベロープをもつらせん対称型 RNA ウイルス，オルソミクソウイルス科に属する．パラミキソウイルスと似たウイルスであるが，パラミクソウイルスと異なり，ゲノムが分節している．ヒトのインフルエンザウイルスは，A, B, C 型に分類され，A 型はパンデミック（世界流行）をおこす．B 型はインフルエンザ流行（国内でとどまるレベルの地域的流行）をおこし，C 型は流行をおこさない．A 型と B 型のウイルス粒子表面には，ヘマグルチニン（HA）とノイラミニダーゼ（NA）という糖蛋白があり，これらが感染防御免疫の標的抗原となっている．

インフルエンザウイルスのゲノムは分節しているために，通常のウイルスのように抗原性が少し変異する抗原連続変異以外に，抗原性が大きく変わる抗原不連続変異（A 型インフルエンザウイルスには，ヒト⇄ブタ⇄トリ間での感染が存在するため，同時に感染した異なるウイルス間の遺伝子のシャッフルにより新たな抗原性をもったヒト・インフルエンザウイルスが突然出現することがあり，これを不連続変異という）によりパンデミックをおこす．B 型は抗原不連続変異をおこさないためパンデミックとなることはない．

②どのようにして感染するのか

気道の粘膜上皮にウイルス粒子表面の HA を介して吸着・侵入し，増殖したウイルスが気道分泌物を介して感染する．エアロゾルとなった飛沫によりヒト-ヒトで主に直接的に伝播する場合もあるが，手や机などの身の回りの物に付着した飛沫から手指を介して感染する間接的経路が主体である．したがって，感染者のマスク着用に加えて手洗いが重要な防御手段である．発症後 3 ～ 7 日間ウイルスは排出される．

③どのような感染症をおこすのか

インフルエンザウイルスは気道粘膜のみに親和性をもち，局所でのみ増殖し，ウイルス血症はまれにしかおこらない．インフルエンザによる全身症状はウイルス感染に対して産生されたサイトカインによるものである．

感染後24～72時間の潜伏期の後に，発熱，筋肉痛，頭痛，咽頭痛，咳の症状を呈する．症状は4～7日で治まるが，インフルエンザウイルスによる肺炎もしくは細菌の二次感染により重症化することがある．

予防はワクチンによる．A型とB型の不活化HAを含んだワクチンによりIgGが誘導される．気道粘膜上皮に感染することからインフルエンザウイルスに対する主たる防御能は気道粘膜の粘液中に含まれるIgAにあり，ワクチンにより誘導されるIgGは血清中の抗体であるため，ワクチン接種によりインフルエンザウイルスへの感染を抑えることはできない．また，ウイルスの抗原変異がおきてしまうため，現行のインフルエンザウイルスワクチンの防御能持続期間は6カ月未満である．しかし，重症化を抑えるためにワクチン接種は有効である．インフルエンザによる死亡率は新生児，高齢者および心肺疾患患者で高いため，医療従事者はインフルエンザワクチンを流行期前に接種する必要がある．

(3) 気道を侵入門戸とする全身性ウイルス感染症

①麻疹ウイルス

麻疹ウイルスはエンベロープをもつらせん対称型RNAウイルスで，パラミクソウイルス科に属する．

麻疹は前駆期および発疹出現後数日間の気道分泌物の飛沫により感染する．不顕性感染はほとんどなく感染性が高い．

麻疹ウイルスは上気道の粘膜細胞に感染後，血行性にマクロファージなどの細網内皮系細胞に感染し二次複製をおこし，さらに血行性に伝播する．発疹は主として細胞傷害性T細胞（CTL）が皮膚の血管内皮細胞を攻撃することによって引きおこされる．発疹が出現して数日後にウイルスは排出されなくなり，生涯免疫が獲得される．

10～14日の潜伏期の後に，発熱，結膜炎，鼻汁，咳を主徴とする前駆期がある．この時期にコプリック斑と呼ばれる特徴的な中心に白色点のある明赤色の斑が出現する．前駆期の数日後に斑点状丘疹が顔に出現し，発疹は体幹から四肢，手掌，足底へと広がる．発疹はやがて暗褐色となる．

麻疹の合併症として脳炎と肺炎がみられ重症となる．脳炎は1/1000の症例にみられ，致死率は10%で，40%に後遺症を残す．また，まれに亜急性硬化性全脳炎（Subacute Sclerosing Panencephalitis；SSPE）が感染の数年後に生じ，致死的である．

わが国では，麻疹生ワクチンが風疹生ワクチンとの混合ワクチン（MRワクチン）として2006年から定期接種に定められている．

②風疹ウイルス

風疹ウイルスはエンベロープをもつ正二十面体対称型RNAウイルスで，風疹（三日はしか）および先天性風疹症候群（CRS）を引きおこす．免疫のない女性が妊娠初期に風疹に罹患し，ウイルスが胎児へ感染することでおこる先天性風疹症候群は先天性奇形を主徴とする．

ウイルスは気道分泌物の飛沫により感染する．妊婦においては経胎盤性に胎児に感染する．CRSは胎児の臓器発生時期である妊娠初期における風疹感染で発症するが，発症率は妊娠1カ月で50%以上，2カ月で35%，3カ月で18%，4カ月で8%程度である．

鼻咽頭の粘膜に感染した風疹ウイルスは局所および所属リンパ節で複製し血行性に臓器および皮

冑へと広がる．発疹は抗原・抗体反応による血管炎の症状と考えられている．

感染により終生免疫を獲得する．風疹は麻疹よりも軽く，短期間で治る．14～21日の潜伏期間の後に発熱，倦怠感を主徴とする前駆期の後に斑点状丘疹が顔に生じ，四肢へと広がる．後耳介リンパ節の腫脹が特徴的であり，発疹は3日間持続する．

予防には生ワクチンが用いられ，麻疹との混合ワクチンであるMRワクチンが使用されることが多い．

③ムンプスウイルス（流行性耳下腺炎ウイルス）

ムンプスウイルスはエンベロープをもつらせん対称型RNAウイルスで，耳下腺腫脹を主徴とする流行性耳下腺炎（おたふくかぜ）を引きおこし，主に小児期に感染する．

気道分泌物の飛沫により感染し，約30%が不顕性感染である．

上気道に感染したムンプスウイルスは，血行性に耳下腺，精巣，卵巣，膵臓に感染し，ときに髄膜炎をおこす．あるいは唾液腺管を逆行性に上行して唾液腺に感染する．感染後は終生免疫が獲得される．

18～21日の潜伏期を経た後に発熱，不快感，食欲不振を呈する前駆期があり，片側または両側の耳下腺腫脹がみられる．腫張した耳下腺のため頬線が「おたふく」のようにみえることが，「おたふくかぜ」と呼ばれるゆえんである．重要な合併症として，精巣炎と髄膜炎がある．思春期後の男性の精巣は線維性の伸張性に乏しい白膜に覆われているため，疼痛を伴い，精巣の腫脹により精母細胞の圧迫壊死が生じる．両側の精巣炎は不妊症の原因となる．髄膜炎が重症となることはほとんどないが，コクサッキーウイルス，エコーウイルスとともに無菌性髄膜炎の主な原因である．

3 気管支炎・肺炎をおこす微生物

(1) A群レンサ球菌（*Streptococcus pyogenes*）（図2-16）

①どのような細菌か

A群レンサ球菌はグラム陽性レンサ球菌属に分類され，ランスフィールド分類の群別ではA群に該当する化膿レンサ球菌が起因菌である．多様な病像をもたらし，病原因子も多い．A群溶血性レンサ球菌咽頭炎は，「感染症の予防及び感染症の患者に対する医療に関する法律（以下，感染症法）」による5類感染症で小児科定点把握疾患である（「感染症にかかわる法律」200頁参照）．

a．溶血毒

A群レンサ球菌はβ溶血（完全溶血性で血液寒天培地ではコロニー周囲に透明な溶血環がみられる）をおこす2種類の毒素（抗原性の強いストレプトリジンO：SLOとストレプトリジンS：SLS）を産生する．赤血球，白血球などに細胞障害性をもつ．ASO価（抗ストレプト

図2-16 ▶ A群レンサ球菌

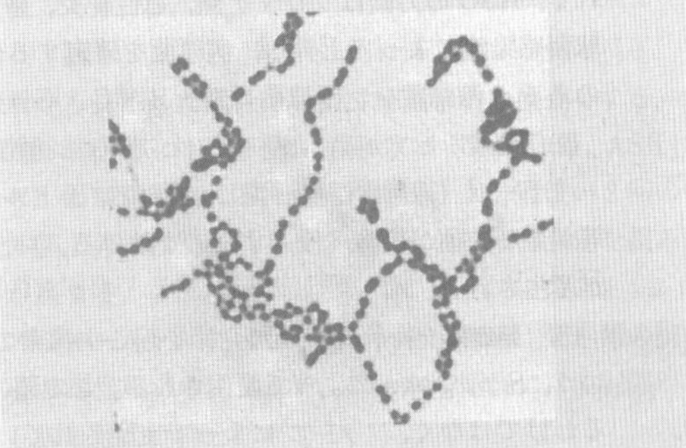

（橋本達一郎，小池和子・他著：微生物学―疾病の成り立ちと回復の促進．メヂカルフレンド，2004，p99より）

リジンO）抗体はA群レンサ球菌感染症の血清診断に有用である．

b．M蛋白質

ランスフィールド群抗原以外にも抗原性をもつ細胞壁蛋白質としてM蛋白質（M抗原），T蛋白質（T抗原），R蛋白質（R抗原）が知られている．M蛋白質はA群レンサ球菌の主たる病原因子で，抗貪食作用，多形核白血球中での抗殺菌作用がある．M蛋白質はA群レンサ球菌に対するワクチン研究の重要な因子である．

c．外毒素など

A群レンサ球菌は外毒素や菌体外酵素を産生する．猩紅《しょうこう》熱の発赤の原因であるスーパー抗原活性のある発熱毒素（Spes）には多くの型が知られる．ストレプトキナーゼは，フィブリンの壁を溶解するプラスミンを形成し，ヒアルロニダーゼは結合組織を破壊し，菌を搬出させる．

②どのようにして感染するか

A群レンサ球菌は抗原性の違いによって多くの血清型に分類される．ヒトはA群レンサ球菌の自然宿主として知られている．健康な小児で15%以上が咽頭に保有するといわれる．主として飛沫を介してヒトからヒトに経気道感染することが多い．

③どのような感染症をおこすか

急性咽頭炎，急性扁桃炎は経気道的に感染する最も一般的な感染症である．常在する少数の菌の増殖や，感受性宿主への飛沫感染と考えられる．学童期にみられる咽頭炎で，冬から春にかけて多発する．2～3日の潜伏期間の後，急激に発症し，発熱，咽頭痛，腫脹発赤，灰白色の浸出物のある扁桃，リンパ節腫脹などの症状がみられる．また，気道以外の感染症の原因にもなり，猩紅熱や膿痂疹，「人食いバクテリア」と恐れられた劇症型A群レンサ球菌感染症はわが国においても毎年10人以上が罹患し，致死率も高い．この症状のひとつである壊死性筋膜炎は筋膜や脂肪組織の急速な壊死をみる皮下組織の炎症である．そのほか，新興感染症であるレンサ球菌性毒素性ショック症候群（STSS）は，敗血症性ショック，多臓器不全を呈する重篤なA群レンサ球菌感染症として，わが国においても最近20年のあいだに発生が知られるようになった．

急性糸球体腎炎は，続発症として発症し，腎臓に障害をもたらす．また，自己免疫疾患であるリウマチ熱は，この菌とヒトの組織が共通抗原を有するためと考えられる．

④予防

予防法としては飛沫などの経気道的感染防止のほか，膿痂疹，蜂巣炎などには皮膚を清潔に保つことである．手洗い，含嗽の励行，軽度の皮膚損傷である擦過傷などの場合は速やかに消毒を行うことが勧められる．

(2) 肺炎球菌（*Streptococcus pneumoniae*）

①どのような細菌か

肺炎球菌はグラム陽性レンサ球菌属で市中感染による肺炎の重要な起因菌である．2つの菌が向かい合って配列しており（ランセット型），肺炎双球菌とも呼ばれる．血液寒天や，グルコース加培地に良好な発育を示す．37℃，24時間で正円，光沢のある集落を形成する．血液寒天培地上ではコロニーの周囲に緑色のα溶血環（不完全溶血性で不透明な緑色）を示す．細胞壁のタイコ酸とリポタイコ酸の化合物は肺炎球菌C物質と呼ばれ，炎症が生じれば宿主のC反応性蛋白（CRP）に結合して沈殿する．このCRP反応は炎症性疾患の重要な検査項目のひとつとして知られている．

図 2-17 ▶肺炎球菌の莢膜膨化試験

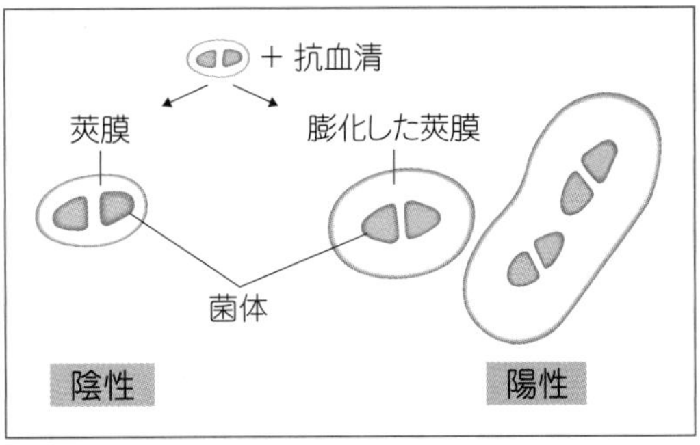

病原因子としては，厚い莢膜を有しており，白血球に貪食されるのを阻止することから病原性が強い．莢膜には90以上に及ぶ抗原があり，対応する抗血清と反応させると，明瞭な莢膜の膨化が観察される．一方，異なる抗原型に対する抗血清では莢膜の膨化はおこらない．この方法で抗原型を決定することが可能である（**図 2-17**）．

a．莢膜，ノイラミニダーゼ，付着因子（PsaA）

肺炎の前段階として，肺炎球菌が気道の上皮細胞に定着することが必要となる．そのために，鼻腔に侵入した肺炎球菌は，莢膜の作用により鼻粘膜粘液への捕捉から逃れて気道上皮細胞に接着する．上皮細胞も粘液層をもつが，肺炎球菌のノイラミニダーゼが粘液の粘稠度を低下させるため，細胞表層のN-アセチルグルコサミンが露出して肺炎球菌の定着因子であるPsaAと結合し，肺炎球菌の定着が促進される．

b．ニューモリシン

気道上皮細胞に定着した肺炎球菌は通常無症候であるが，ウイルス感染などにより炎症因子による局所の宿主上皮細胞や内皮細胞表面の受容体の種類や数の変化がおきると肺炎を引きおこすと考えられている．特に，宿主細胞の血小板活性化因子受容体に肺炎球菌が結合することにより病原性が発揮される．肺炎への病態の進展には，ニューモリシンが重要であるとされ，宿主細胞の細胞膜を融解することにより感染初期に肺胞上皮細胞を障害して肺炎球菌の増殖や播種を促進すると考えられている．

②どのようにして感染するか

健康な人の20～50%が鼻咽腔・上気道に常在菌として保有している．したがって飛沫によってヒトからヒトに経気道感染する．日和見感染症として乳幼児や寝たきり高齢者などでは死亡率が高い．

③どのような感染症をおこすか

代表的な疾病は，急性肺炎（大葉性肺炎）である．そのほか頻度の高いものに中耳炎，副鼻腔炎，化膿性関節炎，膿胸，乳幼児の化膿性髄膜炎，眼結膜炎，心内膜炎などがあげられる．また，ほかの原因菌による呼吸器感染症を重篤化する．

外界での抵抗性は比較的弱く，52℃，10分間で死滅する．しかし，血液あるいは喀痰中では，乾燥状態でも数カ月生存する．このような性質が，健康な人の常在菌として高率に保菌されることに関連していると考えられる．

④予防

9歳以下の小児および65歳以上の高齢者に対してはワクチン接種が勧奨される．

(3) 肺炎桿菌（*Klebsiella pneumoniae*）

①どのような細菌か

グラム陰性の桿菌，通性嫌気性菌で腸内細菌科に属する．対を成したり，短連鎖を形成する．大腸菌に比し大型（0.3〜1.5×0.6〜6.0 μm）で厚い莢膜を有し，鞭毛はもたないため，運動性はない，腸内細菌群中運動性（鞭毛）をもたないものは，赤痢菌と本菌のみである．莢膜の厚い菌株では，ムコイド状の大型コロニーを形成し，線毛は有している．全身にまたがる多様な疾患の原因菌となる．本菌は本来肺炎の原因菌であるが，肺炎や気管支炎のほかに，尿路感染，創傷感染，中耳炎，副鼻腔炎，結膜炎，化膿性骨髄炎などからも検出される．また，近年は院内感染の原因菌としての日和見病原菌でもある．また，耐熱性のK抗原（莢膜抗原）を有することでも知られ，型別される．K抗原は121℃，2時間でも破壊されず，K抗原鑑別には莢膜膨化試験が行われる．

②どのようにして感染するか

本菌は，腸内の常在菌として存在するが口腔内や上気道にも常在することで知られている．また，水，土，植物などの環境中にも広く分布している．したがって，経気道的あるいは経口的な感染が想定される．

③どのような感染症をおこすか

肺炎球菌と同様に急性肺炎（大葉性肺炎）をおこすが，本菌による大葉性肺炎の発症は肺炎レンサ球菌によるものよりも劇症型といわれ，急激であり，喀痰は粘稠膿性となる．この劇症型肺炎は最近増加しているが，このことが化学療法（特にβラクタマーゼを本菌の多くが保有していることなどから）の多用などにより，多くの薬剤に耐性となっている結果を伴う．難治性や菌交代現象に注意が喚起される．

④予防

本菌の常在部位から，感染予防としては接触感染，飛沫感染などに注意し，基本的な感染対策として手洗いなどが励行される．

(4) 肺炎マイコプラズマ（*Mycoplasma pneumoniae*）

①どのような細菌か

ヒトから分離されるマイコプラズマのなかで病原性が明確で強いものは本菌に限られている（**図2-18**）．本菌はマイコプラズマ科マイコプラズマ属で，グラム陰性ではあるが，赤色色素に染まりにくいことが多い．ペプチドグリカンをもたず外膜も保有せず，細胞質膜が直接外界に接する．通常の培地には発育せず，PPLO培地*が使用される．コレステロールが増殖に必要であり，グルコースから酸を産生する．固形培地上では直径1 mm以下のコロニーを形成する．菌体は楔形に培

---

* Pleuropneumonia-like organisms培地．マイコプラズマ属のための培地で，血清や新鮮な酵母エキスを含んでいる．

地に潜って増殖する．特徴的には固形培地上のコロニーが，マイコプラズマの典型的な目玉焼き状ではなく，中心部が不明瞭な桑実状となることが多い．ヒトやヒツジの赤血球を溶血する．

図 2-18 ▶マイコプラズマの特徴的なコロニー

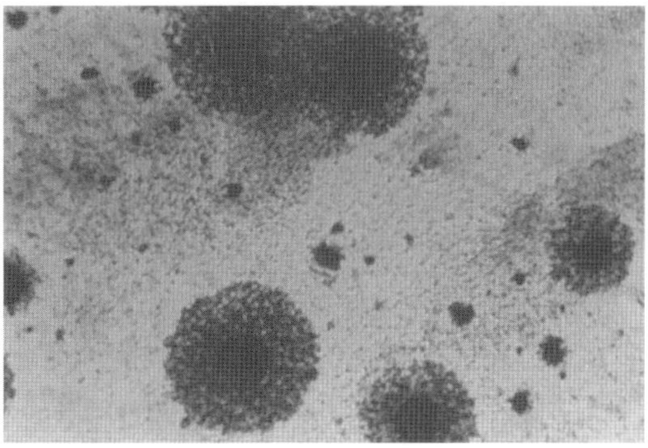

（橋本達一郎，小池和子・他著：微生物学—疾病の成り立ちと回復の促進．メヂカルフレンド，2004，p118．より）

②どのようにして感染するか

本菌は，自然界ではヒトのみに常在し，口腔や咽頭から検出される．したがって，経気道による飛沫感染である．

ヒト気道線毛上皮細胞に接着し，増殖する．菌は過酸化水素を発生し，これが細胞に傷害を引きおこすとの推測がある．また，毒素を産生するが，病原性としては未定である．学校や施設などの施設内感染や，家族内感染が多く，発症には多量の菌量を必要とするが，無症状や軽い症状のこともある．

③臨床症状

呼吸器感染症として，代表的なものにはマイコプラズマ肺炎があり，急性上気道炎や急性気管支炎をおこし，気管支喘息の悪化要因にもなる．流行性を認める．マイコプラズマ肺炎は，感染症法による 5 類感染症・基幹定点把握疾患（「感染症にかかわる法律」202 頁参照）に指定されており，近年は通年性にみられる．

典型的には頭痛，発熱，倦怠感など感冒様症状ではじまり，高熱，乾性の激しい咳が長期に続くのが特徴である．X 線所見で間質性の淡い浸潤像が認められる（摺りガラス状陰影）．適切な治療が行われれば，数日で軽快に向かう．

マイコプラズマは細胞壁をもたないため，β-ラクタム系の細胞壁合成阻害作用の抗菌薬は，自然耐性でまったく効果を示さず，治療には通常蛋白合成阻害作用をもつマクロライド系薬が使用される．しかるに近年，マクロライド系薬に耐性を示す菌が見出されている．

④予防

肺炎マイコプラズマ感染は先に述べたように飛沫感染である．家族や施設入居者間での伝播が多くみられる．発生が認められた場合は，マスクの着用，うがい，手洗いが重要である．また，症状が軽快後も，排菌が続くため，1 週間は抗菌薬の投与が勧められる．

(5) 肺炎クラミジア（*Chlamydophila pneumoniae*）

①どのような細菌か

クラミジア科の細菌は，一般細菌とは大きく異なり，偏性細胞内寄生性細菌である．すなわち発育には生きた細胞が必要で，特異な細胞内増殖様式を有している．先年には「大型のウイルス」と考えられていたクラミジアの分類学的混乱は 21 世紀になりようやく整理された．現在，病原性クラミジアと環境クラミジアに分けられているが，肺炎クラミジアはトラコーマとは異なり，新分類ではクラミドフィラ属に属している（図 2-19，2-20）.

小型で球形の基本小体（0.3 μm 径）は，細胞外で生存し，網様体（大型，多形性 0.5 ～ 2 μm 径）は宿主細胞内での分裂増殖に対応している．基本小体で細胞に感染後，食胞内で形を網様体に変え 2 分裂で増殖し，もとの基本小体に戻り，細胞外に出て新たな細胞に感染するという様式をとる．代謝，生合成系に欠陥があり，TCA サイクルは不完全なため，大部分のアミノ酸や核酸を宿主に依存する栄養要求細菌である．

図 2-19 ▶ HeLa229 細胞内の *C. pneumoniae* 封入体

TW-183 株．ギムザ染色で暗紫色に染まる（矢印）

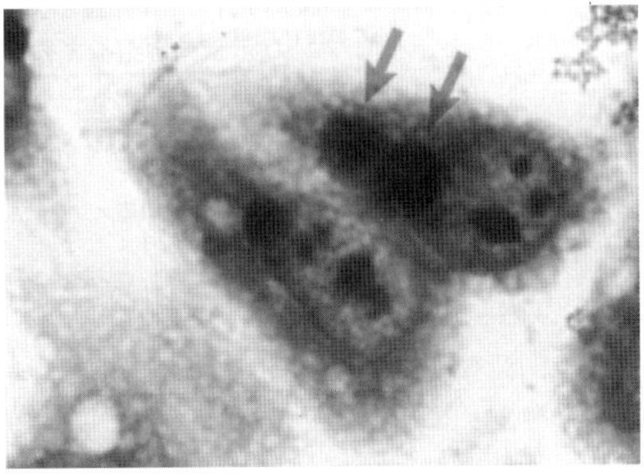

（岸本寿男：肺炎クラミジア感染症．新興再興感染症（山口恵三編）．日本医事新報社，1997，p16. より）

②どのようにして感染するか

ヒトが自然宿主である．本菌による感染履歴は多くみられ，一般に罹患を繰り返しうる感染症であり，筆者らの疫学調査においても，健康な人で 60％以上の抗体保有率が示されている．感染経路は，ヒトからヒトへの飛沫感染と考えられている．ヒト以外からの報告はない．

図 2-20 ▶ *C.pneumoniae* の電子顕微鏡所見

A：pear shape（洋梨型）を呈する標準株．TW-183 の基本小体．

B：round shape を呈する当科分離 KKpn-7 株の基本小体．わが国での分離株はほとんどが round shape である．

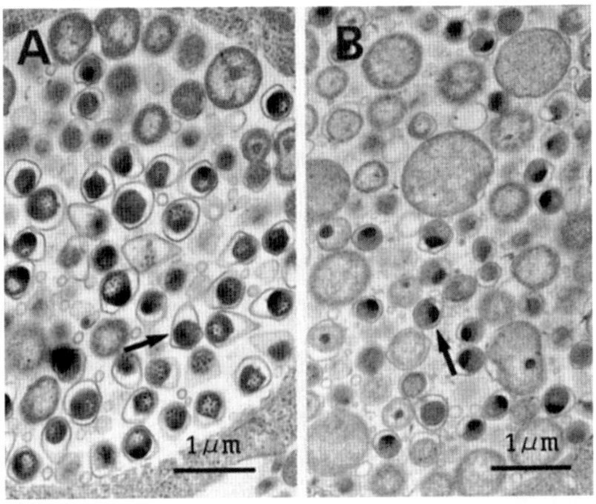

（岸本寿男：肺炎クラミジア感染症．新興再興感染症（山口恵三編）．日本医事新報社，1997，p16. より）

③どのような感染症をおこすか

急性肺炎（異型肺炎，クラミジア肺炎），気管支炎，咽頭炎，中耳炎など，広く呼吸器感染症を引きおこす．集団発生となることもあり，注意を要する．市中肺炎の 10％程度，また 6％程度の気管支炎が肺炎クラミジアによると推定されている．本感染症は無症候性から劇症を呈するものまでがみられるが，まれに致命的なケースも散見される．症状が軽く原因が特定されずに見過ごされる場合も多く，しばしば再感染を受けていると考えられる．ほとんどの人が生涯一度以上罹患していると思われる．近年は本感染症の繰り返しが動脈硬化症を引きおこすかについて関連の研究がなされ，さまざまな手法を用いて証明されつつある．筆者らもわが国における大規模調査で心筋梗塞との関連で結果を得ており，動脈硬化へのリスクファクターとして確立されつつある．

④予防

感染の機会は多く，重篤になることを避け，また，持続，頻回感染を避けるように飛沫感染予防に努める．罹患した場合は β-ラクタム系やアミノ配糖体系抗菌薬は効果的ではなく，有効な抗菌薬，細胞内移行性の高い薬剤が勧められる．

（6）ニューモシスチス・イロベチ（*Pneumocystis jirovecii*）

①どのような微生物か

以前は原虫に分類されていたが，最近は真菌に分類されるためこの菌による感染症は真菌症の1種となる．特殊な生物で，人工的に培養して増やすことはまだできていないため謎の多い生物である．球形で大きさは発育段階により異なるが直径約1～8 μm．以前はニューモシスチス・カリニ（*Pneumocystis carinii*）と呼ばれていたため，本菌による肺炎をカリニ肺炎と呼んでいた．

②どのようにして感染するか

自然界のどこを拠点として生息しているかは明らかでないが，本菌は水中や空気中から検出されている．ヒトは幼児の段階で多く感染し，健康な人では菌は吸い込まれて肺内に生息し続けることがあるものの，発病せず何もおこらない．その後も新しい菌が吸い込まれることもある．一方，AIDS患者やステロイド薬を大量に使用している人（特に細胞性免疫の低下している人）では菌の増殖を抑えられず発病する．発病する場合はもともと定着していた菌による再燃と新しく入り込んだ菌による場合とが想定されている．深在性真菌症（内臓に感染する真菌症）の原因菌としては例外的にヒトからヒトへの直接感染の可能性が指摘されている．

③どのような感染症をおこすのか

肺全体にわたって菌が肺胞の中で増殖し，肺胞は浸出液で埋まるため，体内の酸素が不足し激しい呼吸困難をおこす（ニューモシスチス肺炎，旧名カリニ肺炎）（**図2-21**）．肺の線維化がおこることもある．手遅れになるとしばしば死亡するが，その場合も肺以外に菌が広がることはきわめてまれである．AIDSなどではサルファ剤による予防が行われている．

図2-21 ▶ニューモシスチス肺炎の病理写真．ニューモシスチス・イロベチが肺胞の中で増殖している（x400, グロコット染色）

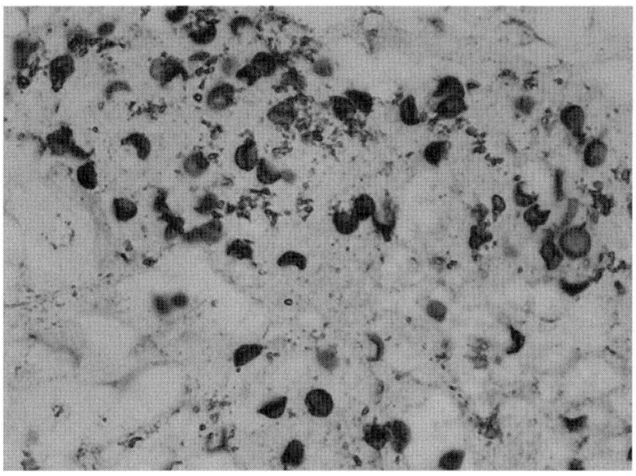

（カラー口絵参照）

4 肺結核

結核菌（*Mycobacterium tuberculosis*）

①どのような細菌か

結核菌は，1882年にロベルト・コッホ（Robert Koch）によって発見された．長さ2～4 μm，幅0.2～0.5 μmの抗酸菌である．抗酸菌は，結核菌・非結核性抗酸菌・らい菌に分類される．抗酸菌の細胞壁には，ミコール酸と呼ばれる脂肪酸が多く含まれる．グラム陽性菌に分類されるが，染色は不完全であり，Ziehl-Neelsen（チール・ネールゼン）染色などの抗酸菌染色で確認する．この染色法は，石炭酸フクシンで染色後，酸性アルコールで洗浄脱色する手技で，抗酸菌は脱色されない．抗酸菌の名前の由来でもある．酸，アルカリ，消毒薬，紫外線（直射日光で20～30時間生存）などに抵抗性がある．偏性好気性で運動性はなく，芽胞も形成しない．

②どんなところに存在しているか

ヒトは結核菌のほぼ唯一の宿主である（動物への感染事例はある）．肺結核を発症し，咳・痰などの呼吸器症状があり，排菌している人が感染源となる．結核菌は約300万年前にヒトに感染し，ヒトとともに進化してきたと推察されている[1)]．17世紀の産業革命以降，都市への人口集中によってヒトからヒトへの感染が拡大した．ヒトの生活環境に存在し，そこから感染する疾患ではない．

③どのようにして感染するか（図2-22）

結核菌は，空気感染（飛沫核感染）によってヒトからヒトへと感染する．肺結核などを発症したヒトの肺（気管支）や喉頭から咳・くしゃみによって排出される．結核菌の飛沫核は，経気道的に侵入し肺胞内に到達後，肺胞マクロファージに貪食されて感染が成立する．

肺胞に至る気道は，気管・気管支・細気管支と分岐を繰り返し，徐々に径が細くなる．最終的に肺胞に到達する手前には終末細気管支・呼吸細気管支が存在し，その径は0.5 mm（500 μm）程度である．気管から終末細気管支までは線毛細胞が存在する．このため壁に付着した結核菌は，線毛運動によって排除され，肺胞に到達できない．

肺胞に到達する結核菌は，周囲が水分で覆われていない飛沫核状態で存在する必要がある．飛沫核は重量が軽く，落下せずに空気中を浮遊するため，経気道的に吸い込まれやすく，肺胞に到達しやすい．飛沫状態であれば，喀出後はその重量で落下し，たとえ気道に入っても細い気道を通り抜けて肺胞へ到達することは困難である．

図2-22 ▶結核菌の感染経路は空気感染．気管・気管支の分岐をすり抜けて肺胞へ

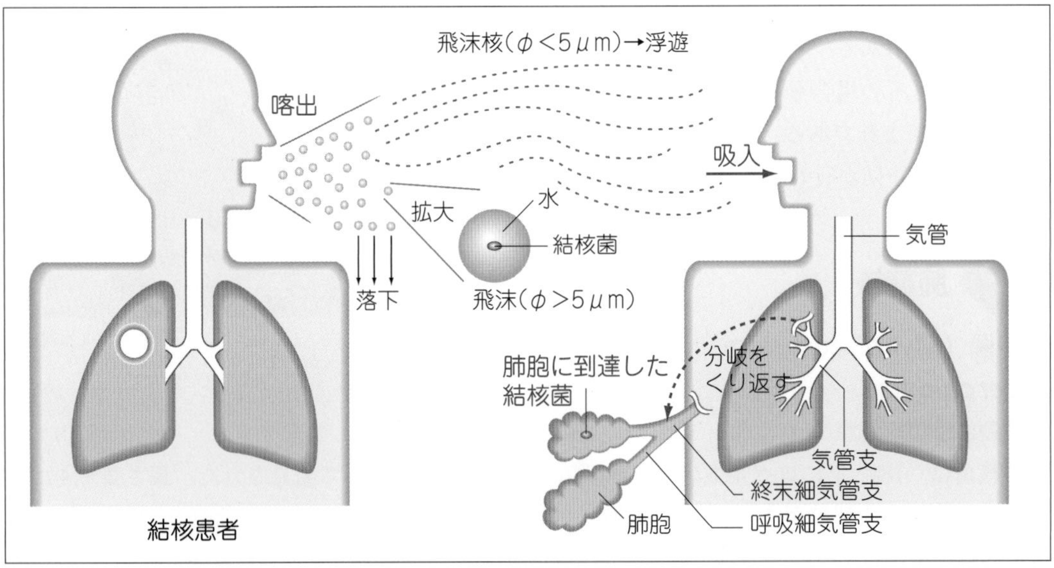

結核患者から喀出された結核菌は，飛沫または飛沫核になる．飛沫状態（>5 μm）の結核菌は周囲に水分を含むため，落下する．飛沫核（<5 μm）状態の結核菌は空気中を浮遊する．吸入された飛沫核は，気道に吸引されて，分岐を繰り返す気管支を経て，10数分岐で細気管支に達する．さらに分岐を重ねた終末細気管支の内腔は直径500 μm程度である．その先で分岐した呼吸細気管支の内腔はさらに細くなり，肺胞へ通じる．長さ2～4 μm，幅0.2～0.5 μm程度の結核菌はここを通り抜けて肺胞へ到達し，肺胞マクロファージに貪食されて感染が成立する．
終末細気管支までは線毛があるため気管支壁に付着した結核菌は，線毛運動で排除される．

結核菌はその細胞壁の構造のため，飛沫核状態であっても紫外線や乾燥に強く，空気感染には都合がよい．ただ，1 個の結核菌が単独で肺胞に到達することは考えにくく，大量の結核菌を長期間に吸入するほどに感染のリスクが高くなる．

結核菌の感染予防には，N95 規格（0.3 μm の粒子を 95%以上捕捉）のレスピレータマスクを着用する．

④どのような感染症をおこすか

ヒトの免疫系が，感染した結核菌を押さえ込んでいる状態を潜在性結核感染症と呼ぶ．これが破綻すると，肺結核などの活動性病変を生じ結核を発症する．結核菌のゲノム解析では，非常に多くの部分が脂質合成と脂質分解の酵素になっている．これらはヒトに感染した場合の免疫応答に影響を与えている可能性がある．

a．潜在性結核感染症

WHO によれば結核に感染した人のうち，10 人に 1 人程度が活動性結核を発症するとしている[2]．結核に感染しても発症する人よりも，発症せずに生涯を過ごす人のほうが多いことになる．この状態が潜在性結核感染症である．この用語は 1999 年の American Thoracic Society（米国胸部疾患学会）の声明のなかで使われて以来，徐々に普及してきている[3]．

潜在性結核感染症の治療としては，抗結核薬である①イソニアジドの 6 カ月間内服②またはイソニアジド＋リファンピシン併用による 3 ～ 4 カ月内服が一般に行われている[4]．これによって活動性肺結核への進展を減らすことができる．インターフェロン-γ 遊離試験（QuantiFERON-TB Gold Plus，T- スポット TB）は新しい結核感染診断技術で，活動性結核および潜在性結核感染症の診断補助として普及してきている．

b．活動性結核

空気感染によって結核菌が最初にたどり着いて感染する場所は肺である．よって，結核菌の主な標的臓器は肺である．2019 年のわが国の統計では，わが国で登録された活動性結核患者の 81% は肺結核であった[5]．肺から血行性，リンパ行性，そして気管・消化管性に結核菌が広がれば，筋肉以外のほぼ全身の臓器に活動性病変が広がる．結核菌は以下のような機序で肺，全身臓器に病変を形成していく．

ⅰ．初感染を経て結核菌特異的な細胞性免疫が成立する．多くはここで封じ込められる．

ⅱ．結核菌の毒力が強いか，宿主の抵抗性が弱いと初感染巣は治癒に向かわない．リンパ行性に広がり，肺門リンパ節結核，頸部リンパ節結核，結核性胸膜炎を発症する．

ⅲ．宿主の免疫によって押さえ込まれていた結核菌（潜在性結核感染症）が，何らかの理由で再び増殖しはじめると，肺結核がおこる（成人の肺結核など）．

ⅳ．結核菌がリンパ管から血管に入ると，粟粒結核，さらには結核性髄膜炎に進展する．

ⅴ．肺結核から気管・気管支を通って管内性に広がると気管・気管支結核，喉頭結核を発症する．これらが嚥下されて腸管に移行すると腸結核を発症する．

免疫系が未発達である小児が感染した場合，ⅱ，ⅳのように治癒に向かわず粟粒結核や結核性髄膜炎に至りやすい．このような肺外結核の割合は 0 ～ 4 歳は 44% と高い[5]．BCG ワクチン接種は，これら結核菌感染後の初期変化がリンパ・血行性に進展することを阻止するとされ，小児（主に 4 歳以下）の粟粒結核，結核性髄膜炎の予防に有効である．

結核菌に曝露した後，活動性結核を発症する人は，54% は 1 年以内に，78% は 2 年以内という報告がある[6)]．抗酸菌染色は喀痰などを検体とする安価な方法であるが，結核菌の検出には検体 1 mL に 10,000 個以上の結核菌が必要である．結核の診断精度向上のため 3 連痰が推奨されている．2 回実施すると検出率が 10% 上昇，3 回実施するとさらに 2% 上昇するとされている．

固形培地（小川培地）での培養では，検体 1 mL に 10 ～ 100 個の微生物があれば検出可能である．結核菌は 1 回の分裂に 10 ～ 15 時間かかるため，培養には 3 ～ 8 週を要する欠点がある．

液体培地（MGIT 法など）では，8 ～ 21 日での発育が可能で固形培地より培養時間を短縮できる．

核酸増幅法（PCR など）では，即日に結果を知ることができる．感度は抗酸菌染色と培養の中間程度である．

感染経路と感染防止策

（1）侵入門戸への対策

咳，くしゃみ，会話などによって飛んだ飛沫を吸入することで伝播するので，吸入しないための防御となるマスクの着用が重要となる．咳エチケット[*1]を遵守する．また，乾燥は粘膜の線毛運動を弱めて微生物の宿主の感染性を高めるため，環境中の湿度の調整も重要である．

激しいくしゃみや咳嗽は多くの微生物を飛沫させるため，自分自身が微生物の飛沫の原因であれば咳エチケットを遵守し，発症者と未感染者の双方が対策を実施することが必要である．

発症前（無症候）から感染性がある微生物もあるため，ユニバーサルマスキング[*2]を推奨されることもある．

*1（病原）微生物を含む飛沫の拡散防止のため，咳，くしゃみなどの症状がある場合はマスクを装着する．咳，くしゃみの際には，ティッシュペーパーなどで口と鼻を押さえ，人から顔をそむける．使用後のティッシュペーパーはふた付きのごみ箱にすぐに捨てるなど．

*2 人との距離が 2 メートル以内のすべての場合に，マスクを着用することで無症状者や感染者からの飛沫の飛びだしや，近くにいる人の吸入の防御になる．

（2）感染防止策

①飛沫感染予防策

飛沫感染する重要な微生物はインフルエンザ菌，肺炎マイコプラズマ菌，百日咳菌，インフルエンザウイルスなどである．咳，くしゃみなどによって飛んだ飛沫を吸入することで伝播する．飛沫が飛ぶ範囲は 1 ～ 2 m 以内である．

水分を含んだ直径 5 μm 以上の粒子（1 μm ＝ 1/1000 mm）である飛沫は飛沫核のように空気中を漂うことはないため特別な空調管理を必要としない．患者を個室に収容し，隔離とするのが望ましいが，全員を個室に収容することができない場合は，咳や痰の量が多い患者を優先的に個室に配置する．

新型コロナウイルスは，密閉された空間においてエアロゾル感染を示す報告があることから，ソーシャルディスタンスの確保や 3 蜜（密閉・密集・密接）の回避対策を追加する（「感染症の種類と微生物の排出存在部位」81 頁参照）．

医療従事者は病室に入る際にサージカルマスクを装着する．サージカルマスクも隙間がないように顔にフィットするものを選択する．

患者には感染予防の必要性を十分に説明し，理解を得てマスク着用などの遵守を促し，感染力のあるあいだは移動を最小限にするように説明する．

②空気感染予防策

空気感染する重要な微生物は結核菌，麻疹ウイルスである．飛沫核または感染病原体を含む塵が空気中に浮遊し，それを吸入することによって伝播する．空気感染を予防するには患者は空調管理された個室に収容することが望ましい．

医療従事者をはじめ面会者はレスピレータマスクを着用して入室する．装着時に必ずフィットテスト（どの呼吸防護具が使用者に十分フィットするかを決定し，どのような場合に呼吸器防護具が正しくフィットするか使用者の知識を確実なものにする）を行う．

隔離期間中は患者の移動は最小限とし，検査などで移動が必要な場合は患者自身にもサージカルマスクを装着してもらう．

③唾液などによる感染予防策

伝染性単核球症などのようにウイルスが唾液中に排出される場合がある．このような病原体を含んだ唾液と触れる場合には接触感染予防策を実施する必要がある．また，直接唾液などに触れるだけでなくそれらで汚染された衣服や環境に触れることによっても感染する（間接感染）恐れがあることを理解する．鼻汁やくしゃみなどの飛沫で汚染されたものについても同様である．

引用文献

1）Fitzgerald, D.W. et al.：Principles and Practice of Infectious Diseases. 7 th edition（ed. by Mandell, G.L. et al.）. Churchill Livingstone, 2010, pp3192-3163.

2）World Health Organization（WHO）：Stop TB Partnership. 2009 update TUBERCULOSIS FACTS https://www.who.int/tb/publications/2009/factsheet_tb_2009update_dec09.pdf（2021.8.4 アクセス）

3）American Thoracic Society: Targeted tuberculin testing and treatment of latent *tuberculosis* infection. Am J Respir Crit Care Med, 161：S221-247, 2000.

4）日本結核病学会予防委員会・治療委員会：潜在性結核感染症治療レジメンの見直し．結核，94：515-518, 2019.

5）公益財団法人結核予防会：結核の統計 2020．2020

6）Styblo, K.：Recent advances in epidemiological research in *tuberculosis*. Adv Tuberc Res, 20：1-63, 1980.

参考文献

2.1-1）

1）山崎良平：細菌感染と糖鎖–病原性細菌の糖鎖抗原，リポオリゴ糖の構造とその病原性における役割．化学と生物，41(1)：15-21, 2003.

2.1-3)-(6)

2）山口英世：ニューモシスチスとはどんな微生物か？ その生物学と分類学を中心に．Modern Media, 57(5)：125-145, 2011.

3）青木孝弘：ニューモシスチス症．臨床と微生物，38(2)：149-154, 2011.

4）照屋勝治：ニューモシスチス肺炎．深在性真菌症．SFI Forum, 6(2)：14-18, 2010.

2.1- 感染経路と感染防止策

Siegel, J.D., Rhinehart, E. et al. and the Healthcare Infection Control Practices Advisory Committee : 2007 Guideline for Isolation Precautions : Preventing Transmission of Infectious Agents in Health-care Settings. 2007.
https://www.cdc.gov/infectioncontrol/pdf/guidelines/isolation-guidelines-H.pdf (2021.8.4 アクセス)

5) 坂本史衣：基礎から学ぶ医療関連感染対策（改定第 2 版）標準予防策からサーベイランスまで．南江堂，2012.

6) 洪　愛子編：ベストプラクティス NEW 感染管理ナーシング．学研，2010.

7) CDC : Guidelines for Preventing the Transmission of *Mycobacterium tuberculosis* in Health-Care-Setting. 2005.

CDC : Interim Infection Prevention and Control Recommendations for Healthcare Personnel During the Coronavirus Disease 2019 (COVID-19) Pandemic.
https://www.cdc.gov/coronavirus/2019-ncov/hcp/infection-control-recommendations.html (2021.8.4 アクセス)

厚生労働省 診療の手引き検討委員会：新型コロナウイルス感染症（COVID-19）診療の手引き．第 5.1 版，2021.
https://www.mhlw.go.jp/content/000801626.pdf (2021.8.4 アクセス)

2.2 嘔吐物や便中に排出される微生物

消化管の感染症をおこす微生物は，感染症の症状である嘔吐や下痢によって体外に排出される．嘔吐や下痢は，ヒトにとっては体外へ有害物を排出する防御反応であるが，微生物にとっては次の感受性宿主へと感染する手段となる．

消化管も気道と同様に絶えず常在菌や摂取した食物に含まれる微生物にさらされている部位であり，そこには胃酸や胆汁，消化酵素による殺菌や不活化，蠕動による機械的な排出，常在菌との競合といった防御システムが存在している．消化管感染症をおこす微生物は以下のような性質をもつ．

・胃酸や胆汁，消化酵素によって分解・不活化されない
・消化管粘膜に定着する仕組み（鞭毛や線毛などの定着因子）を有する
・毒素を産生して，消化管粘膜を傷害する
・ウイルスでは，ウイルス蛋白に対するウイルスレセプターを有する

消化管感染症の多くは，原因微生物で汚染された食物の摂取によっておこるため，「食中毒」というかたちで発症するものが多い．細菌による食中毒には，すでに細菌が産生した毒素で汚染された食物を摂取することによっておこる毒素型食中毒と，菌が消化管で増殖することが必要な感染型食中毒に分類される．毒素型食中毒はすでに毒素が産生されているために潜伏期間が短く，原因菌が死滅しても発症する．これに対して感染型食中毒では，菌がある程度増殖しないと発症せず，潜伏期間は長くなる．

1 下痢や嘔吐をおこす細菌

（1）病原大腸菌（下痢原性大腸菌）

①どのような細菌か

大腸菌（*Escherichia coli*）は，ヒトや動物の消化管の常在菌のひとつであるので，当初は消化器系疾病の原因菌であるとは考えられていなかった．しかし，1940 年代半ばに英国の乳幼児の下痢症に際して，原因菌となる大腸菌が検出される例が報告され，病原性をもつものが存在することが認識された．その後，初めに発見されたものとは異なる病原性を示す大腸菌が複数発見され，現在までのところ，ヒトに下痢などをおこす大腸菌としては，病原性の違いにより少なくとも次の 5 種類が知られている．

・腸管病原大腸菌（狭義）（enteropathogenic *E.coli*；EPEC）
・腸管侵襲性大腸菌（enteroinvasive *E.coli*；EIEC）
・毒素原性大腸菌（enterotoxigenic *E.coli*；ETEC）
・腸管出血性大腸菌（enterohemorrhagic *E.coli*；EHEC）
・腸管付着性大腸菌（enteroaggregative *E.coli*；EAEC）

②どのようなところに存在しているか．

病原性のない大腸菌も上記のような病原大腸菌も大腸菌としての生物学的性質をもっているので，生息場所はヒト，ほ乳類，鳥類など多くの種類の動物の腸内に生息している．また，これらの動物から糞便として排泄された後も，水，土壌，食品中で比較的長期間生存できると考えられている．ただし，自然環境中を生活の場として安定的に定着できるとは考えられていない．この点から，大腸菌は糞便汚染の指標となるとされている．

③どのようにして感染するのか

大腸菌は，動物の腸内および自然界に広く存在しているので，食品が大腸菌に汚染される可能性がある．そのような食品を加熱不十分あるいは洗浄不足のまま摂取すると感染する可能性がある．また，感染者から食品を介して感染することもある．具体的には，肉類，野菜類，果物，井戸水など非常に広い範囲の食品からの感染例が知られている．腸管出血性大腸菌は，ごく少ない菌量でも感染が成立するので，ヒトからヒト，ヒトから食品以外の器物，および動物からヒトへの感染も知られている．

④どのような感染症をおこすのか

a．腸管病原大腸菌（EPEC）

易熱性毒素および耐熱性毒素（毒素原性大腸菌の項を参照）を産生せず，侵襲性もない大腸菌である．この菌の表層の接着物質が腸管粘膜細胞の受容体と結合して障害をおこす．受容体自身もこの菌が送りこんだものである（「微生物がヒトの細胞と結合する能力」図 1-11：32 頁参照）．この種類の大腸菌の血清型は，O26，O44，O55 など多くが知られている．O 抗原は，菌体表層に存在する糖鎖の構造が多様であることを用いた分類法である．大腸菌をはじめとする各種の細菌の細分類に利用されている．症状は，粘液便を含む下痢，倦怠感，発熱，腹痛，悪心，嘔吐などが主で，サルモネラ症に類似している．粘膜の炎症が軽度に認められ，微小絨毛《じゅうもう》の破壊もみられる．また，上皮細胞への菌の侵入が認められることがあるが，細胞内での菌の増殖は認められない点で EIEC とは異なっている．乳幼児に感染することが多く，その場合は急速な脱水がみられるなど一般に症状は重篤である．

b．腸管侵襲性大腸菌（EIEC）

腹痛，発熱，血便ないしは膿粘血便，しぶり腹（頻繁に便意をもよおすのに排便がない，または少ない症状．テネスムスあるいは裏急後重《りきゅうこうじゅう》ともいう）など臨床的には細菌性赤痢と類似した症状をおこす大腸菌で，潜伏期間は 2 日程度である．大腸上皮細胞に侵入する性質をもつ．プラスミドに支配された侵入因子が，大腸上皮細胞のエンドサイトーシス（外界から物質を取り込む作用）を活性化させて細胞に侵入すると考えられている．EPEC とは異なり，乳幼児に感染することはまれであり，学童や成人への感染が報告されている．EIEC に属する血清型としては O28，O124，O136 などが数多くある．細胞内に侵入後，増殖し，その細胞を死に至らせる．

c．腸管毒素原性大腸菌（ETEC）

大腸菌しか分離されないにもかかわらず，コレラと区別し難い下痢症がインドなどアジア各国で確認された．その後，その原因菌が大腸菌であることが証明された．この大腸菌は 2 種類のエンテロトキシンを産生する．ひとつは 60℃，10 分間で失活する易熱性の毒素（heat labile enterotoxin；LT）であり，ほかのひとつは100℃，30分間の加熱では失活しない耐熱性毒素（heat stable enterotoxin；ST）である．これらのうちどちらか一方または両方を産生し，ヒトにコレラ様の下痢をおこす．また，LTはコレラ毒素に類似の構造をもつ．O6，O8，O11，O15など多くの血清型をもつ菌がLT，STを産生することが知られている．感染すると，コレラの場合と同様に菌は小腸上部で増殖し，水様性の下痢を主徴とする急性胃腸炎症状を示す．発病の初期に嘔吐がみられることもある．腹痛は軽度あるいは中等度である．発熱はないかあっても38℃程度である．発病までの潜伏期間は1～2日である．下痢は軽症の場合は1回のみのこともあるがコレラ様の激しい症状を示すこともある．

熱帯・亜熱帯地方を旅行する人がよく罹患するいわゆる旅行者下痢症の主な原因菌のひとつにETECがある．また，アジアのコレラ流行地域ではテトラサイクリンが多用されており，ETECもテトラサイクリン耐性菌が多い．

d．腸管出血性大腸菌（EHEC）

1982年に米国のミシガン州とオレゴン州で，ファストフードのハンバーガーを原因食とする広域の食中毒事件が発生し，患者から血清型O157:H7（Hは鞭毛抗原）をもつ大腸菌が分離された．症状としては血便と激しい腹痛が特徴であった．また，重症例では溶血性尿毒症が認められた．血清型の多くはO157:H7であるが，それ以外にもO104:H21，O111:H-（鞭毛をもたないのでH抗原がない）などの血清型のEHECがあることが知られている．

わが国では，1984年から1995年までに12件の集団発生が認められていた．

1996年には少なくとも22件の集団発生があった．特に大阪府堺市での集団事例は，世界最大規模の集団食中毒事件であった．このような状況下にあって，1996年8月6日に当時の伝染病予防法における指定伝染病に指定された．感染症法においては，コレラ，細菌性赤痢，腸チフス，パラチフスとならんで3類感染症・全数把握疾患に指定されている（「感染症にかかわる法律」202頁参照）．

1997年以降も96年ほどではないが，全国的に発生している．2011年，焼肉店で提供された生食肉を原因食とする事件は患者数181名，死者5名を出した（患者数・死者数は2011年5月11日時点）．

原因食品は，本菌に汚染された牛肉などの肉類とその加工品が多い．特に挽肉や内臓肉が原因となる場合が多いが，野菜や果物が原因となることもある．大腸菌は本来動物の腸内に生息する細菌であるが二次汚染がおこれば，どのような食品でも原因となりうる．

潜伏期は1～14日，平均4～8日である．菌数が少ないほど潜伏期は長くなる傾向にある．下痢，吐き気，嘔吐，腹痛などの胃腸炎症状ではじまる．その後，典型的な例では，激しい腹痛と血便に移行する．便ははじめ水様性であるが，血液が混じり，やがて鮮血便となる．感染部位は大腸である．また，溶血性尿毒症症候群（hemolytic uremic syndrome；HUS）と呼ばれる一連の症状を呈することがある．溶血性貧血，腎障害，血小板減少が3大徴候である．さらに，痙攣と意識障害，片麻痺，脳神経障害などの脳症を呈することもある．

感染力は強く，数百個程度あるいはそれ以下の菌数でも感染が成立する．したがって，ヒトからヒトへの直接感染もおこる．潜伏期が長いために，原因を確定することが困難になりがちである．現在，給食施設などの大量調理施設では，検食の保存期間は14日以上と定められている．

この菌は，ベロ毒素（VT）を産生し，この毒素がEHEC感染症でみられるさまざまな症状を引きおこす．VT は，志賀毒素（STX）を産生する赤痢菌の毒素に類似の毒素で，VT1, VT2 の 2 種がある．この毒素は，60 S リボソームのリボソーム RNA に結合して，蛋白質合成を阻害する．その結果，腸管粘膜上皮細胞や腸管血管内皮細胞の壊死が引きおこされ，血便が生じる．また，腎臓の糸球体血管内皮細胞が傷害され，微小血栓形成がおき，血栓性微小血管症のため，溶血性貧血，血小板減少，急性腎不全がおきる．

治療としては，安静，水分補給，消化しやすい食事などが基本である．食事を経口摂取できない場合は輸液を行う．抗菌薬も使用されるが，その使用は慎重に行う必要があるといわれている．抗菌薬使用により症状が悪化したという報告や抗菌薬が菌体を破壊することにより菌からの VT の放出が増加したという報告などもあるからである．

e．腸管付着性大腸菌（EAEC）

1985 年に米国で発見された新しい病原性大腸菌で，エンテロトキシン，志賀毒素様毒素，細胞内侵入性は，いずれも証明されないが，特異的な粘着因子により細胞に付着する．小児の下痢と関係があるとされているが，下痢をおこす機構などは不明な点が多い．

（2）病原大腸菌以外の細菌

病原大腸菌以外に下痢や嘔吐をおこす代表的な細菌には，赤痢菌，黄色ブドウ球菌，腸炎ビブリオ，カンピロバクター，セレウス菌，ウェルシュ菌などがあげられる．

①赤痢菌（*Shigella*）

赤痢菌は，通性嫌気性のグラム陰性短桿菌であり，鞭毛をもたず運動性がない．ブドウ糖を発酵するが乳糖は非分解である．生物学的性状および抗原構造により，A 群，B 群，C 群，D 群の 4 つの亜群に分類される．患者・保菌者の糞便に汚染された食品，水，手指，昆虫などを介して感染する．

細菌性赤痢は，赤痢菌の経口感染でおこる急性感染性大腸炎である．潜伏期は 1 〜 5 日である．体内に侵入した赤痢菌は，大腸に到達した後，大腸粘膜細胞に侵入し，宿主細胞のアクチンを凝集させて自ら移動し，隣接細胞に次々と感染する．この際に大腸粘膜細胞の壊死と脱落がおこり，赤痢特有の粘血性便となる．主要病変は大腸，特に S 状結腸の粘膜の出血性化膿性炎症であり潰瘍を形成することもある．このため，発熱，下痢，腹痛を伴うしぶり腹，膿・粘血便の排泄などの赤痢特有の症状を呈する．

病原性は A 群が最も強く，志賀毒素を産生する．A 群，B 群はいわゆる典型的な赤痢の症状を呈するが，D 群の場合は，症状は軽度か不顕性の場合もある．現在のわが国では，細菌性赤痢の約 8 割程度が D 群赤痢菌によるものとされている．

赤痢菌は約 100 個程度の菌量で感染・発症するため，ヒトからヒトへの感染がおこりやすいのが特徴である．また，患者から菌が排出される期間は通常発病後 2 週間程度であるが，回復した後も保菌者となり排菌が数カ月以上継続する病後保菌者となることがある．さらに，臨床症状がみられない健康保菌者が存在することも知られている．このような場合，自覚のないまま感染源となるので注意が必要である．

②黄色ブドウ球菌（*Staphylococcus aureus*）

黄色ブドウ球菌は，ブドウ球菌科ブドウ球菌属の細菌であり，土壌や動物など自然界に広く分布している．また，ヒトの皮膚や鼻腔などに存在する常在菌である．本菌はグラム陽性の通性嫌気性球菌であり，食塩が15％程度存在していても増殖可能である．

黄色ブドウ球菌のなかにはエンテロトキシン（腸管毒）を産生するものがあり，本菌による消化器系疾患は，産生するエンテロトキシンを含んだ食品を摂取することによっておこる．エンテロトキシンは耐熱性で，100℃，30分加熱でも不活性化されない．したがって，ひとたび食品中でエンテロトキシンが産生されると，通常の調理程度の加熱では毒性を失わない．

本菌による食中毒は典型的な毒素型を示し，エンテロトキシンが産生された食品を食べて発症する．潜伏期間は1～5時間程度で，平均3時間である．発症は急激で，はじめ唾液分泌増加，次いで吐き気，嘔吐，腹痛，下痢などが主症状となる．嘔吐は必発症状である．エンテロトキシンが脳の嘔吐中枢に作用して嘔吐をおこすと考えられている．また，下痢は水様性便が多く，発熱や悪寒などを伴う場合もある．食中毒としての臨床経過は，通常短時日で早いものでは数時間，長くとも2～3日で治癒する．予後は通常良好である．

黄色ブドウ球菌は，環境の変化に対して耐性が強く，乾燥した環境下でも，比較的長期間の生存ができる．したがって，ヒトや動物の鼻粘膜，咽頭および毛髪などに広く分布するほか，粉じんなどに付着していることがある．原因食品はきわめて多彩であり，折り詰め弁当，サンドイッチなどの複合調理食品，にぎりめし，すし，もち，菓子，豆腐，牛乳その他乳製品，加工食品（ハム，ソーセージ，さつま揚げ，その他魚介類加工品）などがある．これらの食品への汚染は，人の手指による場合が多い．特に傷や手荒れのある場合はもちろん，通常の場合であっても前述した食品の調理に従事する人では素手で食品に触れることは避けるべきである．このほか，牛乳および乳製品では牛の乳房からの汚染があるので，速やかな殺菌が必要である．

③腸炎ビブリオ（*Vibrio parahaemolyticus*）

腸炎ビブリオは，ビブリオ科ビブリオ属のグラム陰性通性嫌気性無芽胞桿菌で，液体中では1本の鞭毛をもつが，固形培地などに付着すると周毛を生じる．増殖に塩分を必要とし0.5～8.0％の食塩の存在下で増殖し，至適塩濃度は2～4％である．増殖至適温度は35～37℃であり，10℃以下では増殖できない．最適条件下における分裂時間は8分であり，最も増殖速度の速い細菌のひとつである．60℃以上の温度下では，10分以内に死滅する．また，pH4.0以下では急速に死滅する．

本菌はわが国で発生する食中毒としては歴史的にきわめて重要な細菌であり，1992年頃まで統計上，わが国で発生する患者数の第1位を占めていた．日本人は，魚介類を多く食べること，また生食することなどの理由による．しかし，近年は激減しており，食中毒統計によると2018年は患者数222人，2019年には患者数がゼロとなった．

腸炎ビブリオ食中毒は，8～20時間の潜伏期間の後，急性胃腸炎として発症する．症状としては，下痢，発熱，腹痛，悪心，嘔吐が主なものである．下痢便の性状は水様便，粘液便，血便，粘血便などまちまちで，血便や粘血便の患者の場合，赤痢と誤診されることがある．発熱は39℃以下のことが多く，たいていの場合，2日以内に平熱に戻る．本症患者の場合，胃腸症状に加えて循環器障害がみられることがまれにある．これは耐熱性溶血毒の心臓毒性によるものであると考えられている．

原因食品としては，魚介類およびその加工品が多い．これは腸炎ビブリオが好塩性の海水細菌の一種であるから当然といえる．しかし，包丁，まな板をはじめとする調理器具類が魚介類から二次的に汚染され，弁当，漬物，サラダ類あるいは惣菜類などに含まれる穀類，野菜類が原因食品となることもある．

予防対策としては，魚介類を生食する場合は新鮮なうちにできるだけ早く食べることが大切である．保管するときは10℃以下の低温で保存し，確実な温度管理をすることが必要である．二次汚染を防ぐには，まな板や包丁を確実に消毒するとともに，生の魚介類に使用する調理器具とほかの食品のものを区別して使用するなどの注意が必要である．生の魚介類に触れた手を洗わずにほかの食品を扱うことも避けなければならない．

④カンピロバクター（*Campylobacter*）

カンピロバクターはグラム陰性のらせん菌であり，両端に極鞭毛をもつ．本菌はまた微好気性細菌であり，完全な好気的あるいは嫌気的な条件では増殖ができず，酸素濃度が約3～15%で増殖する．ヒトの下痢症との関連があるのは，カンピロバクター・ジェジュニ（*C. jejuni*）とカンピロバクター・コリ（*C. coli*）である．カンピロバクターの増殖温度域は31～46℃であり，25℃では増殖できない．カンピロバクター・ジェジュニ／コリは，微好気性菌であるために，大気中の酸素濃度では増殖できない．温度が高くなると，それだけ死滅時間は早まり，10℃以下の低温になれば生残時間が延長される．また，細菌は一般的に乾燥に弱いが，カンピロバクターは，特に乾燥に弱い．

食中毒統計では，患者数，事件数とも上位を占めることが多いが，患者数に比べ事件数で第1位になる場合が多い．その理由として，学校などにおける大規模事例が減少し，飲食店などでの小規模事例が増加していることが考えられる．

カンピロバクターは，家畜，家禽，ペット類および野鳥などの腸管内に常在菌として広く分布している．これらの動物が保菌しているカンピロバクターが，ヒトの感染源として直接または間接的に関連しているものと思われる．市販されている鶏肉のカンピロバクター汚染率も高い．それに比して，牛肉，豚肉の本菌汚染率は低い．

カンピロバクター食中毒は，ときには約1週間という長期にわたって患者の発生がみられ，赤痢やインフルエンザの流行に類似している．本食中毒は感染型の食中毒であり，潜伏期間も長く，2～7日間である．そのため，カンピロバクター腸炎の初期段階では，かぜ症候群と疑われる場合が多い．主症状は，下痢，腹痛，発熱，頭痛，吐き気，倦怠感などであり，下痢は水様性で1日数回から数十回に及ぶ．まれに感染後数週間経ってから手足の麻痺や呼吸困難などをおこす「ギラン・バレー症候群」を発症する場合がある．

⑤セレウス菌（*Bacillus cereus*）

セレウス菌は，芽胞を形成するグラム陽性の通性嫌気性の桿菌であり，10～48℃で増殖可能である．多くは周毛性鞭毛をもち，運動性がある．通性嫌気性であるが，好気的な環境でのほうが増殖速度は速い．至適増殖温度は30℃で，増殖可能なpH域は4.9～9.3である．芽胞は100℃，30分の加熱に耐える（**図2-23**）．

セレウス菌による食中毒はその臨床症状によって，下痢型と嘔吐型とに分けられる．嘔吐型食中毒は食品中に産生された嘔吐毒（セレウリド）による毒素型の食中毒である．嘔吐毒は，熱，酸およびアルカリに対して安定である．また，下痢型中毒は食品中に混入したセレウス菌が増殖して産生した分子量5万前後のエンテロトキシンによる感染型の食中毒である．セレウス菌エンテロトキシンは熱や酸で容易に不活化される．

本菌は，土壌，汚水など広く自然界に分布しているので，食品を汚染する機会がきわめて多い．土壌中では芽胞として存在し，食品に付着すると食品中で発芽して増殖する．

図 2-23 ▶セレウス菌の走査電顕像

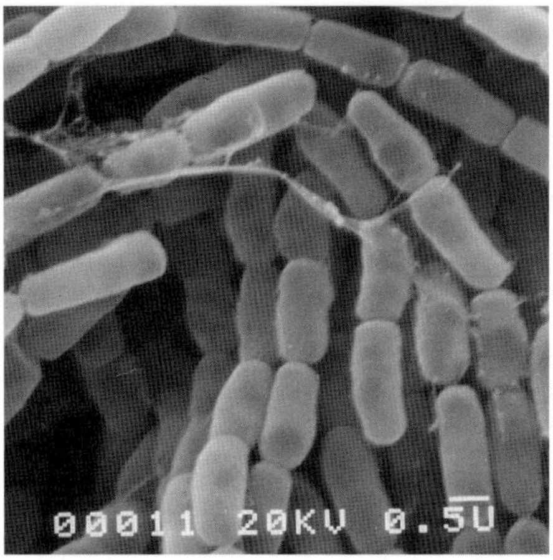

原因食品は，嘔吐型と下痢型で異なり，嘔吐型の原因食品は，チャーハン，ピラフ，オムライスなど米飯によるものが多く，下痢型の原因食品は肉類，シチューやスープ，バニラソースなどが多い．日本人の主食である米の場合，土壌，モミ，もみがら，玄米，ぬか，精白米，精米所の空気のいずれからも本菌が検出されたという報告があり，本菌による米の汚染経路は多様であると考えられる．

嘔吐型は，潜伏期間は1～5時間で，吐き気，嘔吐が主症状であり，ブドウ球菌食中毒と類似している．下痢型は，潜伏期間が8～12時間で，下痢，腹痛を主症状とする．両型ともに症状は一般に軽く，ほとんど1～2日で回復し，予後は通常良好である．

⑥ウェルシュ菌（*Clostridium perfringens*）

ウェルシュ菌は，グラム陽性の有芽胞嫌気性桿菌で，鞭毛をもたず運動性がない．増殖温度域は20～50℃，増殖至適温度は43～46℃である．pH7.0でよく増殖する．本菌は，ヒトや動物の大腸内常在細菌であり，さらに下水，河川，海，土壌などにも広く存在している．産生する毒素の組み合わせによりA～Eの5型に分類されている．そのうちヒトの胃腸炎に関与するのは，主としてA型菌である．ウェルシュ菌が産生するエンテロトキシンは，60℃，10分間の加熱で不活性化し，酸性条件では不安定なために，胃液によって不活性化される．したがって，この毒素を経口的に投与しても，通常は下痢症を発生させることができない．食品中の生菌が食べ物とともに摂取され腸管内で増殖した後，芽胞を形成する．芽胞形成のときにエンテロトキシンを産生し，胃腸炎を引きおこす．このため，本菌はヒトの常在細菌でありながら，胃腸炎の原因菌ともなるのである．

発症までの潜伏期間は，通常6～18時間，平均12時間である．主症状は下痢と腹痛である．下痢は通常水様性で，ときには粘液または血液が混じることがあり，その回数は，1日1～4回が多いが多数回に及ぶこともある．そのほかには嘔吐，しぶり腹などがみられる．症状は一般に軽症であり，通常は1～2日で治癒する．

2 下痢や嘔吐をおこすウイルス

ヒトに下痢，嘔吐などの急性胃腸炎をおこすウイルスは，ロタウイルス，ノロウイルス，サポウイルス，アデノウイルス，アストロウイルスなどである（**表 2-5**）．いずれも，エンベロープをも

表 2-5 ▶急性胃腸炎の主な原因ウイルス

ウイルス	分類	核酸	エンベロープの有無	流行の特徴
ロタウイルス	レオウイルス科	二本鎖 RNA	−	乳幼児から小児が主体　成人の感染もある
ノロウイルス	カリシウイルス科	一本鎖 RNA	−	全年齢　ウイルス性食中毒の主原因
サポウイルス	カリシウイルス科	一本鎖 RNA	−	乳幼児から小児が主体　成人の感染もある
アデノウイルス	アデノウイルス科	二本鎖 DNA	−	乳幼児が主体
アストロウイルス	アストロウイルス科	一本鎖 RNA	−	乳幼児から小児が主体

−：なし

たないウイルスであり，物理・化学的に安定で不活化されにくい．エンベロープはその大部分が脂質から成るため，エタノールの処理で容易に破壊することができる．胃腸炎をおこすウイルスはエンベロープをもたないため，アルコールの効果は弱く，消毒薬は次亜塩素酸ナトリウムが有効である．発症年齢は乳幼児から小児が主体であるが，ノロウイルスは全年齢層でみられる．患者発生には季節性がみられ，冬から春を中心に流行する．胃腸炎ウイルスで最も重要なものはノロウイルスとロタウイルスである．

(1) ノロウイルス（*Norovirus*）

①どのようなウイルスか

ノロウイルスはカリシウイルス科に属する正二十面体対称型の一本鎖 RNA ウイルスである．遺伝学的に多様で多くの遺伝子型が存在する．免疫は局所の IgA 抗体が重要であるが数カ月しか持続しない．したがって乳幼児から高齢者まで幅広い年齢層に感染を引きおこす．

②どのようにして感染するのか

ノロウイルスは，患者の糞便，嘔吐物に多量に存在し，症状消失後も 1 〜 2 週間排出される．また，10 〜 100 個の少量のウイルスでも感染が成立し，環境中でも長期間安定で不活化されにくい．このような特性から，保育園，小学校，社会福祉施設，高齢者施設などさまざまな施設でヒトからヒトへの感染による集団発生がおこる．また，食品を介して食中毒もみられる．

ヒトからヒトへの感染は糞口感染と空気感染によりおこる．ノロウイルス感染者が糞便や嘔吐物などで身の回りを汚染し，汚染した場所を触れることにより手を介して口に取り込まれ感染する．また，嘔吐は突然おこるため廊下や室内などを汚染するが，その嘔吐物が乾燥するとウイルスを含む塵埃が拡散し，それを吸い込むことによる空気感染もおこす．

ウイルス性食中毒の 9 割以上がノロウイルスによるものであり，汚染されたカキなどの二枚貝や食品取扱者を介して汚染した食品によりおこる．二枚貝は，プランクトンを餌とし大量の海水を吸引・ろ過するため，下水から河川を経て海水に流入したウイルスを体内に蓄積する．二枚貝を生食または十分な加熱をせずに摂食することによりウイルスに感染する．近年はカキなどの二枚貝による食中毒は減少し，食品取扱者の手を介して直接的に，あるいは調理器具などを介して間接的に食品を汚染する事例が多くなっている．

③どのような感染症をおこすのか

潜伏期間は1～2日で，主症状は嘔気，嘔吐，下痢，腹痛であるが発熱や頭痛を伴うこともある．通常は2～3日で回復する．高齢者，乳幼児は脱水症状をおこすことがあり，補液などの治療が必要である．高齢者では誤嚥性肺炎や吐物を喉に詰まらせることがあり，重症化する恐れが高く，特に注意が必要である．

ノロウイルスは，細胞培養による増殖法の研究が進められているが，現在のところワクチンはない．このため，感染予防対策が重要である．消毒薬としては，次亜塩素酸ナトリウム液を用いる．また，85℃，1分間以上の加熱によっても不活化が可能である．患者の糞便，嘔吐物の処理を行う場合は，マスク，手袋，エプロンなど感染防護をし，換気をして行う．感染予防には手洗いが重要で，ウイルスを不活化する効果はないが物理的に落とすために石けんを用いた10秒以上の手洗いと流水による洗浄が有効である．冬季の流行期にはいっそう徹底して行う必要がある．

(2) ロタウイルス（*Rotavirus*）

①どのようなウイルスか

ロタウイルスはレオウイルス科に属し，正二十面体対称型で11本の分節した二本鎖RNAをゲノムとして有している．ロタウイルスはA～G群に分けられ，ヒトが感染するのはA～C群である．A群は世界中どこでも存在し，かつて白痢，小児仮性コレラと呼ばれていた冬季乳幼児嘔吐下痢症の病因ウイルスで，小児急性胃腸炎の主な原因ウイルスである．外殻蛋白VP7の抗原性の違いによりG血清型に分類され，ヒトで検出頻度が高いものはG1～G4，G9である．B群は中国，インド，バングラデシュにのみ検出されている．C群は世界各国に分布しているが検出頻度は低い．

②どのようにして感染するのか

A群，C群ともウイルスの伝播は糞口感染による．患者の糞便，嘔吐物に大量のウイルスが存在し，環境における耐性が強く少量のウイルスで感染する．特にA群は，小児科病室，乳児院，保育園などで集団発生をおこす．また，成人での感染例もみられ，社会福祉施設，高齢者施設で集団発生の報告もある

患者汚物の処理には，ノロウイルス同様の対応が必要である．糞便，嘔吐物，汚れた衣類などの消毒は次亜塩素酸ナトリウムを用いる．

③どのような感染症をおこすのか

潜伏期間は1～2日で，A群ロタウイルスの臨床症状は，嘔吐，下痢，腹痛，中等度から軽度の発熱を伴う．2歳未満の乳幼児に多発し，5歳までにほとんどが初感染する．下痢や嘔吐のため重い脱水症状を呈し入院を要する場合がある．時にけいれん，脳炎，脳症などの合併症もみられる．C群ロタウイルスの臨床症状は，A群と同様であるが軽度で重症化することはない．好発年齢はA群より高く年長園児～学齢期の小児である．食中毒や成人の集団発生もみられる．

ワクチンはA群ロタウイルスのみが開発されており，現在2種類のワクチンが発売されている．単価ワクチンRotarix（ロタリックス）と5価ワクチンRotateq（ロタテック）で，世界各国で導入され，その有効性が認められている．わが国でも2011年から2012年にかけて2つのワクチンが

認可され，任意接種が可能となってきた．その後，厚生科学審議会予防接種ワクチン分科会で議論が重ねられ，2020 年 10 月 1 日から定期接種対象に加えられた．

(3) A 型肝炎ウイルス

①どのようなウイルスか

A 型肝炎ウイルスはピコルナウイルス科に属し，エンベロープをもたない直径 27 nm の小型球形ウイルスである．カプシドは正二十面体対称型である．ウイルスゲノムは全長約 7,500 塩基の一本鎖のプラス鎖 RNA である．3 つの遺伝子型があり，それぞれ 2 つの亜型により分類されているが，血清型はひとつであり，ワクチンはどの遺伝子型に対しても有効である．

②どのようなところに存在しているか

A 型肝炎ウイルスはヒトの肝臓で増殖し，感染者の糞便中に多量に排出され，これが飲食物を介して，あるいは直接的に経口感染する．感染者の血液からは肝炎発症後 3 週間程度ウイルスが検出される．糞便中にはさらに長期間存在し，発症後 3 カ月程度までウイルスが検出される場合もある[1)]．A 型肝炎ウイルスは酸や乾燥，熱に対して抵抗性であり，土壌中に 6 カ月間とどまって地下水を汚染した事例もある[2)]．また A 型肝炎ウイルスは貝類に濃縮されて存在するため，生カキの摂取が感染源となることが知られている（110 頁参照）．

③どのようにして感染するのか

海外においていまだ上下水道などの衛生環境が整っていない地域ではウイルスが常在しており，住民は幼児期に不顕性感染し，終生免疫をもっている場合が多い．わが国でも高齢者の多くは免疫をもっている一方，60 歳以下の抗体保有率は 2% 以下である．A 型肝炎ウイルスに感染した細胞は細胞変性をおこさないことからウイルスが直接肝細胞を傷害するわけではなく生体の免疫応答により感染細胞が排除され，肝炎症状を引きおこしていると考えられている．肝臓で増殖したウイルスは分泌膜小胞に類似した疑似的なエンベロープに覆われて細胞外へ放出され，肝臓内での感染拡大に関与している．このウイルス粒子を覆う膜は中和抗体からウイルスを防御するなど宿主の免疫から逃れるのに役立っている可能性がある．ウイルスが便中に排泄されると膜は脱落し，エンベロープのないウイルス粒子として環境中で安定して存在し，糞口感染で人から人へ伝搬する[3)]．

わが国では現在感染の機会は少ないが，時折食中毒としての小規模な集団発生がみられる．ウイルスに汚染された輸入生鮮品や感染した調理従事者が感染源として報告されている．男性同性愛者間での性感染症としての流行も報告されている．経口感染以外にも血液製剤からの血液を介した感染例も報告されているが，現在その可能性は低い．また唾液を介しても感染が成立することが確認されている．

④どのような感染症をおこすか

A 型肝炎ウイルスに感染すると 1 カ月程度の潜伏期間ののちに急性肝炎を発症する．症状としては全身倦怠感，発熱，食欲不振，黄疸，悪心・嘔吐などがみられる．下痢も生じるが頻度は高くない．感染は一過性で通常予後は良好であるが，重症化する例もある．一般に小児では不顕性感染や軽症が多いが，成人では重症化しやすい．慢性化はせず感染から回復すると終生免疫を獲得する．急性肝炎はA型肝炎ウイルスに対するIgM抗体を検出することで診断される．ウイルス特異的な治療法はなく対症療法を行う．

3 消化器以外の症状を呈する微生物

食中毒や感染性胃腸炎の急性期症状として代表的なものは，上部消化管症状の悪心，嘔吐や下部消化管症状の下痢（水分の多い非有形便）などである．急性下痢症には軽症から重症まであり，非炎症性とされる水様性下痢を主訴とする感染症と炎症性の感染症とに分かれるが，通常いずれも消化器症状を呈することが多い．しかしながら消化器系（経口）感染症のなかに消化器症状以外を呈する例がある．ここではその例としてボツリヌス菌およびサルモネラ属菌を取り上げる．

（1）ボツリヌス菌（*Clostridium botulinum*）

①どのような細菌か（図2-24）

ボツリヌス菌は，グラム陽性の偏性嫌気性の有芽胞桿菌である．周毛性の鞭毛を有し，芽胞は中央にあるか偏在する．本菌の芽胞は強く，不活化には100℃では3時間以上を要する．121℃で10分程度，また180℃のオーブンでは5～15分で不活化される．

ヒトに中毒を引きおこすのはA,B,E,F型で，世界中の河川，湖沼，土壌中に分布しているが，わが国ではC, E型が検出される．ボツリヌス毒素は抗原性でA～G型に分類されるが，薬理学的には同一の神経毒である．

感染症法において4類感染症・全数把握疾患に指定されている（「感染症にかかわる法律」202頁参照）．

②どのようにして感染するか

自然分布は環境中であり，食品材料に付着した菌が嫌気性の食材環境で増殖し，食卓に上り，これをヒトが摂食して経口感染するものと推察される．宮崎県でのパーティ会場でのキャビアの瓶詰（1969年）や，熊本県の辛子レンコン事件（1984年）などにみられるように，近年の特徴としてわが国ではほとんど検出されない型の菌が増加していることは，原因食品のいずれかが国外産である可能性も否定できない．

図2-24 ▶ボツリヌス菌

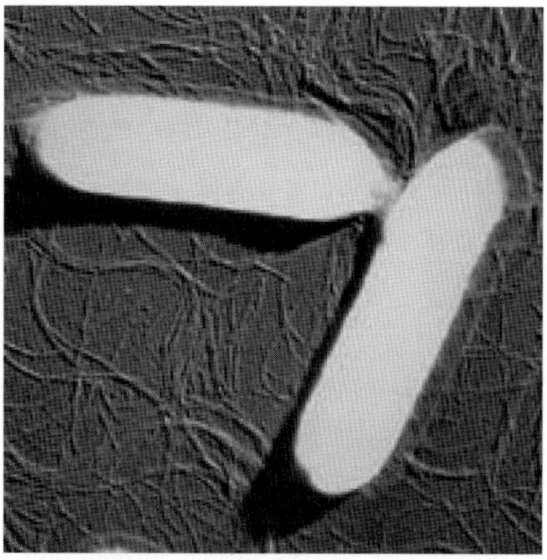

農林水産省ホームページより（写真：東京都健康安全センター提供）

③どのような感染症をおこすか

ボツリヌス毒素は，菌体内で産生され，菌の自己融解によって菌体外に放出される．外部では100℃，1分間，75～85℃では5～10分間の加熱で不活化される．毒性成分1分子と無毒成分1分子の複合体の形で食品中につくられる．また，この複合体によって毒性成分が安定化され，胃酸やペプシンによる分解から守られることになる．毒素の作用点はアセチルコリンを伝達物質とする神経筋接合部，副交感神経終末で，毒作用の本体は亜鉛依存プロテアーゼ活性である．シナプス小胞付随タンパク質を特異的に切断，アセチルコリンの放出を阻害する．

本毒素は自然界で最強の毒ともいわれ，数 pg で（ピコグラム；10^{-12}g，1 兆分の 1 g）マウスの致死量となる．食中毒では小腸上部から吸収されリンパ液中で複合体から毒性成分が解離して全身を回り神経筋接合部に到着，シナプス終末内で毒作用を発現し，筋弛緩を現すと推論されている．食中毒では，潜伏時間は食品摂取後 2 ～ 40 時間とされ，胃腸症状にまして，めまい，複視，眼瞼下垂，嚥下困難など運動神経麻痺症状が現れ，発熱はなく死因は呼吸筋麻痺である．致死率は 30％に及ぶこともある．このような症状から，わが国最初の事例でも診断は脳卒中とされたといわれている．治療としての抗毒素血清療法は，発症後では効果が弱いともいわれているが，抗毒素血清と人工呼吸が行われる．

④予防

統計によれば，1951 年にわが国で最初に報告された事例は E 型であり，その後 50 年間で 117 例が報告されている．患者数 541 名うち死亡数は 116 名で非常に致命率が高い．原因食は北海道や東北地方で多くつくられる自家製の「飯寿司（いずし；魚の発酵食品）」が多くみられ，また E 型菌が土壌から検出されることから，可能なかぎり自家製の飯寿司の摂食を控える．

(2) サルモネラ属菌

①どのような細菌か

サルモネラ属菌は，グラム陰性，腸内細菌科の通性嫌気性菌である．真っ直ぐな桿菌で特徴的な周毛性鞭毛をもち，運動性を有する（**図 2-25**）．ヒトや各種の動物，特にほ乳類，鳥類，両生類，爬虫類の腸管に常在細菌として生息しており，さまざまな感染症を引きおこすことで知られる．従前の Kauffmann-White の分類によると血清型は約 2,000 であり，これらをそれぞれ種として取り扱っていたが，相違点が大きくないことから，21 世紀になりただ 1 種，*S.enterica* に分類統一されることとなった（しかしながらかつての名称で示されることもある）．血清型は，O 抗原，莢膜 Vi 抗原，H1 および H2 抗原により決定される．サルモネラ属菌による感染症の病型は食中毒型と敗血症型に分かれる．

a．食中毒型

食中毒型は多い．*S. Typhimurium*, *S. Enteritidis* などが原因菌として分離される．

いわゆる感染型食中毒の典型的なもので，近年耐性菌の出現も増加の傾向を示し，感染後治癒と思われても胆嚢などに保菌状態が続くことがある．腸管感染症（いわゆる食中毒型）はサルモネラ症とまとめられる．病原因子として Salmonella pathogenicity island 1（SP I -1）の侵入初期の関与が指摘されている．

図 2-25 ▶サルモネラ菌（鞭毛染色）

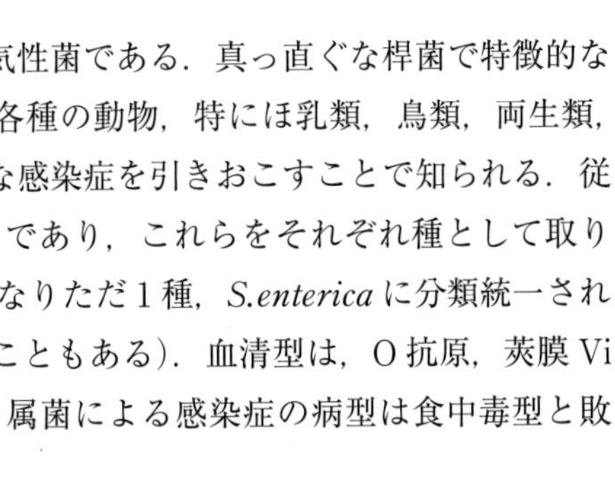

b．敗血症型（腸チフス，パラチフス）

腸チフス（*Salmonella enterica serovar* Typhi）およびパラチフス（*S.enterica serovar* Paratyphi A）が代表的で，感受性を有するのはヒトのみである．開発

途上国では，環境上しばしば流行がおこり，重大な事態を引きおこすことがある．SPⅠ-1 に加えSPⅠ-2 の 2 種の病原遺伝子をもち，Ⅲ型分泌機構（菌体内でつくる蛋白を菌体外に分泌する装置．宿主内に直接蛋白を注入できる）で分泌されるエフェクター分子が病態形成にかかわっていると考えられている．

②どのように感染するのか

一般に経口感染後，M 細胞*や腸管上皮細胞に接着したのち病変が進行する．

詳細はいまだ不明なことが多いが，*hil* 遺伝子が関与しているとの説がある．サルモネラは，細胞内寄生性を示し，マクロファージに取り込まれても増殖可能な食菌抵抗性の因子が関与しているともいわれている．

ブタ，ウシ，ニワトリなどの感染動物の肉，卵，乳類が，主たる感染源であるが，ミドリガメが保菌動物となる感染例も知られており，動物由来の感染経路も存在する．通常，中間宿主は介さずにヒトからヒトへの感染伝播である．腸チフス，パラチフスともに感染症法の 3 類感染症に指定されており（「感染症にかかわる法律」202 頁参照），いずれも接触・経口感染である．流行の際には感染源の特定が重要である．

＊回腸の粘膜隣接リンパ組織であるパイエル板に一致して存在する上皮細胞で，吸収を行う小腸上皮細胞とは異なり，微繊毛をもたない．腸管内の抗原を取り込み，パイエル板内の免疫細胞に抗原の情報を伝える．

③どのような感染症をおこすか（図 2-26）

頭痛，発熱，嘔吐，下痢などをおこす．下痢は水様性で，粘液や血液をみることがある．通常 1 週間程度であり，血液中に菌は認められないことが多いが，小児の敗血症型では致命率が上昇する．

経口摂取された菌は小腸粘膜に侵入後，腸管粘膜下あるいは腸間膜リンパ節で増殖するが，一般に感染の成立には比較的多量の菌数が必要とされる（10^3 ～ 10^8 個）．菌はさらにリンパ管を経由し

図 2-26 ▶腸チフスの病状経過

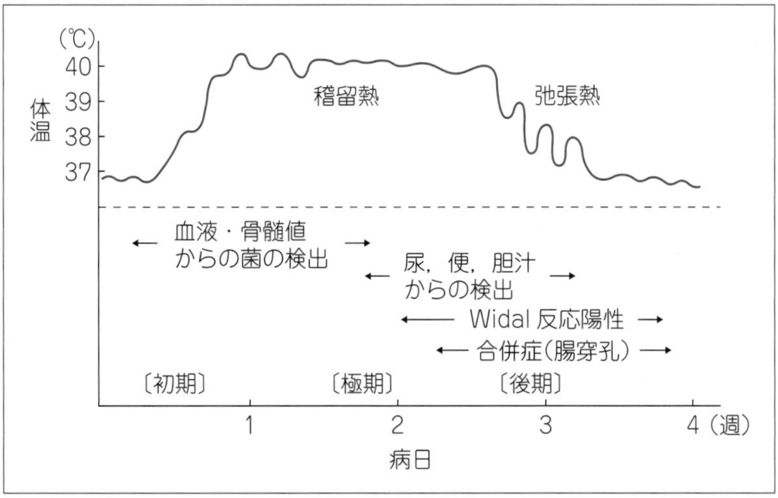

（平松啓一監修：標準微生物学．11 版，医学書院，2012，p181 より）

て血液中に入り，敗血症状態をきたす．高熱，白血球減少，バラ疹や脾腫がみられる．1週間頃から血中に菌が見出され，2週目には各臓器に膿瘍や肉芽腫が現れる．菌は胆汁，尿中，糞便に，さらにバラ疹からも証明される時期を迎える．さらに進むと腸管出血，穿孔が現れる．多剤耐性に注意しながらの化学療法の後，菌が胆嚢などに残存すると長期間保菌者となることがあり，このようなケースが次の感染源となりやすい．治癒後の獲得免疫は強力である．致命率が10%となることもある．

④予防

食中毒型の主たる感染源は保菌動物によって汚染された鶏卵や食肉などであり，特に最近の *S. Enteritidis* は鶏卵汚染問題が中心である．卵殻のみならず，内部の汚染がしばしばで，洋菓子のティラミスが原因食品となった例もある．

患者および保菌者が感染源であり，治癒後の病後保菌者には注意を要する．また，病院，施設などの場合は日常的な感染予防が徹底されるべきである．

感染経路と感染防止策

(1) 糞口感染

腸管感染をおこす病原体の多くは糞便に排出され，新たな感染源となって，糞便に汚染された手指，食品などを介して次の感受性宿主に経口感染する．このような経路で感染する場合を糞口感染といい，消化器系の感染症をおこす微生物の大部分がこの様式で伝播する．糞口感染は飲料水，食品，ヒトを介しておこる．

(2) 医療施設内でアウトブレイクをおこす感染症への対策

糞口感染により伝播する感染症はしばしば医療施設内でアウトブレイクをおこすことがある．以下に代表的な2つの感染症の感染経路と感染防止対策について述べる．

①ノロウイルス胃腸炎（感染性胃腸炎）

感染性胃腸炎のうち冬季に最も多いのがウイルス性胃腸炎であるが，そのなかでも代表的なのがノロウイルス胃腸炎である．ノロウイルス胃腸炎は高齢者介護施設でのアウトブレイクや死亡事故の報告が多数あり，毎年注意喚起がなされている．

ノロウイルスの感染経路は汚染された食品を介して感染する食中毒と，感染した者の吐物・排泄物からの二次感染の2種類がある．ノロウイルスは，あらゆる年齢の人に急性胃腸炎をおこし，ウイルス量が100個以下の極少量でも感染する感染力の強いウイルスであり，感染経路の遮断として，手指衛生の遵守があげられる．食事前，トイレ後，患者ケアの前後，環境面に触れた後など手指衛生を行うタイミングが重要である．また，エンベロープをもたないノロウイルスはアルコールに抵抗性を示すため，ウイルス性胃腸炎が疑われる場合は流水と石けんによる手洗いを実施することが望ましい．

ノロウイルスは小腸の上皮細胞で増殖し，下痢症状などを引きおこすため排泄物に多量のウイルスが含まれる．CDCの「隔離予防策のためのガイドライン」では，おむつをしている人，または失禁のある人に対して罹病期間中はアウトブレイクの制御のためにも接触予防策を適用すると述べている．

さらにウイルスは吐物や排泄物からエアロゾル化してまれに空気感染をおこす可能性があるため，吐物や排泄物によって汚染された場合は速やかに処理し，汚染した区域を清掃するときはマスクを装着することが望まれる．現在，ノロウイルスに効果があるとされている消毒薬は次亜塩素酸ナトリウム製剤である．汚物処理にはできるだけ用時調製された1,000 ppm 次亜塩素酸ナトリウム希釈液の使用や処理方法を記載したマニュアルを作成し，周知徹底しておく必要がある．

②ディフィシル菌（クロストリディオイデス・ディフィシル Clostridioides defficile）感染症（CDI）

感染性大腸炎の一種である偽膜性大腸炎のほとんどは，クロストリディオイデス・ディフィシル（Clostridioides *defficile*）が原因で引きおこされるといわれ，わが国でもアウトブレイクがしばしば報告されている．

患者の排泄物にクロストリディオイデス・ディフィシルが含まれているため，医療・介護施設などで排泄ケア（おむつ交換）を実施した医療従事者・介護者の手を介した伝播、汚染された環境への接触による伝播のリスクが高い．罹病期間中は接触予防策を付加する．

アルコールには芽胞に対して効果がないため，芽胞菌であるクロストリディオイデス・ディフィシル対策には，流水と石けんによる手洗いを実施することが必要である．

参考文献

2.2-2)

1) Yotsuyanagi, H. et al. : Prolonged fecal excretion of hepatitis A virus in adult patients with hepatitis A as determined by polymerase chain reaction. Hepatology, 24：10-13, 1996.
2) De Serres, G. et al. : Molecular confirmation of hepatitis A virus from well water: epidemiology and public health implications. J Infect Dis, 179：37-43, 1999.
3) Lemon, S.M. et al.：Type A viral hepatitis：A summary and update on the molecular virology, epidemiology, pathogenesis and prevention. J Hepatol, 68：167-184, 2018.

2.2- 感染経路と感染防止策

Siegel, J.D., Rhinehart, E. et al. and the Healthcare Infection Control Practices Advisory Committee：2007 Guideline for Isolation Precautions：Preventing Transmission of Infectious Agents in Healthcare Settings. 2007.（2021.8.4 アクセス）
https://www.cdc.gov/infectioncontrol/pdf/guidelines/isolation-guidelines-H.pdf

4) 坂本史衣：基礎から学ぶ医療関連感染対策（改定第2版）標準予防策からサーベイランスまで．南江堂，2012.
5) 洪　愛子編：ベストプラクティス NEW 感染管理ナーシング．学研，2010.

CDC：Guideline for the Prevention and Control of Norovirus Gastroenteritis Outbreaks in Healthcare Settings. 2011.
https://www.cdc.gov/infectioncontrol/guidelines/norovirus/index.html/Norovirus-Guideline-2011.pdf（2021.8.4 アクセス）

6) 公益社団法人日本化学療法学会・一般社団法人日本感染症学会 CDI 診療ガイドライン作成委員会：Clostridioides（Clostridium）difficile 感染症診療ガイドライン．感染症学雑誌，94(1)：1-85，2020.

2.3 皮膚や軟部組織の病変中に存在する微生物

微生物の感染によって生じる皮膚や軟部組織（線維組織や脂肪組織，血管，筋組織，末梢神経組織の総称）の病変としては，蜂窩織炎《ほうかしきえん》や膿瘍といった化膿性病変，発疹，水疱，疣贅《ゆうぜい》（いぼ）があげられる．

皮膚は厚い重層扁平上皮に覆われており，皮膚に付着した微生物は角質とともに脱落すること，pH が弱酸性に維持されていることから，健康で無傷な皮膚は微生物の侵入を許さない．しかし，創や血管内留置カテーテルなどにより侵入門戸が存在すると，そこから皮膚に常在する細菌が侵入し，多くは化膿性の炎症をおこす．

真皮や皮下組織，筋肉などの軟部組織の膿瘍は，皮膚の化膿性病変から直接波及したり，原因細菌が血液を介してこれらの組織に到達したりすることによって形成される．紅斑や丘疹，水疱といった発疹や疣贅などの皮膚症状は侵入部位での一次複製の後，血液を介して皮膚に到達したウイルスあるいは接触を通して皮膚に感染したウイルスによって形成される．

1 化膿性病変をつくる細菌

化膿性病変は，細菌に対する防御の主役である好中球の浸潤が炎症部位に大量にみられることが特徴であり，細菌の感染によって生じる．大量の好中球の浸潤を引きおこし，化膿性病変を形成する細菌を化膿性細菌という．感染部位に遊走した好中球は殺菌の過程でリソソームから蛋白分解酵素を放出する．これが好中球自身と感染部位の組織を融解することによって化膿巣が形成される（膿は好中球と融解した組織から構成され，化膿性病変を引きおこした細菌を大量に含んでいる）．蜂窩織炎は，好中球が広い範囲に遊走することによって病変が広範囲に拡大しているものであり，膿瘍は好中球の遊走が狭い範囲に限られ，病変が限局している状態である（**図 2-27**）．

図 2-27 ▶ 皮膚・軟部組織の化膿性病変

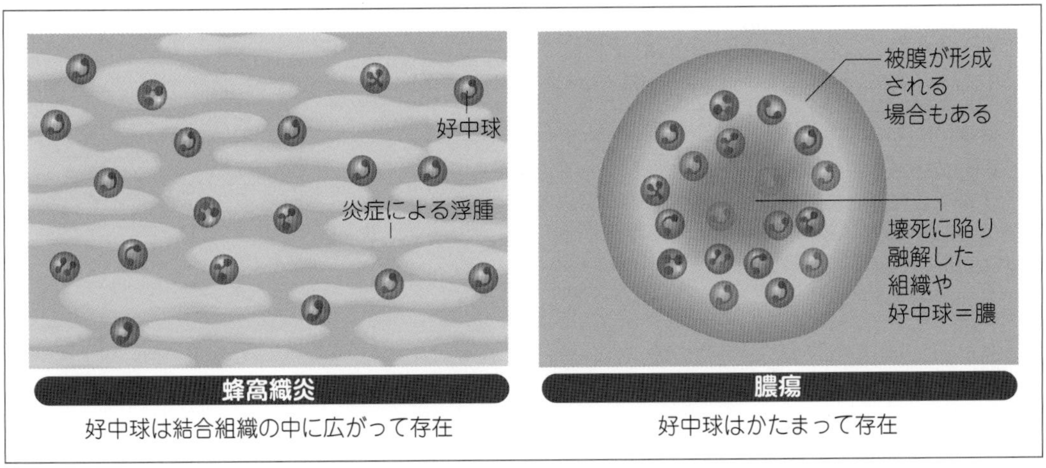

化膿性病変が形成されるということは，大量の好中球が感染部位へ遊走するということ，つまり細菌が好中球によって殺菌されにくいことを意味している．したがって化膿性病変をおこす細菌は，好中球による食菌から逃れる手段を有している．また，細菌が宿主の組織を分解するような酵素を産生する場合にも，組織の融解がおこり，化膿性病変が形成される．

皮膚や軟部組織に化膿性病変をつくる代表的な細菌としては，黄色ブドウ球菌，化膿レンサ球菌，緑膿菌があげられる．

(1) 黄色ブドウ球菌

黄色ブドウ球菌は，グラム陽性通性嫌気性菌で，健康な人の皮膚や鼻腔・咽頭などに常在している．したがって皮膚に傷があると容易に傷口から侵入して化膿性病変をおこす．毛孔から侵入した場合には，癤《せつ》（フルンケル）・癰《よう》（カルブンケル）が発生する．黄色ブドウ球菌の細胞壁には，結合組織中のフィブロネクチンと結合するフィブロネクチン結合因子という蛋白質があり，宿主の組織へ定着することができる．

黄色ブドウ球菌は菌体外酵素や蛋白質などによって好中球による食菌から逃れ，化膿性病変をつくると考えられる．

①コアグラーゼ，クランピング因子（図 2-28）

炎症部位の滲出液中のフィブリノーゲン（可溶性）をフィブリン（不溶性）として菌の感染部位周辺で凝固させ，食細胞や抗体が到達できないようにする．その一方で，フィブリンを溶解する作用をもつスタフィロキナーゼも産生する．凝固したフィブリンの中で増殖した菌が周囲へ広がっていくときにはこの酵素がはたらくと考えられている．

図 2-28 ▶コアグラーゼ，クランピング因子のはたらき

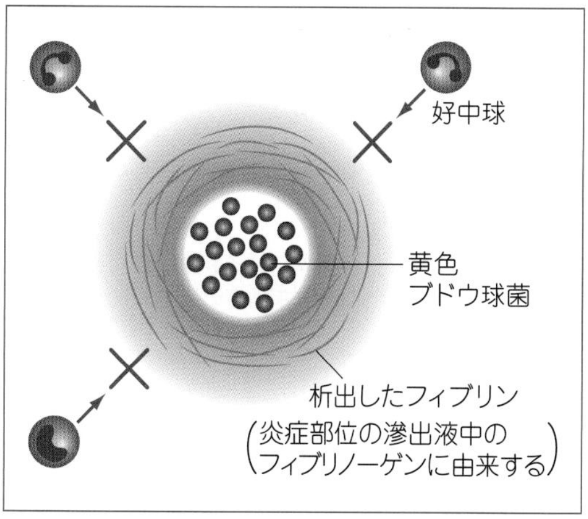

②プロテイン A（図 2-29）

ほとんどの黄色ブドウ球菌の細胞壁に存在する．抗体の Fc 部分（抗原が食細胞の受容体に結合するときの結合部位）に結合して，食細胞が抗体と結合した菌を認識できないようにする（オプソニン効果の阻害）．

③ロイコシジン

白血球を殺す毒素．白血球を殺すことによって食菌や免疫応答から逃れる．

④プロテアーゼ，DNase，リパーゼ

それぞれ感染組織の蛋白質，核酸，脂質を分解して，膿の形成にかかわり，また感染を周囲に広げていく．菌の増殖のために必要な栄養素を確保する．

(2) 化膿レンサ球菌（A 群レンサ球菌）

化膿レンサ球菌（A 群レンサ球菌）はヒトの咽頭に常在し呼吸器感染症を引きおこすが，創傷感染による膿《のう》痂《か》疹《しん》，丹毒，蜂窩織炎，猩紅熱の原因でもある．化膿レンサ球菌は多くの菌体外毒素や酵素を産生するため，これらが複合的に作用して皮膚の化膿性疾患を引きおこすと考えられている（**図 2-30**）．

①発赤毒素

猩紅熱の発熱，発赤の原因となる毒素で，発熱毒素，猩紅熱毒素，ディック毒素とも呼ばれる，多様な生物学的活性をもつ毒素であり，T 細胞を過剰に活性化し（「スーパー抗原」38 頁参照），高熱や皮膚発疹，皮膚の欠落，苺舌などの症状を引きおこすと考えられている

図 2-29 ▶プロテイン A のはたらき

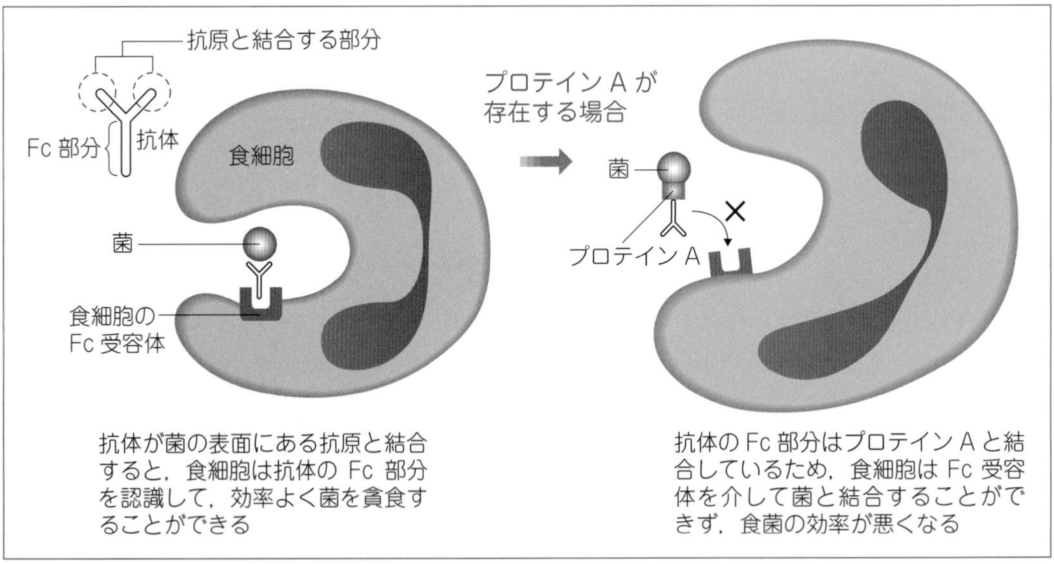

図 2-30 ▶化膿レンサ球菌による病態

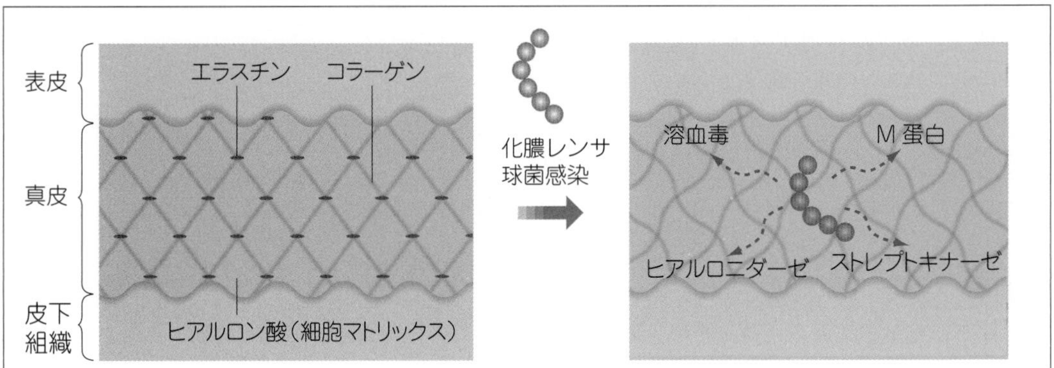

②溶血毒（ストレプトリジン O，ストレプトリジン S）

溶血毒は赤血球に細胞傷害性をもつ毒素であるが，白血球などの免疫系の細胞の溶解作用ももつ．これにより，組織の破壊，生体防御系のかく乱がおき，局所の炎症や皮膚の化膿性疾患の原因となると考えられている．

③ M 蛋白質

化膿レンサ球菌の細胞壁蛋白質の一種．白血球による貪食作用を阻害するはたらきがある．

④その他

ヒアルロニダーゼ，ストレプトキナーゼなどの作用により組織を傷害し，化膿レンサ球菌の組織内の拡散を助ける．

（3）緑膿菌（図 2-31）

緑膿菌はグラム陰性の好気性桿菌で，土壌や水などの環境中に広く分布している．緑膿菌の病原性は低く，健康な人に対する影響はほとんどない．抵抗力の落ちた易感染者に対しては局所，全身を問わずさまざまな感染症を引きおこすため，特に医療施設では注意が必要である．熱傷部位，褥瘡から高頻度に分離され，毛嚢炎，角膜潰瘍などの化膿性疾患をおこす．

①エラスターゼ

気道上皮細胞間の結合や細胞間マトリックスを破壊し，菌体の組織への侵入や組織内への広がりを助けるはたらきがある．

図 2-31 ▶緑膿菌の病原因子と皮膚，軟部組織疾患

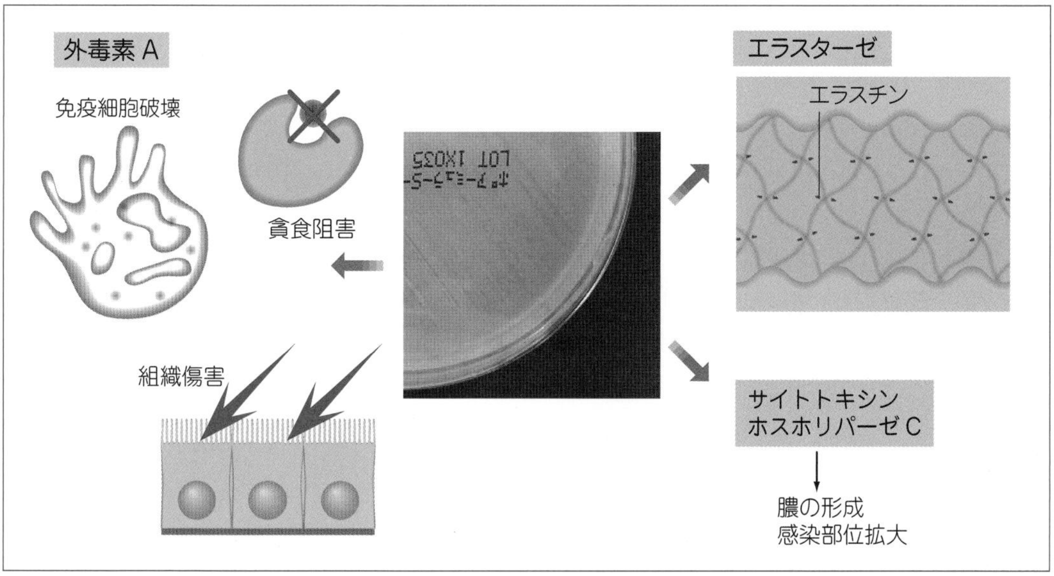

（カラー口絵参照）

②外毒素 A

免疫細胞の破壊，貪食阻害，組織傷害などにより感染部位の拡大がおこりやすくなると考えられている．

③サイトトキシン，ホスホリパーゼ C

サイトトキシンは黄色ブドウ球菌のロイコシジンと同様に白血球を傷害する作用をもつ．ホスホリパーゼ C は組織を傷害し，炎症反応を刺激することにより膿の形成や感染部位の拡大に関与している．

④エフェクター分子

近年，病原細菌の一部で病気の原因となる物質を直接標的細胞に注入する新たな分泌装置が見つかり，それによって分泌されるエフェクター分子も数多く発見されている．緑膿菌でも外毒素 S, T，U，Y が発見され，貪食細胞からの回避，抗炎症作用，組織損傷修復阻害など多くの作用が明らかとなっている[1]．

2 水疱をつくるウイルス

水疱は感染症の皮膚に現れる代表的な症状である．成因のひとつに，ウイルスが皮膚で増殖した結果，炎症反応がおこり，皮膚や粘膜に漿液*が限局性に溜まることがある．

＊炎症が軽度な場合にみられる浸出液．蛋白質や炎症細胞をあまり含まず，血清に近い．

(1) 単純ヘルペスウイルス

単純ヘルペスウイルス 1 型（herpes simplex virus type 1，HSV-1）と 2 型（HSV-2）がある．HSV-1 は口腔（口唇ヘルペス）や眼，HSV-2 は主に生殖器（性器ヘルペス）に感染する．初感染の潜伏期は 2 ～ 10 日であり，初感染では限局性に小水疱の集簇（ヘルペス）が発生する．

(2) 水痘・帯状疱疹ウイルス

初感染では水痘を発症する．潜伏期は 2 ～ 3 週間ほどで，発熱（37 ～ 38℃）や全身倦怠感とともに，全身に小紅斑が出現する．水痘は乳幼児～学童前半期に好発し，近年では初感染年齢が上昇し，成人の水痘も増加傾向にある．

初感染後に神経節に潜伏感染した水痘・帯状疱疹ウイルスの回帰感染により，帯状疱疹が発症する．一定の神経支配領域に一致した皮膚に，多数の疱疹が帯状に配列する．肋間神経領域が最も多く，次いで顔面（三叉神経領域）に発生する．前駆症状を伴うことが多い．発疹出現の数日前から神経痛や知覚異常が続き，やがて浮腫性の紅斑を生じる．続いて小丘疹が発生し，水疱へ変化する．水疱はやがて破れてびらんとなり，痂皮形成を経て 2 ～ 3 週間で治癒する．

(3) コクサッキーウイルス，エンテロウイルス

手足口病を発症する．コクサッキーウイルス A16 型とエンテロウイルス 71 型が主であり，ウイルスは腸管で増殖し，糞便や咽頭分泌液中に排出される．ウイルスを含む飛沫から経口感染し，感

染力は強い．1～2歳の乳幼児に好発し，夏季に流行をみる．2～5日間の潜伏期を経て突然発症し，約半数の症例で，1～2日間の微熱を伴う．手掌足底のほか膝関節や殿部などに，紅暈を伴う小水疱が散在する．破れることもなく4～7日で消失する．頬粘膜や舌にも紅斑や水疱，アフタ様びらんを生じる．数個から数十個発生し，有痛性であるが，数日で消失する．

3 疣贅・皮膚腫瘍をつくるウイルス

(1) ヒトパピローマウイルス（*Human papillomavirus*；HPV）

ヒトパピローマウイルスはエンベロープをもたない正二十面体対称型の小型のDNAウイルスである．皮膚・粘膜などの扁平上皮の良性腫瘍である疣贅，乳頭腫（パピローマ）を引きおこす．HPVは局所で増殖し，上皮の増殖性病変を引きおこすが，ウイルス血症はおこさない．HPVの型は100種類以上が知られており，粘膜病変を引きおこす粘膜型と皮膚病変を引きおこす皮膚型に大きく分けられる．HPVは良性腫瘍を引きおこすウイルスであるが，粘膜型のHPV16, 18などは子宮頸部，陰茎に感染し，子宮頸がん，陰茎がんの発がん因子となっている．

HPVは皮膚と皮膚の接触あるいは性行為により伝播する．外陰部疣贅（尖圭コンジローマ）は性行為感染症で最も多くみられる感染症である．疣贅（**図2-32**-①，②）は小児および若年者に多くみられ，潜伏期は数カ月～半年である．病変は自然退縮する傾向にあるが，数カ月～数年にわたり持続する（平均1～1.5年）．液体窒素凍結療法が有効とされている．

図2-32▶疣贅・皮膚腫瘍をつくるウイルス

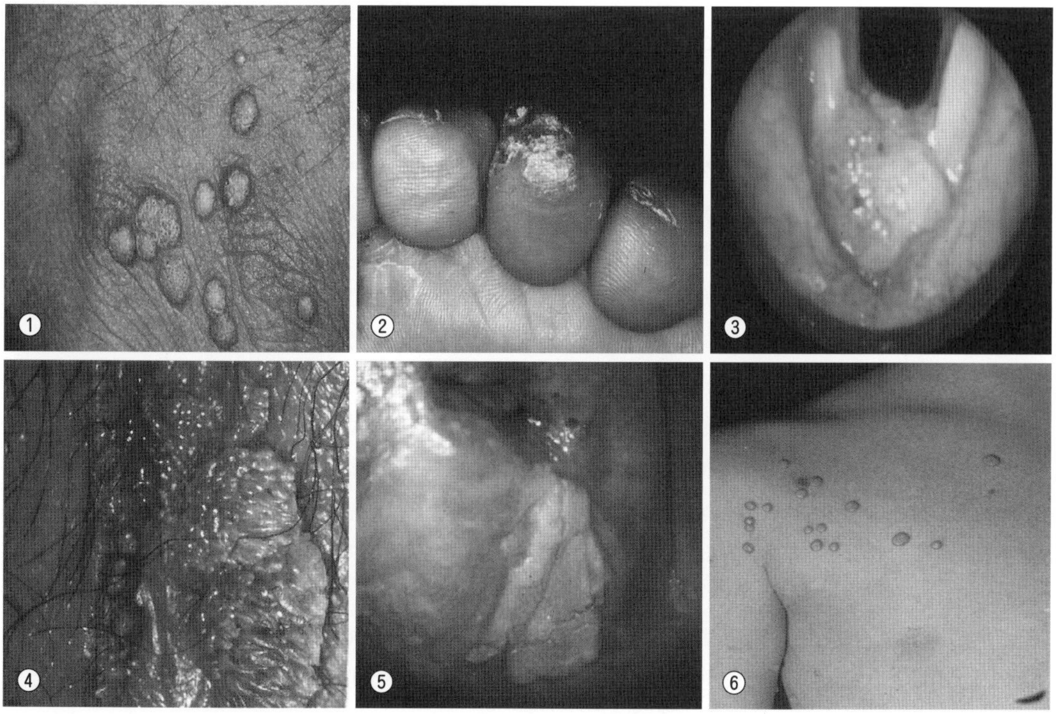

①疣贅（手背），②疣贅（足底），③若年性喉頭乳頭腫，④尖圭コンジローマ（外陰唇），⑤尖圭コンジローマ（子宮頸部），⑥伝染性軟属腫

若年性喉頭乳頭腫（**図 2-32-③**）は，尖圭コンジローマ（**図 2-32-④**，⑤）をもつ妊婦に感染したHPV6, 11型が出産時に産道で新生児に感染して生じる．再発を繰り返し，難治性である．多くの若年性喉頭乳頭腫は成人になると自然退縮する．

(2) 伝染性軟属腫ウイルス（*Molluscum contagiosum virus*）

伝染性軟属腫ウイルスは天然痘ウイルスと同じポックスウイルス科に属し，エンベロープをもつ複雑型の大型のDNAウイルスである．伝染性軟属腫（**図 2-32-⑥**）は痛み，痒み，炎症を伴わない柔らかな小丘疹で皮膚・粘膜に生じる（水いぼ）．病変の中心部には臍状のくぼみが生じる．

伝染性軟属腫ウイルスは接触により伝播し，小児に多くみられる．特に目の周囲，体幹にみられる．病変は患者の手指により全身に広がる場合が多い．

治療は外科的あるいは液体窒素による除去が効果的である．

4 褥瘡から検出される微生物

褥瘡とは，身体に加わった外力によって皮膚表層と骨のあいだの真皮や皮下組織など軟部組織の血流が低下，停止した状態が一定時間持続することによっておこる，組織の不可逆的な阻血性障害（「褥瘡予防・管理ガイドライン」の定義を参考）である[2]．皮下組織が少なく，骨が突出している後頭部，仙骨部，腸骨部，大転子部，坐骨部，踵骨部などに好発する．

具体的な病変として，びらんや軟部組織の壊死とその結果発生する潰瘍がみられることが多い．つまり，皮膚のバリアが失われている状態であり，皮膚の常在菌や，好発部である仙骨部では糞便中の細菌が容易に褥瘡に感染する．骨にまで到達するような深い褥瘡では，褥瘡に感染した微生物が血中に入り，敗血症をおこすこともある．

褥瘡の創面から検出される微生物のほとんどは細菌である．頻繁に検出されるのは，グラム陽性菌では黄色ブドウ球菌（MRSA，MSSA），溶血性レンサ球菌，グラム陰性菌では緑膿菌，大腸菌，肺炎桿菌，腸球菌，エンテロバクター・クロアカなど，真菌ではカンジダ・アルビカンスである．また，壊死組織が存在していたり，ポケットがあると二次的に嫌気性菌に感染し，壊疽をおこすことが報告されている（「環境中の酸素と細菌の増殖」41頁参照）．

褥瘡が発生するような患者の多くは，脳血管障害による麻痺のように自力で身体に加わる外力を分散できないような状態，おむつの着用による皮膚の浸軟（皮膚がふやけた状態）など皮膚が外力に対して弱くなっている状態，栄養状態の低下や血流の障害によって創傷の治癒が阻害される状態を伴っている．その結果，創傷治癒が遅れ，難治化，慢性化する点が通常の創との違いである．

褥瘡が慢性化すると褥瘡への微生物の感染も慢性化し，菌が細胞外高分子物質を産生するようになる[3]．細胞外高分子物質で覆われた菌は，周囲から守られ，褥瘡にしっかりと定着する．さらに経過が長期にわたると，褥瘡あるいはほかの部位の感染症に対して投薬された抗菌薬のために，耐性菌の割合が増加してくる．

保菌であれば，抗菌薬や消毒薬を使用する必要はなく，細胞毒である消毒薬の使用は肉芽組織の増殖も妨げることになる．感染をおこしている場合には，治療が必要になるため，褥瘡の観察では保菌と感染を区別することが重要になる．

また，褥瘡も含め創傷のケアでは，湿潤環境を維持して創の治癒を促すためにドレッシング材で創面を覆うことが多い．感染をおこしている場合には，微生物の増殖を促進して創を悪化させるので，まずは感染の制御を最優先させる．感染症をおこしている状態では，菌数は保菌に比べて多くなり，褥瘡および周囲の発赤，腫脹，熱感，浸出液の量や性状の変化が認められる．また近年，保菌と感染症の境界にある状態としてクリティカル・コロナイゼーションという状態が指摘されている[4)]．ドレッシング材による浸潤環境の維持が，保菌している菌を増殖させて褥蒼の治癒を遅延させている状態で，抗菌薬の投与によって治癒が促進される．

感染経路と感染防止策

(1) 侵入門戸への対策

体の表面全体を覆う皮膚は，バリアとして微生物が侵入するのを防御しているが，損傷した皮膚はバリアが破綻している．そのような皮膚や粘膜に触れる場合は微生物を伝播させないための接触予防策を実施する．

(2) 感染経路対策

感染経路として，膿疱，水疱，疣贅に依存する微生物に直接触れる場合と，病変は皮膚に存在していても伝播は感染症を発症した患者の気道粘膜から排出された微生物を介しておこる場合があることを理解する必要がある．

CDCの「隔離予防策のためのガイドライン」では大きな感染褥瘡は接触予防策を実施するとされており，膿の排出がある場合や，ドレッシング材が使用されていない場合には，膿の排出が止まるあるいはドレッシング材により封じ込めることができるまで実施するとされている．創や浸出液，膿には微生物が存在するため，医療処置をする者への感染防止だけではなく，周りの環境の汚染による伝播の拡大を防止するために行う．直接または間接接触による感染経路を遮断することが重要である．

皮膚の病変でなく患者の気道粘膜の分泌物を介して伝播する感染症としては麻疹が重要である．近年，わが国では麻疹が流行し，院内感染の報告もある．医療従事者は自身の麻疹の既往や抗体価を把握しておく必要がある．麻疹の既往がない，または抗体価が低い者は患者に接する場合には空気感染予防策が必要であるが，基本的には患者に接することは厳禁である．ケアを行う医療従事者だけではなく，周りにいる入院患者，面会者などすべての人を考慮し，患者には空気感染対策を必要な期間実施する．

(3) ワクチンの接種

麻疹，水痘や子宮頸がんなどワクチンにより予防できる感染症に対しては，あらかじめワクチン接種により免疫を獲得しておく．

引用文献

1) 佐和貞治：病原性グラム陰性菌のⅢ型分泌—V抗原ワクチン・抗体療法の開発—．京府医大誌，120(9)：659-671，2011．
2) 日本褥瘡学会編：褥瘡予防・管理ガイドライン．照林社，2009．
3) James, G.A. et al.：Biofilm in chronic wounds. Wound Repair Regen，16:37-44, 2008.

4) 市岡滋：新 EEE に基づく創傷治療ケアの戦略—慢性創傷・難治性潰瘍へのアプローチ，最近の制御・感染対策．Home Care Medicine，5(11)：35-37，2007.

参考文献

2.3- 感染経路と感染防止策

1) 日本褥瘡学会教育委員会ガイドライン改定委員会：褥瘡予防・管理ガイドライン．第 4 版，日本褥瘡学会誌，17(4)：487-557，2015.
2) James, G.A. et al.：Biofilm in chronic wounds. Wound Repair Regen. 16：37-44, 2008.
Siegel, J.D., Rhinehart, E. et al. and the Healthcare Infection Control Practices Advisory Committee：2007 Guideline for Isolation Precautions：Preventing Transmission of Infectious Agents in Healthcare Settings. 2007.
https://www.cdc.gov/infectioncontrol/pdf/guidelines/isolation-guidelines-H.pdf（2021.8.4 アクセス）
3) 坂本史衣：基礎から学ぶ医療関連感染対策標準予防策からサーベイランスまで　改定第 2 版．南江堂，2012.
4) 洪　愛子編：ベストプラクティス　NEW 感染管理ナーシング．学研，2010.

2.4 性行為によって感染する微生物

性行為によって感染する微生物は，生殖器などから侵入し局所および全身の臓器で増殖し，再び生殖器などに排出され，性行為によって感受性を有する宿主に伝播する．性行為は、接触感染のなかでも最も濃厚な接触であり，感染伝播のリスクは非常に高いものである．

女性がこれらの微生物に感染している場合，分娩時に新生児に産道感染をおこし，免疫系の未熟な新生児では重篤な症状を引きおこす可能性がある．

近年，性習慣・行動が多様化しており，さまざまな細菌・ウイルスによる性感染症が増加傾向となってきている（**表 2-6**）．これらの感染症は，無症状の段階で次のヒトへ感染させることが多いこと，同時に複数のヒトへの感染源となり得ること，診断・治療の遅れが不妊や胎児・新生児への感染につながることなどから，公衆衛生上の大きな問題となっている．さらに最近では，薬剤耐性菌の出現も問題となっている．HPV，HBV 以外は効果的なワクチンはないために，感染曝露予防策の徹底が重要である．

表 2-6 ▶性感染症をおこす主な病原体

細菌	真菌	ウイルス	原虫	寄生虫
梅毒トレポネーマ 淋菌 クラミジア・トラコマティス マイコプラズマ 軟性下疳菌 その他	カンジダ 白癬菌	HIV（ヒト免疫不全ウイルス） HTLV （ヒトTリンパ球好性ウイルス） HPV（ヒトパピローマウイルス） HSV（単純ヘルペスウイルス） HBV（B 型肝炎ウイルス） HCV（C 型肝炎ウイルス）	赤痢アメーバ トリコモナス原虫 ランブル鞭毛虫	疥癬 ケジラミ

1 性行為によって感染する細菌

細菌感染症では，梅毒，淋菌感染症，性器クラミジア感染症が特に重要である．梅毒は，感染症法により5類感染症・全数把握疾患（すべての医師は7日以内に報告），淋菌感染症と性器クラミジア感染症は5類感染症・定点把握疾患（性感染症定点医療機関の医師は月単位で報告）に規定されており，地域における感染症発生の動向を各自治体の感染症情報センターが公表している．

(1) 梅毒トレポネーマ（*Treponema pallidum*）

①どのような細菌か

スピロヘータ属に属するらせん状の菌で，直径は 0.1 ～ 0.2 μm，長さは 6 ～ 20 μm である（**図 2-33**）．通常の光学顕微鏡では視認できず，暗視野顕微鏡で観察する．試験管培養はできない．梅毒トレポネーマにとって，ヒトが唯一の宿主である．

②どのようにして感染するか

梅毒患者の傷に存在する梅毒トレポネーマが，性行為などによって直接接触した皮膚や粘膜（外陰部，膣，肛門，直腸，口唇，口内）に侵入することで感染する．妊娠中の母親から，胎児が経胎盤的に感染することもある（先天梅毒）．感染期には梅毒トレポネーマは唾液中にも存在する．

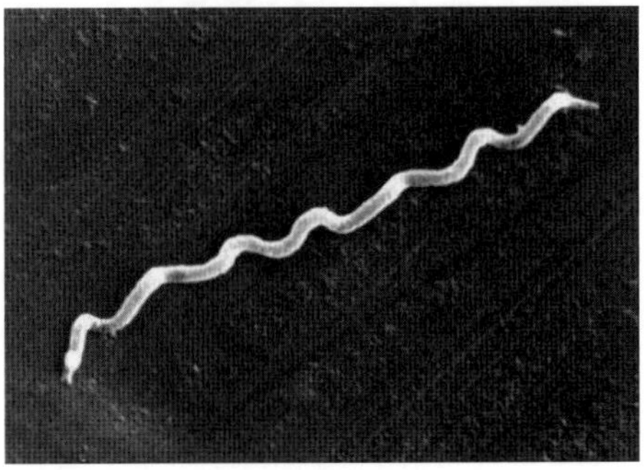

図 2-33 ▶梅毒トレポネーマの電子顕微鏡像（ネガティブ染色）

（国立感染症研究所ホームページより）

③どのような感染症をおこすか

a．病変・症状

男女ともに，感染後 3 週間の潜伏期の後に，第 1 期梅毒，第 2 期梅毒，第 3 期梅毒といった多彩な臨床病態が出現する．

第 1 期梅毒（3 週〜 3 カ月）：梅毒トレポネーマが侵入した部位（男性では包皮・亀頭部，女性では大・小陰唇などの生殖器など，ときに口唇や手指）に，直径 1 cm 程度の小円形で無痛性の硬い傷である硬性《こうせい》下《げ》疳《かん》（chancre；初期硬結が潰瘍化したもの）が出現する．当初は，赤い丘疹として出現するがやがて潰瘍化し，浸出液が出るようになる．この浸出液には，多くの梅毒トレポネーマが存在する．4 〜 6 週間ほどで硬性下疳は消失するが，梅毒血清反応は陽転する．

第 2 期梅毒（3 カ月〜 3 年）：梅毒トレポネーマは全身に広がり，かゆみを伴わない発疹が全身に出現する．体幹・四肢・顔面に出現したものは，淡紅色を呈しておりバラ疹という．頬部・舌部・歯肉部には有痛性の白色粘膜疹が，手掌・足底部には赤褐色の丘疹性梅毒疹が，外生殖器・肛門周辺には扁平の隆起性腫瘤（扁平コンジローム）が出現する．皮膚病変のほかには，発熱，全身倦怠感，リンパ節腫脹，脱毛，髄膜炎など多彩な病態が出現し，欧米では医師の診断を迷わせる百面相（great imitator）に例えられる所以である．5 年ほど症状は出現と消退を繰り返す．

第 3 期梅毒（3 年〜 10 年）：主として，心血管系と神経系に病変が及ぶ．心血管梅毒では，心臓弁にカルシウムの沈着を認め，弁膜疾患，大動脈瘤などを生じる．神経梅毒では，炎症性肉芽腫であるゴム腫（gumma）が神経組織を圧迫することにより運動失調，歩行不能，麻痺，神経障害の症状が出現する．ゴム腫が体表に発生すると，皮膚組織が破壊される．

b．診断・治療など

診断は，病変部から梅毒トレポネーマを検出するか，梅毒血清反応で確認する．血清反応には，梅毒脂質抗体検出法（RPR カードテスト：Rapid Plasma Reagin card test，ガラス板法）と梅毒トレポネーマ・パリディウム（TP）抗体検出法（TPHA 法：Treponema pallidum hemagglutination test，FTA-ABS 法：Fluorescent treponemal antibody-absorption）がある．梅毒脂質抗体検出法では，感染および治療に応じて反応するので，治療効果判定に利用できるが，生物学的偽陽性（Biological False Positive；BFP）がおこる．TP 抗体検出法は，特異性は高いがいったん陽転したものは陰性化しないため，治癒判定には用いられない．

治療は，ペニシリン系抗菌薬の投与を行う．神経梅毒ではペニシリン G 大量投与を行う．ペニシリンアレルギーがある場合には，テトラサイクリンやマクロライド系抗菌薬を使用する．治療数時間で，大量の梅毒トレポネーマが破壊されることにより，発疹の悪化，発熱，悪寒，全身倦怠感などの症状が出現することがあり，これをヤーリッシュ・ヘルクスヘイマー反応（Jarisch-Herxheimer reaction）という．

(2) 淋菌（*Neisseria gonorrheae*）

①どのような細菌か

ナイセリア属のグラム陰性で，直径 0.6 ～ 1.0 μm で腎臓・そら豆・コーヒー豆の形に似ている．単在または対をなして存在するために，球菌または双球菌と表現される（**図 2-34**）．新鮮な分離株では、線毛と莢膜様構造が存在するが，鞭毛は有さないため運動性はない．淋菌にとって，ヒトは唯一の自然宿主であり，粘膜上皮細胞で増殖する．外界に排出された菌は，1 ～ 2 時間の乾燥で死滅するが，分泌物の中では長時間生存し得るために病院内での感染管理上注意を要する．

図 2-34 ▶淋菌のグラム染色像（▶）

白血球が貪食したグラム陰性双球菌を認める

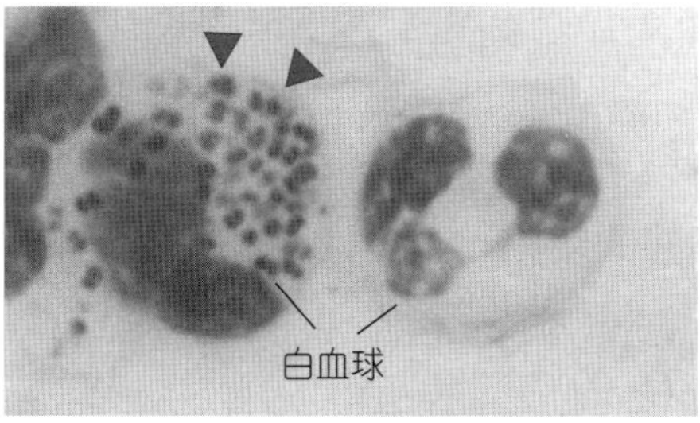

（国立感染症研究所ホームページより）

②どのようにして感染するのか

患者または無症状病原体保有者の尿または生殖器分泌物などに存在する淋菌が，性行為によって，主として男性の場合には尿道に，女性の場合には尿道ならびに生殖器（膣，子宮，卵管）に侵入することで感染するが，両者ともに眼の結膜，口，咽頭・喉頭，直腸，肛門にも感染することがある（「涙液や目からの分泌物，乳汁中に排出される微生物」153 頁参照）．淋菌が粘膜上皮細胞に到達すると，線毛を介して吸着し機械的に流されない（尿流に抵抗するなど）ようになる．また精子と遭遇すると線毛により淋菌が吸着され，精子の運動とともに感染が広がっていく．

③どのような感染症をおこすのか

ⅰ．病変・症状

男性の場合は，淋菌性尿道炎を呈することが多い（**表 2-7**）．2 ～ 9 日の潜伏期の後に膿性の分泌物，強い排尿時痛が出現する．ときに，精巣上体炎や前立腺炎をおこし，不妊や排尿困難をおこす場合がある．しかし最近では軽症（粘液性の分泌物，無痛性）である場合も報告されている．

女性では，男性より症状が軽く，無症状で経過することが多い．症状がある場合は，排尿時痛，灼熱感といった膀胱炎症状を呈するか，黄色または血性の膣分泌物を排出する．無治療で放置した場合には，主に子宮頸管炎を呈するが，卵管不妊症，骨盤炎症性疾患，慢性骨盤痛，肝周囲炎（Fitz-Hugh-Curtis 症候群），子宮外妊娠の原因となることがある．まれな合併症として，淋菌性関節炎や眼感染症をみることがある．妊娠中の母親が感染した場合には，早産・流産や，出産中の産道感染による新生児淋菌感染症がおこすことがある．

表 2-7 ▶淋菌性尿道炎とクラミジア性尿道炎の比較

	淋菌性	クラミジア性
潜伏期	2 ～ 9 日	1 ～ 3 週
発症	急激	比較的緩徐
排尿時痛	強い	弱い
分泌物性状	膿性	漿液性～粘液性
分泌物量	中等度	少量～中等度

ⅱ．診断・治療など

診断は，尿道・膣分泌物をグラム染色し，グラム陰性双球菌の白血球（好中球）貪食像を確認する．ただし，形態学的には髄膜炎を引きおこす髄膜炎菌と区別がつかないために，分離培養，遺伝子検査などによる確認を行う．菌が培養された場合には，薬剤感受性試験を行う．近年，遺伝子増幅法によるクラミジア・トラコマティスとの同時検出系が利用できるようになった．

治療には，当初用いられていたペニシリン系抗菌薬が薬剤耐性により使用できなくなったために，キノロン系抗菌薬が用いられたが，近年ではその感受性も著しく低下してきている．日本性感染症学会の「診断治療ガイドライン 2020」では，保険適用を有し，確実に有効な初期治療薬はセフトリアキソン，スペクチノマイシンの２剤のみであるとしている．

(3) クラミジア・トラコマティス（*Chlamydia trachomatis*）

①どのような細菌か

クラミジア属に属する偏性細胞内寄生性の微生物で，球状である（図 2-35，2-36）．宿主細胞の ATP に依存して代謝を行い，人工培地で増殖することはできない．クラミジア・トラコマティスには，眼疾患であるトラコーマをおこす血清型 A，B，C と，性感染症をおこす D ～ K と，第四性病と呼ばれるリンパ性肉芽腫症をおこす L1，L2，L3 とに分類される．

図 2-35 ▶クラミジア・トラコマティスの電子顕微鏡像

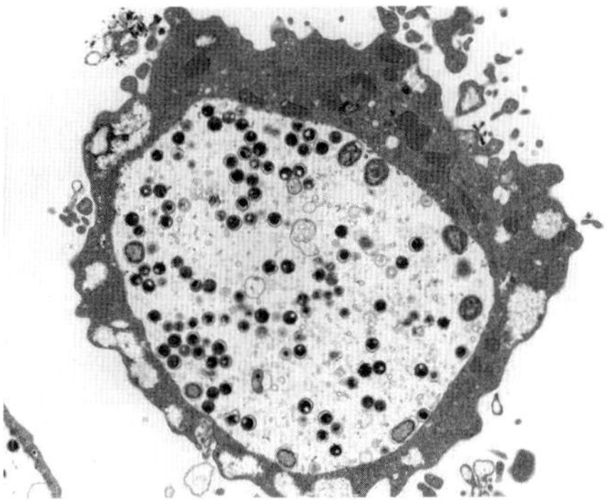

（国立感染症研究所ホームページより）

②どのようにして感染するのか

淋菌と同様に，患者または無症状の病原体保有者の尿または生殖器分泌物などに存在するクラミジアが，性行為による直接接触により粘膜上皮（尿道，子宮頸管，咽頭）に侵入することで感染する．

図 2-36 ▶クラミジアの細胞内増殖の模式図

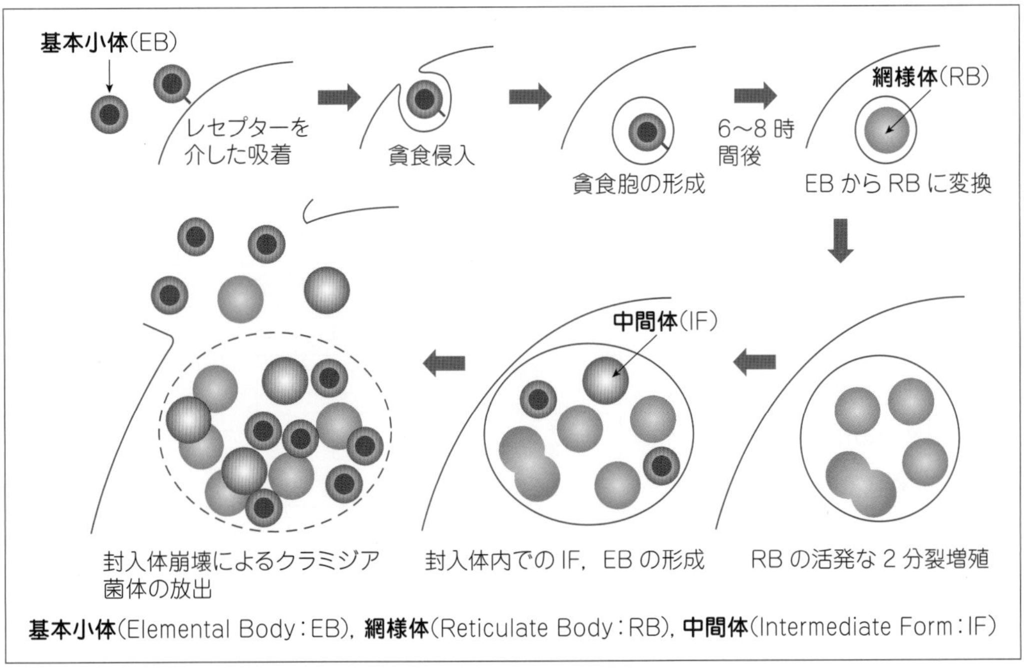

③どのような感染症をおこすのか

i．病変・症状

わが国では，最も多い性感染症である．男性では，1～3週間の潜伏期後に，非淋菌性尿道炎（**表 2-7**），精巣上体炎を発症する．尿道からの分泌物，軽い排尿時痛，尿道不快感，掻痒感が出現する．女性では，自覚症状が乏しいことが多いために潜伏期が不明であるが，無治療で経過すると子宮頸管炎，子宮内膜炎，卵管炎，骨盤内炎症性疾患，肝周囲炎（Fitz-Hugh-Curtis 症候群），不妊の原因となる．しばしば，淋菌感染症を合併していることがある．

ii．診断・治療など

診断は，尿・尿道擦過物・子宮頸管分泌物・咽頭擦過物を検体として，クラミジア分離同定法，核酸検出法，核酸増幅法（PCR 法），酵素抗体法（EIA 法）などを用いる．

治療には，マクロライド系抗菌薬，キノロン系抗菌薬，テトラサイクリン系抗菌薬を使用する．

2 性行為によって感染するウイルス

性行為によって感染するウイルスの代表的なものは HIV（ヒト免疫不全ウイルス）や HPV（ヒトパピローマウイルス）であり，この2つのウイルス感染症について述べる．近年注目を集めているのがウイルス性肝炎（A 型肝炎，B 型肝炎，C 型肝炎）である．性の多様化に伴いオーラルセックスやアナルセックスが行われてきており，経口や血液などさまざまな感染経路からウイルス性肝炎に曝露を受けることがわかっている．ウイルス性肝炎に関しては別項を参照していただきたい（140 頁）．また性器ヘルペス（単純ヘルペスウイルス，HSV-2）も重要な性行為によって感染するウイルスであるが，こちらは「潜伏感染と回帰発症」（76 頁）を参照していただきたい．

(1) ヒト免疫不全ウイルス（HIV）

①どのようなウイルスか

HIV は，エンベロープをもつ正二十面体対称型の RNA ウイルスであり，HTLV-1 のようなレトロウイルス科に属する．レトロウイルスは直径約 100 nm であり，2 本の RNA の一本鎖を含み，この一本鎖間の組換えを可能にする．ゲノムの大きさは約 10 キロ塩基（kb）以下の大きさで，3 つの主要な構造遺伝子，すなわち，gag（群特異的抗原，コア構造タンパク質），pol（ポリメラーゼ，RT およびそのほかの酵素），および env（エンベロープタンパク質）を含む．

HIV の感染は T 細胞，マクロファージ，およびミクログリア細胞に見られる CD4 抗原およびケモカイン受容体（CCR5 または CXCR4）への結合によってウイルスが標的細胞に膜融合をおこして侵入する．細胞内でウイルス RNA 遺伝子が自身の逆転写酵素により 1 本鎖 DNA，さらに 2 本鎖 DNA を合成する．この過程で変異が多くおこるので，薬剤耐性ができ，抗体から逃れるような表面タンパクを合成することになる．この 2 本鎖 DNA をインテグラーゼが束ねて核内部に侵入して染色体に組み込まれる．RNA ポリメラーゼが mRNA を合成していき，核外部の粗面小胞体にてリボソームがウイルス構成成分のタンパク「エンベロープ」や「Multi-protein chain（もしくは viral poly-protein と呼ばれる）」を合成していく．これらは細胞表面に運ばれる．そして未熟なウイルス粒子が解き放たれる．Multi-protein chain はプロテアーゼによって切断されて，機能するタンパク質となり，一人前のウイルス粒子となる（**図 2-37**）．

図 2-37 ▶ HIV のライフサイクルと抗 HIV 薬の作用機序

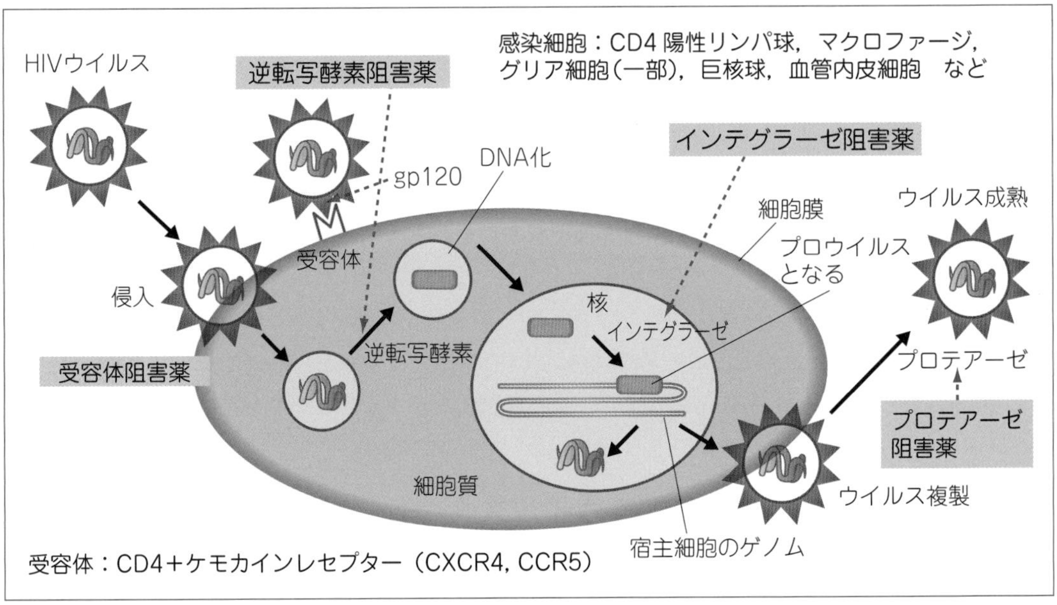

（佐藤武幸先生作成）

②どのようにして感染するのか

主たる感染経路は性的接触（膣，陰茎，肛門・直腸，口腔）である．粘膜から 3 つの方法でリンパ節に運ばれて CD4 陽性 T 細胞に感染していく．① Infectious Synapse：樹状細胞が HIV をそのままリンパ節に運び CD4 陽性 T 細胞を感染させる，②樹状細胞が HIV をそのまま取り込み（endocytosis），リンパ節で吐き出し（exocytosis），CD4 陽性 T 細胞を感染させる，③樹状細胞そのものが HIV に感染してしまい，リンパ節で HIV を複製する．また注射針を介して血中に HIV が入り込んだ場合には，そのまま直接 CD4 陽性 T 細胞に感染する．

HIV に感染した CD4 陽性 T 細胞は死滅するが，これは CD4 陽性 T 細胞が減少する 5 ～ 10％程度の原因といわれている．主に 4 つの方法で死滅する．①無数のウイルス粒子を作成する過程で炎症などが進み死滅する（Pyroptosis：パイロトーシス*），②インテグラーゼで染色体に組み込まれた時点で異常を察知してアポトーシスを引きおこして死滅する，③ HIV プロテアーゼが正常細胞のカスパーゼ（Caspase8）を切断して活性化させてしまい，アポトーシスを引きおこして死滅する，④感染した CD4 細胞の HIV エンベロープなどを CD8 細胞が察知して死滅させる．CD4 陽性 T 細胞が減少 90 ～ 95％程度の原因は，直接 HIV に感染していない CD4 陽性 T 細胞が死滅することによる．これは感染していない CD4 陽性 T 細胞で，IFI16（Gamma-interferon-inducible protein 16）が HIV を察知し，Caspase1 を活性化させてインターロイキン（IL）1 β を作成，炎症反応を惹起してパイロトーシスをおこす．周りの感染していない CD4 陽性 T 細胞も IL-1 β の影響を受けてパイロトーシスを次々とおこす連鎖反応にて死滅するとされている．

HIV 感染の予防としてはコンドームの使用などがあるが，必ずしも装着されるわけではない．最近では有効な予防戦略として 2 つが掲げられている．① U=U（Undetectable = Untransmitta-

*アポトーシスと同様に制御された細胞死のひとつで，炎症によって誘導されるもの．

ble)，すなわちHIV感染者が治療を受けており，血中のHIV-RNA量が検出感度以下であれば，HIVをセクシャルパートナーに感染させるリスクはゼロとされている，②PrEP（Pre-Exposure Prophylaxis），曝露前予防のことで，テノホビルジソプロキシルフマル酸塩・エムトリシタビンの合剤（ツルバダ®配合錠）を毎日服用（daily PrEP）もしくは性行為の2時間前以上に2錠服用，その後24時間後と48時間後にそれぞれ1錠ずつ服用，合計4錠を服用（on demand PrEP）のどちらかをHIVに感染していない人が行えば，HIVを効果的に予防できる．わが国ではPrEPに対するツルバダ®配合錠の適応がないため，HIV感染のリスクがある人は自己責任にて服用している．

③どのような感染症をおこすのか

i　症状

多様な症状を呈することが知られている．感染後2～4週間後に発熱，発疹，リンパ節腫脹などインフルエンザや伝染性単核球症のような症状を呈すること（急性HIV感染症）があるが，無症状の人も多い．急激なHIVウイルスの複製が行われ，CD4陽性T細胞も減少するが，しばらくすると抗体が産生されるためウイルス増殖の速度は低下し，CD4陽性T細胞も新たな細胞の増殖で補われて，不顕性感染期となる．その後は免疫細胞による感染細胞の除去と産生のバランスが崩れ，5～10年程度でCD4陽性T細胞の減少に伴い免疫不全の状態となり，種々の日和見感染症を発症するようになる．最も多い日和見感染症はニューモシスチス肺炎であるが，そのほかにカンジダ感染症による食道炎，サイトメガロウイルス感染症による網膜炎，HHV-8によるカポジ肉腫，JCウイルスによる進行性多巣性白質脳症などがある．またHIV感染者は帯状疱疹や結核などをおこしやすいことも知られている．

ii　診断

診断はスクリーニング検査である抗原・抗体検査からはじまる．感度，特異度ともに優れているが，偽陽性の可能性もあるため，RT-PCR法（核酸増幅による検出）やウエスタンブロット法（HIVに特有の抗体蛋白を直接検出）などで確定診断を行う．確定診断がついたら免疫不全の状況などを調べるためにCD4陽性T細胞数やHIV-RNAの定量検査などを行う．

HIV感染症が進行するとエイズ（Acquired Immunodeficiency Syndrome；AIDS）となる．エイズ指標疾患の発症をもって診断する．米国では病院受診の機会にHIV検査をOpt-out（断らないかぎりは検査する）方式で積極的に行い，エイズ発症前に治療に結びつけている．また治療を一刻でも早く開始することが，HIV-RNA量が検出感度以下の感染者を増やすことにつながり，HIV感染症の広がりを抑えることが知られているため，Same Day ART（診断と同日にHIVの治療を開始する）などが行われている国も多い．わが国ではいまだに検査の機会が少なく，Same Day ARTも認められていない．

iii　治療と予後

治療は抗HIV薬の服用もしくは注射による．**図2-37**に示したライフサイクルの各段階に対する受容体阻害薬，逆転写酵素阻害薬，組み込み（インテグラーゼ）阻害薬，プロテアーゼ阻害薬などを2～3剤組み合わせた治療が行われる．インテグラーゼ阻害薬と逆転写酵素阻害薬の組み合わせが最も多く使用されている．

エイズを発症する前に治療を開始することにより，ほとんどの感染者で免疫回復と血中のHIV

ウイルスを検出感度以下に抑えることができる．しかしながら治療を中止すると潜在的に感染していたプロウイルスからの複製が行われ，ウイルス量が増加するので，生涯治療を続ける必要がある．

(2) ヒトパピローマウイルス（HPV）

①どのようなウイルスか

HPVは二本鎖の環状DNAゲノムを囲む72個のカプソメアで構成される正二十面体対称型のカプシドをもつ，エンベロープのないDNAウイルスである．遺伝子はL1，L2など外膜をコードするもののほかに，E1～E7などさまざまなウイルス機能をコードしたものがあるが，なかでもE6はがん抑制遺伝子p53を，E7はがん抑制遺伝子RB（retinoblastoma）を抑制して発がん遺伝子として機能する．HPVは皮膚・粘膜のみに感染し，210種以上の型が発見されているが，臨床上は疣贅（尖圭コンジローマなど）の原因となる6・11型などの低リスク型と，発がんに関係する16・18型など高リスク型に分類される（**表2-8**）．HPVは損傷された皮膚・粘膜より表皮の深部に侵入し基底層に感染が成立する（**図2-38**：ルート①）．ワクチン接種後の場合は十分なIgG産生と免疫記憶が成立し新規感染を予防する（**図2-38**：ルー

表2-8 ▶ HPV遺伝子タイプと発がんリスク

発がんリスク	HPV-DNA型
高リスク	16.18.52.58.33.31.45.35.51.56.59.・・・・・
低リスク	6.11.30.40.42.43.54.55.・・・・・・・

（佐藤武幸先生作成）

わが国での子宮頸がんの原因型と占有率：
16+18で60～70%
16+18+52+58+33+31で約85%
わが国での尖圭コンジローマの原因型と占有率：6+11で約90%

図2-38 ▶ HPV感染とHPVワクチン

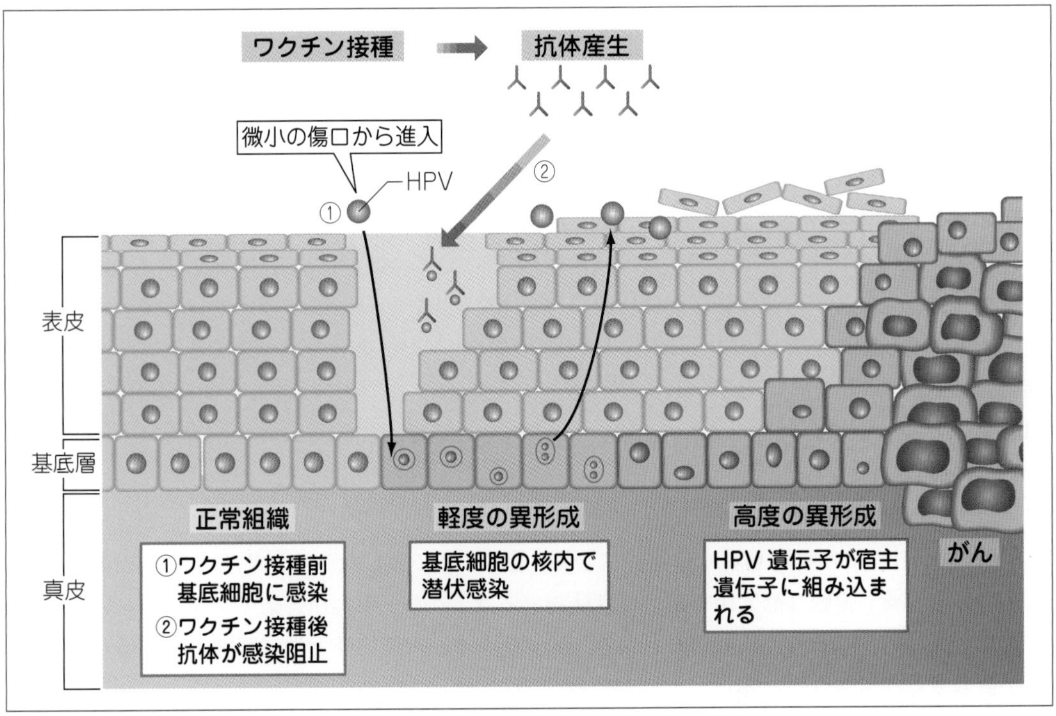

（佐藤武幸先生作成）

ト②）．通常の粘膜感染にはIgAが主要な役割を果たすが，HPVは細胞への接着から感染成立までは数回のステップが必要なため48時間程度の時間がかかり，その間に浸出液中の中和抗体（IgG）により感染が阻止されうる．これが後述のHPVワクチンの有効性に関係してくる．感染後1～2年間はウイルスの増殖が盛んであり，ウイルスも検出されるが，多くの人（90%程度）では2年程度以内にウイルス増殖が減少し，ついには検出不能となる．しかし，ウイルスが完全に消失したのではなく，基底細胞の核内に活発な増殖を繰り返すことをなく潜伏し続けると考えられている．一部が表層よりウイルス粒子として放出されるが，基本的に宿主の免疫系との接触が乏しいために免疫応答は乏しく，抗体産生も不十分となる．その後一部でウイルスが宿主の遺伝子に組み込まれてがん化に至る（**図2-38**）．がん化には通常10年以上要するが，若年者では短い例もある．

②どのようにして感染するのか

感染は性交渉が主な原因であり，まれに環境からの可能性もある．咽頭・喉頭への感染はオーラルセックスを原因とすることが多い．子宮頸部への感染は，ほぼ性交渉経験者に限られている．パートナーからの感染が主と推定されるが，一部は母子感染ないしは環境より陰部に感染した自身のHPVが性交渉により子宮頸部に伝播した可能性もあると思われる．

感染リスクは，感染初期のウイルス増殖の盛んな1～2年以内の人との性交渉で高く，潜伏感染時期には減少する．したがって複数のパートナーと頻回の性交渉を行う人ほど感染リスクが高い．粘膜感染のためコンドームでは完全に予防できない．

③どのような感染症をおこすのか

i　疫学

HPVは低リスク型では疣贅として半数以上で発症すると推定されるが，高リスク型は不顕性感染となり全体では最も頻度が高いとされていた性器クラミジア感染症の2倍は感染していると推定される．高リスク型のHPVに限っても健康若年女性で10～20%が陽性である．米国での検討では最終的には女性で80%が感染すると推定されている．男性は女性の半数程度と推定されている．後述のHPVワクチンが含有する16・18型が子宮頸がんの約70%に，また6・11型が尖圭コンジローマの約90%に関与していると推定されている．

尖圭コンジローマは感染症法の五類感染症に定められており，定点把握疾患として2019年には6,200人以上の報告がある．しかしながら性感染症サーベイランスの報告では毎年4万人程度が発症していると推定されている．子宮頸がんはわが国においても年間10,000人が発症し3500名が死亡している．その原因のほとんどが高リスク型のHPV感染と判明している．20～30歳代の女性の子宮頸がんが最近の10年で約2倍と増加しており，性行動の若年化が背景として考えられている．米国での検討ではHPV関連の陰茎がん，肛門がんなどがそれぞれ子宮頸がんの1/10程度であるが発症しており，さらに咽頭・喉頭がんの40%程度はHPVが関与しており男性でも考慮される必要がある．

ii　病変・症状

低リスクHPVが原因となる尖圭コンジローマは有症となるが不顕性感染も多く存在する．高リスクHPVは感染当初は症状を呈しないが年余を経て一部ががん化し，症状が現れる．

尖圭コンジローマは，典型例では局所にカリフラワー状の形態を呈し診断は比較的容易である．

女性では，大・小陰唇，会陰，膣前庭，膣，子宮頸部，肛門周囲，尿道口などに，男性では冠状溝，包皮内板，亀頭，包皮小体，包皮外板，陰嚢，肛門周囲などに発生する．淡黄色から褐色を呈し，一般に自覚症状はないが時々疼痛，掻痒感を伴うことがある．

再発性呼吸器乳頭腫症（RRP）は頻度が少ないが母子感染としても重要である．咽頭・喉頭での発症が多いが下気道・肺に発生する場合もある．

高リスク HPV による発がんは子宮頸がんの研究の中で発展してきた．子宮頸がんのほぼ100%に HPV が関与している．無症状で進行するため子宮頸がん検診での早期発見が求められる．子宮頸部の擦過検体による細胞診で低度異形成から高度異形成さらにがん化に至る各段階での診断を得る．

iii　検査

子宮頸部におけるヒトパピローマウイルス DNA 検査が可能である．高リスク HPV の 16,18,31,33,35,39,45,51,52,56,58,59,66,68 の 14 種の DNA 一括判定もしくは DNA 型を限定すれば型判定を行うことができる．子宮頸がん検診としては，細胞診もあり，それぞれ単独で行ったり，併用したりすることでスクリーニングを行うこととなる．海外では肛門性交を行う人の肛門がんの原因にもなるので，肛門周囲のヒトパピローマウイルス DNA 検査や細胞診が行われることもあるが，わが国では DNA 検査の保険適応がない．

iv　治療と予後

有効な抗ウイルス薬はなく特異的治療法はない．尖圭コンジローマの治療薬として 2007 年にイミキモドクリームが保険適応となった．イミダゾキノリン誘導体でインターフェロンなどの産生促進作用を有し，局所的な免疫系の活性化を作用機序とする．その他にトリクロロ酢酸外用療法や液体窒素による凍結療法，手術摘出などもあるが，現状ではイミキモドクリームが最も再発率が低い．

再発性呼吸器乳頭腫症は手術摘出が基本であるが，繰り返しの手術が必要となり，最終的に死に至る重篤な経過をとる例もある．

がんに対しては，手術，放射線療法，化学療法が適応となる．子宮頸がんでは初期の場合は患部を円錐状に切除する円錐切除が可能であり，妊孕性（妊娠できる能力）を温存できる．進行した場合は摘出手術となり，妊孕性が保たれないだけではなく浸潤・転移を経て死に至る可能性も高くなり，治癒しても手術の後遺症が残る場合がある．

v　感染予防

a. HPV ワクチン

HPV ワクチンの有効性が高く，接種が推奨されている．9 価の HPV ワクチン（シルガード®9）は，尖圭コンジローマの原因となる低リスク HPV6,11 型に加えて高リスク HPV16,18,31,33,45,52,58 の 9 種類に効果がある．16,18 で子宮頸がんの原因となる HPV の約 7 割を，残りで 2 割に対して効果があるとされる．2021 年 1 月現在では 9 歳以上の女性に筋肉注射を 3 回（初回から 2 カ月後と 6 カ月後）に接種する．4 価の HPV ワクチン（ガーダシル®）は尖圭コンジローマの原因となる低リスク HPV6,11 型と高リスク HPV16,18 の 4 種類に効果がある．そのほか，高リスク HPV16,18 の 2 種類のみに効果のある 2 価の HPV ワクチン（サーバリックス®）もある．4 価と 2 価の HPV ワクチンは定期接種として小学校 6 年生から高校 1 年生の女子は公費負担で接種ができる．米国では男子，女子ともに接種が 26 歳まで推奨されているが，米国における 9 価の HPV ワクチンの適応が45歳まで拡大したのを受けて推奨が変更される可能性がある.

b. 子宮頸がん検診

HPVワクチンは有効性が高いが，定期接種で認められているものは原因の7割に対する効果のみであり，9価のワクチンも9割に対して効果が認められるが，それでも完全に子宮頸がんを予防できないとされるため，子宮頸がん検診は重要である．20歳以上から69歳まで，2年に1回は子宮頸がん検診を受けることが推奨されている．自治体によって異なるが，公費で受検できることもある．

感染経路と感染防止策

性感染症の予防方法としては，性行為時のコンドームの使用とワクチン接種である．子宮頸がんだけでなく尖圭コンジローマもワクチンによる予防が有効であることから，ワクチンについての情報提供を行うことが重要である．

女性は，解剖学的に感染の危険性が高く，感染しても無症状の場合が多い一方で，感染すると慢性的な骨盤内炎症性疾患の原因となりやすく，分娩時の垂直感染の原因となる．性感染症および妊娠や母子への影響を性と生殖に関する自らの健康問題としてとらえられるように指導することが重要である．

性感染症として最も罹患の可能性の高い性器クラミジア感染症は，男性においても症状が軽微であることが多いため，感染の防止のための注意を怠りやすい女性と同様に性感染症のまん延の防止に向け，よりいっそうの啓発が必要である．

また，性感染症はまれに医療従事者の手指を介して感染する場合もある感染症もあるため，標準予防策および接触予防策を遵守する必要がある．

参考文献

2.4

1) Mims, C.A., Nash, A. et al.：Mims' pathogenesis of infectious disease. 5 th ed. Academic Press, 2001.

2.4-1)

1) 林　英生，岩本愛吉・他監訳：細菌性感染症　淋病．ブラック微生物学　第2版．丸善，2007, pp.618-622.
2) 社団法人日本感染症学会編：感染症専門医テキスト　第1部解説編．南江堂，2011.
3) 中山周一・他：梅毒とは．国立感染症研究所ホームページ http://www.nih.go.jp/niid/ja/diseases/ha/syphilis/392-encyclopedia/465-syphilis-info.html（2021.8.4 アクセス）
4) 石井則久，伊東文行：梅毒の臨床症状，検査と診断，治療．IASR, 23：87-88, 2002. http://idsc.nih.go.jp/iasr/23/266/dj2661.html（2021.8.4 アクセス）
5) 日本感染症学会ガイドライン委員会：梅毒．日本感染症学会誌，22(1) supple「性感染症　診断・治療　ガイドライン　2011」：2-5, 2011. http://jssti.umin.jp/pdf/guideline2008_new/01.pdf（2021.8.4 アクセス）
6) 芳賀伸治，黒木俊郎：淋菌感染症とは．国立感染症研究所ホームページ http://www.nih.go.jp/niid/ja/diseases/ra/gonorrhea/392-encyclopedia/527-gonorrhea.html（2021.8.4 アクセス）
7) 保科眞二・他：セフトリアキソン高度耐性淋菌分離例．IASR, 31(4)：108 - 109, 2010. http://idsc.nih.go.jp/iasr/31/362/kj3624.html（2021.8.4 アクセス）

8) 日本感染症学会ガイドライン委員会：淋菌感染症．日本感染症学会誌，22(1) supple「性感染症　診断・治療　ガイドライン　2011」: 6-13, 2011.
http://jssti.umin.jp/pdf/guideline2008_new/02.pdf（2021.8.4 アクセス）
9) 日本性感染症学会編：性感染症　診断・治療ガイドライン 2020．診断と治療社，2020，p53.
10) 萩原敏且，萩原敏且：性器クラミジアとは．国立感染症研究所ホームページ
http://www.nih.go.jp/niid/ja/diseases/sa/chlamydia-std/392-encyclopedia/423-chlamydia-std-intro.html（2021.8.4 アクセス）
11) 三鴨廣繁・他：クラミジア咽頭感染の実情．IASR, 25(8)：200-201, 2004.
http://idsc.nih.go.jp/iasr/25/294/dj2942.html（2021.8.4 アクセス）
12) 日本感染症学会ガイドライン委員会：性器クラミジア感染症．日本感染症学会誌，22(1) supple「性感染症　診断・治療　ガイドライン　2011」: 14-18, 2011.
http://jssti.umin.jp/pdf/guideline2008_new/03.pdf（2021.8.4 アクセス）

2.4.-2)-(1)

13) HIV 感染症及びその合併症の課題を克服する研究班：抗 HIV 治療ガイドライン．2021.
https://www.haart-support.jp/pdf/guideline2021.pdf（2021.8.4 アクセス）
14) The DHHS Panel on Antiretroviral Guidelines for Adults and Adolescents : Guidelines for the Use of Antiretroviral Agents in Adults and Adolescents with HIV. Department of Health and Human Services. 2019（2021.8.4 アクセス）
https://clinicalinfo.hiv.gov/sites/default/files/guidelines/documents/AdultandAdolescentGL.pdf
15) Jameson , J.L. et al. : Harrison's Principles of Internal Medicine. 20 th ed, McGraw-Hill Professional Publishing, 2018, pp1393-1463.

2.4.-2)-(2)

16) CDC : Human Papillomavirus (HPV) Vaccination & Cancer Prevention. 2020.
https://www.cdc.gov/vaccines/vpd/hpv/index.html（2021.8.4 アクセス）
17) 国立がん研究センター社会と健康研究センター：有効性評価に基づく子宮頸がん検診ガイドライン 2019 年度版.
http://canscreen.ncc.go.jp/guideline/shikyukeigan.html（2021.8.4 アクセス）
18) Jameson, J.L. et al. : Harrison's Principles of Internal Medicine. 20 th ed, McGraw-Hill Professional Publishing, 2018, pp1370-1375.

2.4- 感染経路と感染防止策

19) Nash, A., Dalziel,R. et al. : Mims' Pathogenesis of Infectious Disease. 6th ed, Academic Press, 2015.
20) 性感染症に関する特定感染症予防指針．平成三十年一月十八日．厚生労働省告示第十号.
21) 国立感染症研究所：尖圭コンジローマとは.
https://www.niid.go.jp/niid/ja/kansennohanashi/428-condyloma-intro.html（2021.8.4 アクセス）
22) Siegel, J.D., Rhinehart, E. et al. and the Healthcare Infection Control Practices Advisory Committee : 2007 Guideline for Isolation Precautions : Preventing Transmission of Infectious Agents in Healthcare Settings. 2007.
https://www.cdc.gov/infectioncontrol/pdf/guidelines/isolation-guidelines-H.pdf（2021.8.4 アクセス）

2.5 血液や体液中に存在する微生物

血液中に微生物が存在するということは，感染部位から持続的に血液中に排出される場合，血球に微生物が感染している場合が考えられる．血液中での微生物の存在様式は，血漿中に単独で存在する場合，リンパ球や単球に感染して存在する場合および赤血球に感染して存在する場合が知られている．食細胞や活性化した補体の攻撃を受けるため，血中に存在する微生物は，リンパ球や単球の細胞内に寄生するなど，これらの攻撃から逃れる手段を有している．

体液に存在する場合は，粘膜の表面を覆う粘液中に微生物が排出されるため，性行為など粘膜との接触によっても感染がおこる．

蚊やシラミ，ダニなど血を吸う節足動物によって媒介される感染症の原因微生物も血液中に存在するが，節足動物によって媒介されるには，血中にかなりの量の微生物が存在するか，吸血した微生物が節足動物の体内で増殖する必要がある．

血液や体液に存在する微生物

(1) 梅毒トレポネーマ

病原体については，「性行為によって感染する微生物」(127 頁) を参照．

梅毒トレポネーマの感染はほとんどが性行為による直接の接触によるもので，血液を介する感染はきわめてまれとされている．

感染時に皮膚・粘膜から侵入した梅毒トレポネーマは，毛細リンパ管，所属リンパ節を経て血中に入る．第 1 期では感染局所で硬性下疳を生じ，そこで増殖した梅毒トレポネーマは血流によって全身に運ばれ，第 2 期の皮膚や粘膜の病変をおこす．

(2) ヒト免疫不全ウイルス (HIV)

①どのような微生物か

「性行為によって感染する微生物」(127 頁) を参照．

②どのようにして感染するのか

主たる感染経路は性的接触 (膣，陰茎，肛門・直腸，口腔) であるが，その他に重要な感染経路として血液感染があげられる．違法薬物の使用が増加しており，注射の回し打ちなどで HIV に感染する．輸血による感染は，スクリーニング検査の導入によりきわめて低くなった．

針刺し・切創や粘膜曝露対策は必要である．未治療の HIV 感染者からの針刺しなど経皮的曝露では，曝露後予防の服用なしでは 0.3% 程度，また粘膜曝露では 0.09% 程度とされている．HIV を治療中の患者で血中の HIV-RNA が検出感度以下である場合には感染のリスクはきわめて低いが，わが国では曝露後予防内服が推奨されている．いずれにせよ，針刺し・切創や粘膜曝露後は 72 時間以内の抗 HIV 薬の服用を 28 日間行うことが有効であり，発症はゼロに近いと考えられる．

③曝露後の予防投薬

HIV に対する曝露後予防内服を PEP（Post-Exposure Prophylaxis）と呼ぶ．わが国では標準的にインテグラーゼ阻害薬と逆転写酵素阻害薬の組み合わせが用いられる[1)]．逆転写酵素阻害薬としてテノホビルジソプロキシルフマル酸塩とエムトリシタビンの合剤（ツルバダ®配合錠）が使われることが多いが，最近では HIV 感染者の治療にテノホビルアラフェナミドフマル酸塩とエムトリシタビンの合剤（デシコビ®配合錠 HT）を使用するようになり，ツルバダ®配合錠を取り置いていない場合があるので，そのような場合にはデシコビ®配合錠 HT を利用してもかまわない．またインテグラーゼ阻害薬としてラルテグラビル（アイセントレス®錠）が推奨されているが，これもドルテグラビル（テビケイ®錠）などが使用されるようになったため，取り置いていない場合があるので，その際にはテビケイ®錠を利用してもかまわない．またインテグラーゼ阻害薬と 2 つの逆転写酵素阻害薬が小さな合剤ビクテグラビル®配合錠（ビクテグラビル，テノホビルアラフェナミドフマル酸塩とエムトリシタビンの合剤）として入手可能である．曝露源が HIV 感染症を治療している患者の場合，薬剤耐性ウイルスへの曝露の可能性なども考慮して HIV 拠点病院の専門家に相談する必要がある．時間がない場合には，すぐに標準的に推奨されている薬剤を服用する．

HIV に対する曝露後予防内服は 28 日間続ける．その後の観察期間は 4 週間後，3 カ月後，6 カ月後が推奨されており，最低でも 6 カ月間の観察は必要である．

職業上の HIV に対する曝露後予防を oPEP（occupational PEP）と呼ぶ．これはわが国では労災保険などから薬剤費や検査費が出すことが多い．一方でコンドームを使用しない性的曝露後や注射回し打ちなどによる曝露後の予防を非職業的感染曝露後予防（non-occupational PEP；nPEP）と呼ぶ．nPEP は自費診療となっており，抗 HIV 薬の薬剤費のみでも 20 万円を超える．nPEP は海外では安価もしくは保険でカバーされ，自己負担がないような配慮がある．わが国ではこのような曝露者をどのように救うか，課題が残っている．

(3) B 型肝炎ウイルス

①どのようなウイルスか

B 型肝炎ウイルスは，ヘパドナウイルス科に属する DNA ウイルスである．ウイルス粒子は直径 42 nm の球形で，エンベロープをもち，その内部では正二十面体対称型のカプシドがウイルス遺伝子を包んでいる．ウイルスゲノムは全長約 3200 塩基の環状不完全二本鎖 DNA であり，その中に 4 つの遺伝子（Pre-S/S, Pre-C/C, P, X）が一部重なりながら存在している．10 の遺伝子型（A-J）が知られ，わが国では C 型が最も多く，次いで B 型が多い．急性肝炎患者では国外由来の A 型が近年増加している．

②どのようにして感染するのか

本ウイルスは，ヒトの肝臓（肝細胞）で増殖し血液中を循環している．血液中に存在する量よりは少ないが，唾液，涙，汗，尿，精液，膣液，母乳などの体液中にも存在する[1)]．

感染源と接触し，直接血液中にあるいは皮膚の傷口や粘膜からウイルスが侵入することで感染が成立しうる．

母子感染は出産時に産道の分泌物や血液に接触することでおこるが，現在は予防措置がとられており，母子感染は減少している．母乳栄養による感染リスクは低く，授乳は可能とされている．過去には医療機関での注射針の使い回しや輸血によっても感染がおこっていた．最近では若年者を中心に性行為感染症としての急性肝炎が問題となっている．そのほか途上国などにおける不衛生な環境下での医療行為や医療従事者の針刺し・切創や，ピアス，刺青，剃刀の共用なども感染の原因となりうる．感染者と同居あるいは同じ施設で生活している場合などは感染する危険が高い．

③どのような感染症をおこすか

成人の場合，多くは不顕性感染となり 20 ～ 30% が急性肝炎を発症するが，一過性感染の経過をとり慢性肝炎となる可能性は低い．症状は約 3 カ月と比較的長い潜伏期間を経て感冒様症状，胃腸症状の出現後に黄疸を認める．急性肝炎例の 1 ～ 2% は肝炎が重症化し劇症肝炎となり致命的となる場合がある．

免疫機構の未発達な幼少時に感染した場合は慢性化しやすく，特に出生時感染の場合はほとんどの例で持続感染が成立する．持続感染した場合の経過は若年時には無症状の免疫寛容期で過ごし，青年期に肝炎をおこす免疫活動期を経て，その後肝炎が鎮静化する非活動期となるのが一般的である．病状が進行する例では最終的に肝硬変や肝がん，肝不全へと至る．ウイルス感染は HBs 抗原陽性で診断され,、肝炎が 6 カ月以上持続するものを慢性肝炎という．治療薬として核酸アナログ，インターフェロン製剤が使用される．

④感染症の病態に関与する因子

a．感染受容体（ウイルスレセプター）

B 型肝炎ウイルスはヒトやチンパンジーなどの類人猿が自然宿主である．B 型肝炎ウイルスは肝細胞膜上にある胆汁酸輸送蛋白を感染受容体として感染する．肝細胞内で増殖したウイルス自体には細胞傷害性はなく，肝炎の発症にはヒトの免疫応答が関与すると考えられている．

b．HBe 抗原

Pre-C/C 領域にコードされる HBe 抗原はウイルス粒子を形成せず血液中に分泌される蛋白である．HBe 抗原の存在は臨床的に感染力が強い状態を反映しており，HBe 抗原陽性の母親から生まれた子どもは感染予防措置をとらなければ高率に持続感染キャリアとなる．

c．核内ウイルス DNA

B 型肝炎ウイルスが肝細胞に侵入するとウイルス遺伝子は核内に移行して，安定し複製の起点となる[2)]．肝炎が治癒した後も一部は肝臓内にとどまり続け，免疫抑制薬や抗がん薬の使用などにより免疫機能が低下した際にウイルスが再活性化し，肝炎を発症することがある．

⑤感染予防

1986 年より母子感染予防措置として HBV キャリアからの出生児に対して抗 HBs ヒト免疫グロブリン投与，B 型肝炎ワクチン接種が開始された．その結果，母子感染は大幅に防止された一方で，幼小児期の水平感染が問題視されるようになり，2016 年度より 1 歳未満児に対して B 型肝炎ワクチンが定期接種化された．その他医療者など感染高危険群においてはワクチンの接種が推奨される（任意接種）．

(4) C型肝炎ウイルス

①どのようなウイルスか

C型肝炎ウイルスはフラビウイルス科に属するRNAウイルスである．ウイルス粒子は直径55 nm程度の球形で，エンベロープをもち，その内部では正二十面体対称型のカプシドがウイルス遺伝子を包んでいる．ウイルスゲノムは全長約9,500塩基の一本鎖プラスRNAであり，その中に10種の蛋白の遺伝子が含まれている．7つの遺伝子型があり，さらに亜型で細分化される．

②どのようにして感染するのか

ヒトの肝臓で増殖し血液中を循環する．B細胞に感染するとの報告もある．血液よりも量は少ないが唾液や涙，汗，精液，尿，母乳などの体液中からもウイルスRNAが検出されている[1]．

汚染血液が感受性宿主の血液循環中に混入することで感染する．経口や粘膜を介した感染は少ないと考えられるが，結膜を介した感染事例が報告されている．過去には注射針の使い回しやウイルスに汚染された血液製剤を投与することによる感染が主体であった．1992年以前の輸血や，1994年以前にフィブリノーゲン製剤を使用した場合は感染の危険が高い．現在わが国では新規感染の発生は少ない．母子感染率は10%程度といわれている[2]．母乳栄養による感染リスクは低く，授乳は可能とされている．それ以外の家族内感染も存在するが頻度は低い．性行為による感染の危険はB型肝炎ウイルスと比べると低く，夫婦間で年率1%未満とされる．海外で多くみられるのは違法薬物の静脈内注射による感染で，刺青やピアスも原因となる．医療機関では注射針による針刺し・切創や外科手術中の感染などがおこりうる．長期の血液透析患者では感染の危険が高い．

③どのような感染症をおこすか

およそ1～2カ月の潜伏期間ののちに感冒様症状，胃腸症状，黄疸などの急性肝炎による症状を認める．B型急性肝炎と比較して症状は軽く重症化も少ないが慢性化しやすく，70～80%が慢性化するとされる．慢性肝炎が進行すると肝硬変，肝がん，肝不全へと至る．HCV抗体陽性のうち血中HCV RNAが陽性で現在の感染と診断され，肝炎が6カ月以上続くと慢性肝炎と診断される．現在，経口抗ウイルス薬による治療により大半の症例でウイルス駆除が可能となっている．

【感染機構】

a. 脂質代謝

C型肝炎ウイルスの感染はヒトやチンパンジーなどに限定され肝臓で特異的に増殖するが，その理由はよくわかっていない．ウイルスの感染，増殖には脂質が重要な役割を果たしているといわれており，脂質代謝の中心である肝臓がウイルス増殖の場となっている可能性がある[3]．ウイルス粒子は細胞内の脂肪滴周辺で粒子を形成後，リポ蛋白分泌系を利用して放出される．またウイルス粒子の膜に存在するコレステロールなどの脂質成分が効率的な感染に重要とされる．

b. 免疫応答

肝炎の発症に関しては免疫応答の誘導により感染肝細胞を破壊する結果おこると考えられ，ウイルス自体には細胞傷害性はないとされる．

c. ウイルス変異

C型肝炎ウイルスは複製時に遺伝子変異が入りやすくゲノム多様性がある．特にエンベロープ蛋白E2の超可変領域と呼ばれる部位には非常に変異が多く，生体免疫から逃避して持続感染するのに重要な役割を果たしている可能性があり，また中和抗体から回避することでワクチンがいまだ実用化されていない要因となっている可能性がある．

(5) マラリア原虫

①どのような微生物か

原虫（単細胞生物）であり，蚊（ハマダラカ）で有性生殖し，ヒトで無性生殖（多数分裂）する．ヒトに感染するマラリア原虫は，三日熱マラリア原虫（*P. vivax*），熱帯熱マラリア原虫（*P. falciparum*），四日熱マラリア原虫（*P. malariae*），卵形マラリア原虫（*P. ovale*），の4種類である．また，最近アジアを中心にサルマラリア原虫（*P. knowlesi*）のヒト感染が判明し，5種類となった．マラリアは感染症法の4類感染症で診断後ただちに届け出が必要である．

②どこに存在しているか

世界中のハマダラカが棲息するところに存在し，現在も年間死亡者は40万人（うち大半は5歳以下）を超える．わが国では平安時代よりマラリアの記録がある．第二次世界大戦後にわが国の土着マラリアは消失したが，一方で海外からの輸入マラリア症例が年間50～100名報告されている．アフリカでは熱帯熱マラリア原虫が90%で三日熱マラリア原虫も増加している．東南アジア・南西太平洋では熱帯熱と三日熱マラリア原虫が半々，南米では熱帯熱と三日熱マラリア原虫が3：7，残りの数%が四日熱マラリア原虫と卵形マラリア原虫である．アフリカはほとんどの地域で危険性が高く，標高地にも感染が拡大している．いくつかの地域に薬剤耐性原虫がみられる．したがって，感染流行地に旅行する際の予防薬は地域により異なる．

③どのようにして感染するのか？（図 2-39）

マラリア原虫（スポロゾイト）はハマダラカの唾液腺から吸血時にヒトの血液中に注入され，肝細胞に侵入して分裂・増殖し（分裂体），やがて肝細胞を破壊して血液中に多数の原虫（メロゾイト）が放出され赤血球に感染する．肝細胞内発育期間は三日熱マラリア原虫は6～7日，熱帯熱マラリア原虫は5～6日である．ただし，三日熱マラリア原虫と卵形マラリア原虫の一部は肝細胞内で休眠型となり数カ月～数年後に再発する確率が高い．

赤血球に感染したマラリア原虫は輪状体→アメーバ体（栄養体）→分裂体→メロゾイトに発育する．マラリア原虫の分裂・増殖によって赤血球が破壊され，多数のメロゾイトが血液中に一斉に放出され，次の赤血球に感染して赤血球内発育を繰り返す．三日熱マラリア原虫と卵形マラリア原虫は幼若赤血球，四日熱マラリア原虫は成熟赤血球に寄生し，熱帯熱マラリア原虫はすべての赤血球に寄生する．赤血球内発育を繰り返すうちに，一部の原虫は雌雄の生殖母体に分化し，ハマダラカに吸血されて有性生殖し感染力を蓄える．

④どのような感染症をおこすか？

熱帯熱マラリア原虫は熱帯熱マラリア（別名悪性マラリア），三日熱マラリア原虫は三日熱マラリア，四日熱マラリア原虫は四日熱マラリア，卵形マラリア原虫は卵形マラリアをおこす．

マラリアの3大症状は発熱，貧血，脾腫である．発熱は，赤血球で増殖したメロゾイトが赤血球破壊と同時に一斉に放出されるときにおこる．感染初期は赤血球内発育周期が定まらず熱型が一定

図 2-39 ▶マラリア生活環

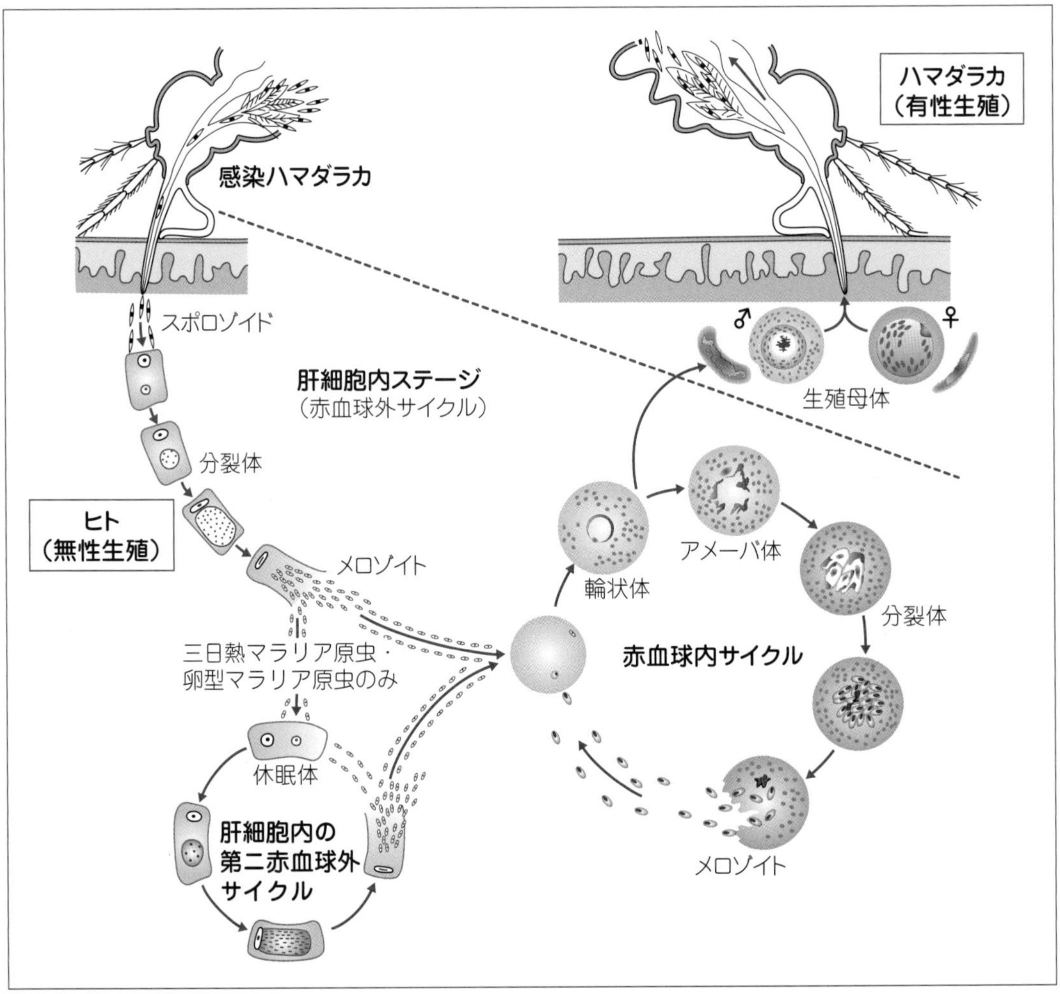

（Atlas Medical Helminthology and Protozoology by H.C. Jeffrey and R.M. Leach, 一部改変）

しないが，やがて周期が同時化し，三日熱マラリアと卵形マラリアは 48 時間ごと，四日熱マラリアは 72 時間ごとに発熱し，熱帯熱マラリアでは不規則な熱型が続く．多くは全身倦怠感，頭痛，筋肉痛，食欲不振などの前駆症状を呈し，流行地渡航歴を問診しないかぎり，感染初期は風邪と間違いやすい．サルマラリア原虫のヒト感染は 24 時間ごとの発熱が多く，二日熱マラリアと呼ばれる．貧血は造血能を超えた赤血球破壊，脾腫は破壊赤血球の処理とマラリア毒素の影響による．2 種類以上の混合感染もある．

a．三日熱マラリア原虫と卵形マラリア原虫の特徴

三日熱マラリア原虫の感染赤血球は非感染赤血球に比べて大きくなり，卵形マラリア原虫の感染赤血球は卵形に変形する．一部は肝細胞内休眠型をとるため，赤血球内原虫の治療に引き続いて肝臓内休眠型原虫に対する治療を継続して再発を予防する．三日熱マラリア原虫は赤血球侵入時に Duffy 抗原をレセプターとするため，Duffy 陰性者は三日熱マラリア原虫に抵抗性がある．

b．四日熱マラリア原虫の特徴

四日熱マラリア原虫の感染赤血球は非感染赤血球とサイズは変わらない．熱型と感染赤血球の形態的特徴（帯状アメーバ体・菊の花状分裂体）によって，熱帯熱マラリア原虫と鑑別する．四日熱マラリア原虫感染者は無症状となっても半永久的に微量の原虫が流血中に残存し，宿主の抵抗力低下により再燃するので，感染者からの供血による輸血マラリアに注意を要する．

c．熱帯熱マラリア原虫の特徴

熱帯熱マラリア原虫の感染赤血球も非感染赤血球とサイズが変わらない．ほかのマラリア原虫の感染では末梢血のいずれの発育段階の原虫もみられるが，熱帯熱マラリア原虫の感染では末梢血には輪状体と生殖母体のみが現れ，通常，分裂体は現れない．1 個の赤血球に複数の輪状体をみることが多く，輪状体はときに 2 個のクロマチン顆粒をもつ．生殖母体が半月型を呈するのも特徴である．熱帯熱マラリアは，発症後 5 ～ 14 日で脳マラリア（意識障害，痙攣，昏睡），腎マラリア（腎不全，尿毒症），著しい貧血，出血傾向，呼吸不全，などを併発し治療と全身管理が遅れると致命的となる．マラリア原虫は赤血球内でヘモグロビンを消化してマラリア色素を産生しながら生育し，感染赤血球表面にこぶ状突起を形成し，毛細血管内皮細胞に付着する．脳マラリアや腎マラリアは，熱帯マラリア原虫の感染赤血球が毛細血管内壁に付着して毛細血管の閉塞や破壊をおこすためであり，播種性血管内凝固（DIC）もかかわる．妊娠マラリアでは胎児および母体が重篤になる．鎌形赤血球貧血や G6 PD 欠損症では溶血で原虫の赤血球内サイクルが阻止され，乳幼児の感染死亡率が低下することから生存者が多い．

d．サルマラリア原虫の特徴

サルマラリア原虫のなかで東南アジアを中心にヒト感染が注目されている *P. knowlesi* は，肝細胞内休眠型をとらず赤血球内増殖周期が短い．アメーバ体は四日熱マラリア原虫に類似し，死亡例の経過は重症熱帯熱マラリアに似る．

感染経路と感染防止策

健康で無傷（創がない）な皮膚は通常，微生物の侵入を許さないので，血液や体液の微生物による感染は皮膚に侵入門戸，すなわち創がある場合におこる．医療現場での採血や注射に伴う針刺し・切創は，血液・体液中の微生物の感染経路として非常に重要である．一方，粘膜については，皮膚のように強固なバリアがないため，血液・体液に曝露することが即感染のリスクとなる．

(1) 医療従事者の血液・体液曝露による職業感染のリスク

医療従事者は血液や体液を取り扱うことが多い．血液・体液を介しておこる職業感染のうち特に問題となる微生物は，B 型肝炎ウイルス（HBV），C 型肝炎ウイルス（HCV），ヒト免疫不全ウイルス（HIV）である．これらのウイルスを含む血液や体液に曝露した場合の感染リスクを示す（**表 2-9**）．

表 2-9 ▶血液・体液曝露による職業感染のリスク [1)]

病原体	感染のリスク
HBV	HBsAg(+)，HBeAg(+)：22 ～ 31% HBsAg(+)，HBeAg(-)：1 ～ 6%
HCV	1.8%(range：0 ～ 7%)
HIV	血液曝露：0.3%(95% CI；0.2 ～ 0.5%) 粘液曝露：0.09%(95% CI；0.006 ～ 0.5%)

HBsAg：HBs 抗原　HBeAg：HBe 抗原
range：範囲　CI：信頼区間

（2）針刺し・切創予防対策

看護師，医師，臨床検査技師は注射器などの鋭利器材を取り扱う頻度が高く，針刺し・切創をおこす機会が増える．鋭利器材の使用中，使用後，廃棄するまでのあいだの針刺し・切創を予防するために以下の基本的な対策を実践する．

①針などの鋭利器材を取り扱う際は，標準予防策の考えかたに基づき，必ず手袋を着用する．

標準予防策とは，「あらゆる人の血液・体液・分泌物，汗以外の排泄物，創傷のある皮膚，粘膜には感染性があるとして取り扱う」[2] という考えかたであり，鋭利器材取り扱い時は，血液に触れる可能性があるため，手袋の着用が必要となる．

②使用後の針のリキャップをしない．

③安全装置付き器材を使用する．また安全装置は使用後きちんと最後まで作動させる[3]．

使用後に針先がカバーで覆われたり，ホルダーに格納されたりする機能を備えた安全装置付き器材による針刺しの予防効果は高い．しかし，安全装置付き器材であっても正しい使用方法が習得できていなければ針刺ししてしまう可能性があるため，使用者は事前に使用方法を習得するために教育を受ける必要がある．

④針は，耐貫通性で液漏れしない容器に廃棄する．

⑤廃棄容器は，鋭利器材を使用する近くに設置または携帯し，使用後はすぐに廃棄容器に注射器ごと廃棄する（針と注射器に分解しない）．

⑥廃棄容器は容量が80% に達したら，容器ごと廃棄し新しいものを準備する．

⑦鋭利器材を取り扱う可能性がある者は，B 型肝炎ワクチンを接種して免疫を獲得する[5]．

血液・体液を取り扱う機会の多い医療従事者は禁忌でないかぎり，就業前に予防対策として接種する．ワクチンは0，1，6 カ月後の3 回接種（1 シリーズ）し，3 回目接種後1～2 カ月後にHBS 抗体検査を行い，10 mlU/mL 以上で免疫獲得と判定される．1 シリーズで免疫が獲得できなかった場合は，2 シリーズ目のワクチン接種を考慮する[5]．

（3）粘膜曝露予防策

血液・体液などの生体物質が飛散する可能性がある処置やケアを行う際は，眼，鼻，口を覆うことができるサージカルマスク，ゴーグル，アイシールドを着用する[4]．

引用文献

1）CDC：Updated U.S. Public Health Service Guidelincs for the Management of Occupational Exposures to HBV, HCV, and HIV and Recommendations for Postexposure Prophylaxis. MMWR, 50（RR-11），2001.

2）Siegel, J.D., Rhinehart, E. et al. and the Healthcare Infection Control Practices Advisory Committee：2007 Guideline for Isolation Precautions：Preventing Transmission of Infectious Agents in Healthcare Settings. 2007.
https://www.cdc.gov/infectioncontrol/pdf/guidelines/isolation-guidelines-H.pdf（2021.8.4 アクセス）

3）職業感染制御研究会：職業感染防止のための安全対策製品カタログ集．第5版，2012.
http://jrgoicp.umin.ac.jp/index_related.html（2021.8.4 アクセス）

4）職業感染制御研究会：個人用防護具の手引とカタログ集．第4版，2011.
http://jrgoicp.umin.ac.jp/index_related.html（2021.8.4 アクセス）

5）日本環境感染学会ワクチン委員会：医療関係者のためのワクチンガイドライン．第3版，2020.
http://www.kankyokansen.org/uploads/uploads/files/jsipc/vaccine-guideline_03.pdf（2021.8.4アクセス）

参考文献

2.5-1）-（2）

1）HIV 感染症及びその合併症の課題を克服する研究班：抗 HIV 治療ガイドライン．2021. https://www.haart-support.jp/pdf/guideline2021.pdf（2021.8.4 アクセス）

2）HIV 感染症およびその合併症の課題を克服する研究班：抗 HIV 治療ガイドライン．2013. http://www.haart-support.jp/pdf/guideline2013.pdf

3）Kuhar, D.T. et al.：Updated US Public Health Service Guidelines for the Management of Occupational Exposures to Human Immunodeficiency Virus and Recommendations for Postexposure Prophylaxis. Infect Control Hosp Epidemiol., 34：875-92, 2013.

4）CDC: Updated U.S. Public Health Service Guidelines for the Management of Occupational Exposures to HIV and Recommendations for Postexposure Prophylaxis. MMWR, 54(RR09): 1-17, September 30, 2005.

2.5-1）-（3）

5）Kidd-Ljunggren K, et al.：High levels of hepatitis B virus DNA in body fluids from chronic carriers. J Hosp Infect. 64(4)：352-357, 1996.

6）Tuttleman, J.S. et al.: Formation of the pool of covalently closed circular viral DNA in hepadnavirus-infected cells. Cell, 47(3)：451-460, 1986.

2.5-1）-（4）

7）Liou, T.C. et al,: Detection of HCV RNA in saliva, urine, seminal fluid, and ascites. J Med Virol, 37：197-202, 1992.

8）大戸　斉：C 型肝炎ウイルス等の母子感染防止に関する研究．平成 18 年度総括・分担研究報告書：1-18, 2007.

9）相崎英樹・他：HCV の生活環における脂質の役割．日本臨床，69(Suppl 4)：59-63, 2011.

2.5-感染経路と感染防止策

10）吉田眞一・他編：戸田新細菌学．第 33 版，南山堂，2007.

11）Mims, C.A., Nash, A. et al.：Mims' pathogenesis of infectious disease. 5 th ed. Academic Press, 2001.

2.6 尿中に排出される微生物

尿中に微生物が排出されるのは，上行性に尿道から侵入した微生物によって尿路の感染症をおこしている場合，あるいは全身感染症をおこした微生物が血行性に腎臓や膀胱に感染する場合である．

ここでは，前者の尿路感染症をおこす微生物について述べる．後者の例としては，チフス菌感染症や，結核菌によっておこる腎結核がある．潜伏感染をしているサイトメガロウイルスも尿中に排出される．

尿路感染症をおこす微生物

尿路には腎臓，尿管，膀胱，尿道が含まれ，通常無菌である尿が尿管を流れて体外に排出されることにより，尿路に微生物が定着することを防いでいる（尿の自浄作用）．しかし，会陰部の常在菌や肛門周囲を汚染した便中の微生物が尿道から膀胱へ侵入したり，ほかの部位の感染巣から血流を介して腎臓に侵入すると尿路感染症が引きおこされる（**図 2-40**）．特に女性は肛門と尿道口の距離が近く尿道が短いため，尿道から常在菌などが侵入しやすく，尿路感染症をおこしやすい．膀胱内留置カテーテルも尿路感染症の危険因子のひとつである（「医療行為と感染症」178 頁参照）．そのほかの危険因子として，前立腺肥大や結石，膀胱の機能障害，性交などがあげられる．

尿路感染症の原因微生物のほとんどが細菌である．

図 2-40 ▶尿路感染症の原因

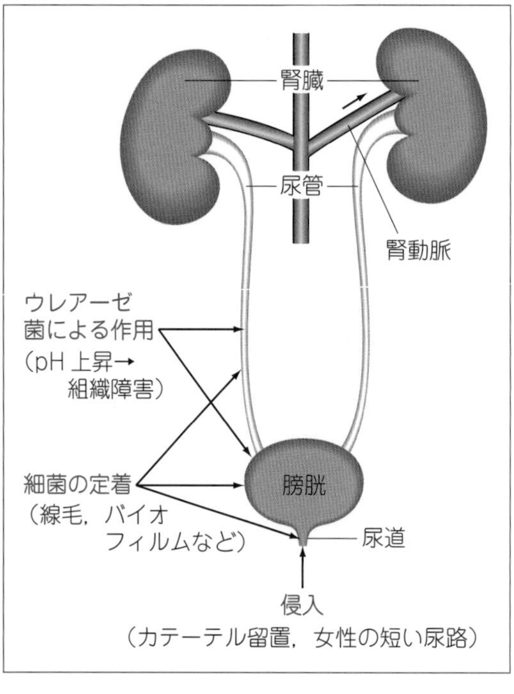

通常，一種の細菌が単独で尿路感染症を引きおこすのではなく，複数の細菌が関与している場合が多い．主な起因菌として腸管の常在菌である大腸菌が50％以上を占め，そのほかクレブシエラ属菌，プロテウス属菌，緑膿菌，腐生ブドウ球菌などがある（**表 2-10**）．しかし，これらの微生物が尿道から侵入しても排尿により流されるため，感染まで至らない場合が多い．尿路感染症を引きおこす微生物には特に尿の流れに逆らえる，付着・定着能力の高いものが多い．

表 2-10 ▶ 尿路感染症起因微生物 [3)]

感染症の種類	起因微生物
膀胱炎	大腸菌（*E.coli*） クレブシエラ属菌（*Klebisella* 属） 腐生ブドウ球菌（*S. saprophyticus*）
急性腎盂腎炎	大腸菌（*E.coli*） クレブシエラ属菌（*Klebisella* 属）
前立腺炎	大腸菌（*E.coli*） プロテウス属菌（*Proteus* 属） クレブシエラ属菌（*Klebisella* 属） 腸球菌属（*Entrococcus* 属） 緑膿菌（*Pseudomonas aeruginosa*）
複雑性尿路感染症	大腸菌（*E.coli*） クレブシエラ属菌（*Klebisella* 属） プロテウス属菌（*Proteus* 属） セラチア菌（*Serratia marcescens*） エンテロバクター属菌（*Enterobacter* 属） 緑膿菌（*Pseudomonas aeruginosa*） 腸球菌属（*Entrococcus* 属）

(1) 大腸菌（*Escherichia coli*）

尿路感染症起因菌の第1位は大腸菌である．大腸菌は腸管の常在菌であるが，異所性感染をおこし膀胱炎などの原因となる．特に尿道の短い女性は，大腸菌の異所性感染をおこしやすい．尿路感染症の原因となる大腸菌はO1，O2，O6，O75などの血清型が多い[1)]．

① P線毛，S線毛

大腸菌は多種類の線毛を産生するが，尿路感染症に強く関係しているものとしてP線毛，S線毛がある．

② エアロバクチン

尿中での鉄の取り込みに必要な因子で，尿路での大腸菌の生存に貢献していると考えられている．

③ ヘモリジン，細胞壊死因子1

直接的に組織障害を引きおこし，病態を悪化させる一因であると考えられている．

(2) 緑膿菌

緑膿菌は種々の日和見感染症を引きおこすが，尿路感染症の頻度も高い．特に，膀胱内留置カテーテルで慢性複雑性尿路感染症を引きおこし，尿路から組織に侵入して血液に達し菌血症に発展する場合がある．

① 線毛

尿路への定着に関与していると考えられる.

② アルギン酸

菌体外に分泌される多糖類で，細胞への付着や免疫からの回避，抗菌薬の作用を阻害するバイオフィルムの形成に関与する.

③ サイトトキシン，ヘモリジン，ホスホリパーゼCなど

直接的，間接的に組織障害をおこし，病態を悪化させると考えられている.

(3) 腐生ブドウ球菌（*Staphylococcus saprophyticus*）

腐生ブドウ球菌は主として，単独で女性の単純性尿路感染症，膀胱炎を引きおこすことが知られている．同じブドウ球菌属である黄色ブドウ球菌とは異なり，強力な病原因子はみられないが，尿路感染に関係する因子がいくつか報告されている[2].

① 細胞壁架橋蛋白質

排尿によるクリアランスに抵抗するためには，尿路の細胞に定着する必要がある．細胞壁架橋蛋白質は，腐生ブドウ球菌にみられる数少ない定着因子のひとつであると考えられている.

② 浸透圧調節トランスポーター群

尿にはさまざまなイオンが含まれているが，その組成は摂取した飲食物や季節によっても変動がみられる．そのため，浸透圧調節トランスポーター群は，尿路に定着した後の腐生ブドウ球菌が，変化する尿のイオン組成や水分バランスに迅速に対応するのを助けていると考えられている.

③ Na^+ 依存性鉄獲得蛋白質

尿中の豊富な Na^+ イオンを利用して，増殖に必要な鉄を獲得するために，Na^+ 依存性鉄獲得蛋白質を保有している.

④ 高ウレアーゼ活性

ブドウ球菌属はウレアーゼを産生するが，特に腐生ブドウ球菌ではその活性が高い．この高い活性をもつウレアーゼが尿中に2%程度含まれる尿素を分解すると二酸化炭素とアンモニアが発生する．このアンモニアが弱酸性の尿を中和し，窒素源の確保が可能となる．さらに局所的に強アルカリ性環境をつくり出し，膀胱粘膜の組織を傷害していると推察されている.

感染経路と感染防止策

尿のうっ滞を防ぎ，尿による自浄作用を維持するよう，適度な水分摂取や排尿をがまんしないなど日常生活のなかで留意する．また，カテーテルが挿入されている周辺の会陰に排泄物などが長時間付着した状態にならないように陰部清浄などを行い，清潔を保持する.

ここでは臨床において問題となる膀胱内留置カテーテルに関連する尿路感染の防止について述べる．

膀胱内留置カテーテル関連尿路感染（Urinary tract infection；UTI）対策

①膀胱内留置カテーテル関連尿路感染

尿路感染は最も頻繁にみられる病院感染のひとつであり，米国の急性期治療病院で報告される病院感染の40％を占めるとされている．院内で発生する尿路感染症の80％以上はカテーテルの留置によって発生するとされ，カテーテル留置が尿路感染症の最も大きなリスクとなっている．また，膀胱内留置カテーテルを1カ月以上留置した患者の1/3に腎盂腎炎が発生し，血流感染のリスクも高くなるという報告もあり，留置期間が長いほど尿路感染が重篤化する傾向にある．

主な感染経路とされているのが，膀胱内留置カテーテル挿入時に微生物を尿道内に押し込む経路，陰部に定着した微生物などが膀胱内留置カテーテルの内外側を通って尿路内に入り込む経路である（「医療行為と感染症」178頁参照）．

②膀胱内留置カテーテル関連尿路感染の感染対策

a. 膀胱内留置カテーテルの適正使用

CDCガイドラインでは，適切な適応に限り，カテーテルを挿入し，必要な期間だけ留置することとしている．カテーテル留置の必要性についてアセスメントを行い，不要になった時点で早急にカテーテルの抜去を検討する．

b. 膀胱内留置カテーテル挿入時の無菌的操作

挿入時の無菌的操作は尿路に微生物を押し込まないために重要であり，無菌操作ができるよう環境を整えてから実施する．

c. 膀胱内留置カテーテルの閉鎖の維持

膀胱内留置カテーテルと蓄尿バックをつなぐランニングチューブを外すことによって，尿路感染が発生しやすくなる．入浴や着替え時など接続を外さずケアを行う．

d. 尿の逆流防止および尿の廃棄

尿が停滞することによって感染のリスクも高くなる．尿が停滞しないように蓄尿バックの位置を膀胱より低くし，また移動時には蓄尿バック内からの逆流を防止するため尿を廃棄する．蓄尿バックの排液口からの汚染がバック内に侵入すると尿路感染を引きおこす可能性がある．排液口を汚染させないように個人ごとの排液容器を用意する．

e. 尿道口のケアと損傷予防

尿道口は清潔に維持されるように洗浄を十分行い，粘膜を傷つけないように注意する．また，カテーテルが引っ張られることによって尿道口が損傷する可能性があるため，固定をするほうが望ましい．

f. カテーテルの交換頻度

定期的なカテーテルの交換に関しては，CDCのカテーテル関連尿路感染予防ガイドラインでも必要ないとしている．蓄尿バックの汚染やカテーテルの閉塞などが生じた場合に交換を行う．

参考文献

2.6- 尿路感染症をおこす微生物

1) 山本新吾：尿路病原性大腸菌における病原因子の研究．細菌学会誌，58(2)：431-9，2003.
2) 黒田　誠：ブドウ球菌属のゲノム解析とゲノムから見える薬剤耐性・病原因子の解析．細菌学会誌，61(2)：235-241，2006.
3) 仲村秀太，岸本華代子：尿路・泌尿器感染症．感染症診療ゴールデンハンドブック（藤田次郎，喜舎場朝和編）．第1版，南江堂，2007，pp.169-194.

2.6- 感染経路と感染防止策

4) CDC : Guideline for Prevention of Catheter-Associated Urinary Tract Infections. 2009.
https://www.cdc.gov/infectioncontrol/pdf/guidelines/cauti-guidelines-H.pdf（2021.8.4 アクセス）
Siegel, J.D., Rhinehart, E. et al. and the Healthcare Infection Control Practices Advisory Committee : 2007 Guideline for Isolation Precautions : Preventing Transmission of Infectious Agents in Healthcare Settings. 2007.
https://www.cdc.gov/infectioncontrol/pdf/guidelines/isolation-guidelines-H.pdf（2021.8.4 アクセス）
5) 坂本史衣：基礎から学ぶ医療関連感染対策（改定第2版）標準予防策からサーベイランスまで．南江堂，2012.
6) 洪　愛子編：ベストプラクティス NEW 感染管理ナーシング．学研，2010.
7) 日本泌尿器科学会泌尿器科領域における感染制御ガイドライン作成委員会：泌尿器科領域における感染制御ガイドライン．日本泌尿器科学会雑誌，100(4)：1-27，2009.

2.7 涙液や目からの分泌物，乳汁中に排出される微生物

1 結膜炎などの眼感染症をおこす微生物

角膜炎や結膜炎といった眼感染症をおこす微生物は，涙液や目やになど目からの分泌物中に排出される．涙液中には，分泌型 IgA やリゾチームなどの抗菌物質が含まれており，また自浄作用によって角膜に付着した微生物を洗い流している．角膜炎や結膜炎をおこす微生物は，結膜表面の受容体と結合できる構造を有している．しかし，微生物がこのような構造をもたなくても，角膜や結膜が，ほこりなどの異物の付着やタオルなどで擦ったりすることによって傷つくと，微生物に感染の機会を与える．目の乾燥も涙液の自浄作用が低下して，角膜や結膜が異物によって損傷しやすくなり，角膜炎や結膜炎の発生を助長する．

また，麻疹ウイルスなど全身感染症をおこすウイルスが血液を介して結膜に到達し，涙液に分泌される場合もあるので，角膜炎や結膜炎の症状をおこしていなくても，涙液が感染源となる可能性があるということは認識しておくべきであろう．

2 結膜炎などの眼感染症をおこす細菌

性器感染症の起因菌である淋菌やクラミジア・トラコマティスは，産道感染，接触感染により結膜に定着し，感染が成立することがある（**表 2-11**）．クラミジア・トラコマティスを病原体とするトラコーマは，かつては世界で最も深刻な失明原因のひとつであったが，上水道の普及に伴い激減

図 2-41 ▶眼の解剖図

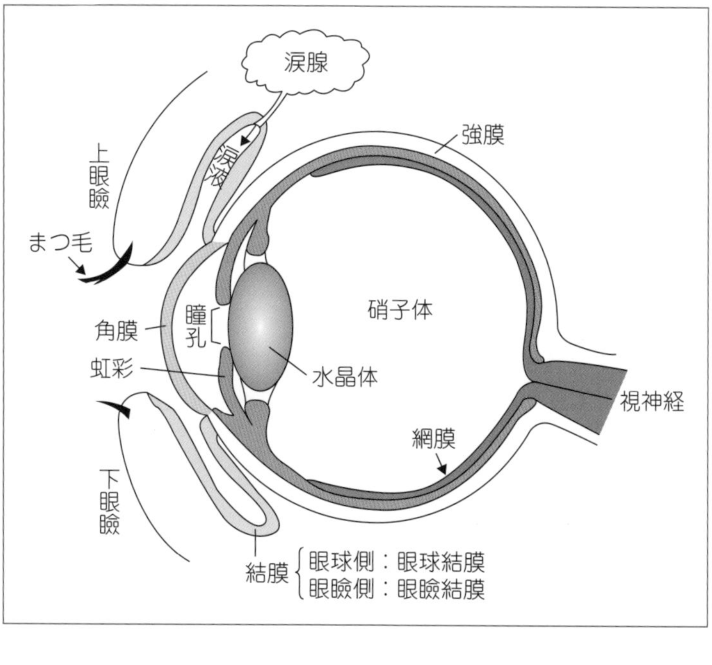

した．しかし，現在も上水道の不備な地中海沿岸，インド，中南米などにみられている．臨床像を異にする封入体結膜炎は，性感染症のひとつとして問題となっている．産道感染により新生児に発症すると，新生児封入体結膜炎と呼ばれる．感染症法に基づいた細菌性結膜炎のサーベイランスは現在行われていない．

表 2-11 ▶結膜炎の主な起因菌と感染経路

病原体	感染経路
淋菌	産道感染（新生児），家族内感染（小児） 性行為（成人）
クラミジア・トラコマティス	接触感染（トラコーマ） 産道感染（新生児），接触感染（成人）
肺炎球菌	飛沫・接触感染
インフルエンザ菌	飛沫・接触感染
黄色ブドウ球菌	接触感染

（1）淋菌

①どのような細菌か

淋菌は，グラム陰性の非運動性，無芽胞双球菌である．ナイセリア科ナイセリア属に分類される．淋菌は，線毛やプロテインⅡにより組織に定着する．線毛は好中球の貪食に対する抵抗性も示す．カタラーゼは好中球に対し抗殺菌作用をもつ．内毒素は粘膜障害をもたらす最も重要な因子と考えられる．IgA プロテアーゼを菌体外に放出し，粘膜面の感染防御において重要な IgA1 を切断する．また，補体成分 C8 の欠損者は感染しやすい．

②どのようにして感染するのか

自然界で淋菌は生息できず，淋菌感染者にのみ存在する．感染した男性の 1 割，女性の 1/3 が無症状であり，重要な感染源となる．成人の性行為に伴う感染で循環し，母から子へ産道感染し，結膜炎を発症する．まれに手指などを介した小児への家族内感染が疑われる症例もある．

③どのような感染症をおこすのか

淋菌性結膜炎はきわめて急激に発症し進行する．膿性分泌物がきわめて多く，この状態を膿漏眼という．角膜に潰瘍を形成し穿孔をおこしやすいため失明の原因にもなる．産道感染の場合は，生後 1 ～ 3 日の潜伏期間を経て新生児に発症し，強い眼瞼腫脹と膿性分泌を伴うが，現在わが国ではまれである．

感染部位から採取した分泌物の塗沫標本のグラム染色でグラム陰性双球菌が観察される．分離培養を行う場合は，検体採取後，ただちに適切な培地（チョコレート培地や選択性のある Thayer-Martin 培地）に接種する．

治療には，ペニシリン・セフェム系抗菌薬の点眼と全身投与を行う．産道感染に対しては，出生時にエリスロマイシンやテトラサイクリン系抗菌薬の点眼を行う．近年，ペニシリン耐性株が出現している．

（2）クラミジア・トラコマティス

①どのような細菌か

クラミジア・トラコマティスは，クラミジア科クラミジア属の偏性細胞内寄生微生物である．宿主細胞の ATP に依存して代謝を行い，人工培地で増殖することはできない．クラミジア・トラコマティスは，トラコーマおよび封入体結膜炎をおこす．血清型は A ～ L 型に分類され，トラコーマは A ～ C 型，封入体結膜炎は D-K 型による（130 頁参照）．

②どのようにして感染するのか

クラミジアの伝播には，節足動物の介在を必要としない．トラコーマは母から子への手指を介した接触感染が多いと考えられる．封入体結膜炎は産道感染および泌尿・生殖器または眼の病巣からの接触感染である．小型球形の基本小体と呼ばれる形態で宿主細胞に侵入し，大型多形の網様体という形態に変わる．その後，食胞内で増殖し封入体を形成する．

③どのような感染症をおこすのか

トラコーマには急性期，増殖期，瘢痕期，合併症期の 4 期がある．

a. 急性期：ろ胞*が形成され，ときに急性に発症する．細胞質内封入体が観察される．

b. 増殖期：ろ胞が増大し融合し，パンヌスと呼ばれる状態になる．

c. 瘢痕期：瞼結膜の瘢痕化が生じ，収縮がおこる．

d. 合併症期：結膜瘢痕が深層の瞼板にも及ぶため眼瞼は変形する．

一方，封入体結膜炎では瘢痕化やパンヌスの傾向はない．ろ胞は主として瞼結膜，円蓋部結膜にみられ，混濁融合する．新生児は分娩の 5 ～ 12 日後に多くは両側性に発症する．眼瞼結膜の充血が強く，症状が強くなると偽膜性結膜炎を示すことが多い．成人の場合は粘液膿性の眼脂と片眼性のろ胞性結膜炎がみられる．

成人では，結膜ろ胞に混濁融合の傾向があればクラミジア感染を疑う．結膜擦過物のグラム染色標本を鏡検して細菌を同定し，さらにギムザ染色や場合によっては蛍光抗体染色で上皮細胞内に封入体を同定する．細菌培養のほか，酵素抗体法（ELISA 法）や PCR 法を用いた DNA 診断が行われている．

治療は，急性期であれば抗菌薬が有効であり，テトラサイクリン，エリスロマイシンなどの抗菌薬点眼を行う．さらに新生児ではクラミジア肺炎，成人では性器感染をおこしていないか検査し必要であれば抗菌薬全身投与を行う．

（3）そのほかの起因菌

日常的にみられるそのほかの細菌性結膜炎の起因菌には，肺炎球菌（グラム陽性双球菌），MRSA を含む黄色ブドウ球菌（グラム陽性球菌），インフルエンザ菌（グラム陰性桿菌），コッホ・ウィークス菌（グラム陰性桿菌）などがあり，感染経路はそれぞれ飛沫感染および接触感染が考えられる（**表 2-11**）．

これらの細菌による結膜炎は急性あるいは亜急性に発症し，結膜充血と粘液膿性の眼脂を主症状とする．肺炎球菌やコッホ・ウィークス菌の感染では眼球結膜下に出血が生じることもある．

診断は臨床所見に基づいて行われるが，眼脂の塗抹標本のグラム染色を行うと起因菌と多形核白血球が観察される．自然治癒するものが多いが，抗菌薬の点眼により感受性菌であれば数日で治癒

---

*炎症によって集まったリンパ球から成る球状の反応性の組織構造

する．慢性化する場合もある．

3 結膜炎などの眼感染症をおこすウイルス

(1) アデノウイルス（「口腔や気道からの分泌物中に排出される微生物」84 頁参照）

アデノウイルスは気道，眼，消化管，尿路の上皮に感染し，局所で複製し，局所リンパ節を超えて伝播することはなく，ウイルス血症をおこさない．

アデノウイルスの眼への感染として比較的軽症で後遺症を残さない咽頭結膜熱と重症の流行性角結膜炎がみられる．

アデノウイルスの眼への感染は主として手指，汚染された物を介しておこる．

①咽頭結膜熱（pharyngoconjunctival fever；PCF）

咽頭結膜熱は，主として小児のあいだで流行し感染性が強い．初夏に学校のプールの水を介しての流行が多いため「プール熱」とも呼ばれる．結膜炎は 1 ～ 2 週間持続し，後遺症を残さない．アデノウイルス 3，7 型によっておきる．

②流行性角結膜炎（epidemic keratoconjunctivitis；EKC）

流行性角結膜炎は主に成人が罹患し感染性がきわめて高く，主に手指を介した接触により感染する．エンベロープがなく物理・化学的条件に抵抗性が強いアデノウイルスは，洗面台，タオルなどに付着した状態で数週間にわたり感染性が保たれ感染源となるため，感染性がきわめて高い．EKC は急性の結膜炎の後，角膜炎を引きおこす．角膜炎は通常 2 週間持続し，角膜混濁が最長 2 年まで後遺症として残ることがある．アデノウイルスの 8，19，37 型によっておきる．

(2) エンテロウイルス

エンテロウイルス属はピコルナウイルス科に属するエンベロープをもたない正二十面体対称型の小型の RNA ウイルスである．エンテロウイルス属にはポリオウイルス，コクサッキーウイルス A，B，エコーウイルス，エンテロウイルスが含まれる．エンテロウイルス属は物理・化学的抵抗性が高いため，感染性が強い．エンテロウイルスは主として腸管で増殖するウイルスであるが，エンテロウイルス 70 などのエンテロウイルスは結膜でも増殖し，感染性が高いため，眼感染症の重要な病因ウイルスとなっている．

注：1969 年以降に見出された新たなエンテロウイルス属ウイルスは，エンテロウイルスとして番号が与えられ番号名で呼ばれることとなった．しかし，コクサッキーウイルス，エコーウイルスなどの従来から知られていたエンテロウイルス属ウイルスは従来名で呼ばれることが多いため，注意が必要である．

①急性出血性結膜炎（acute hemorrhagic conjunctivitis；AHC）

エンテロウイルス 70 とコクッサッキーウイルス A24 変異株が急性出血性結膜炎の主要な病因である．ウイルスは患者の結膜から排出される．突然の強い目の痛み，異物感，羞明などではじまり，結膜下に点状出血が生じる．全身症状として頭痛，発熱，呼吸器症状などがみられる．成人で多くみられ，潜伏期は1日であり，8～10日間持続し，後遺症は通常残らない．感染性が強いため，感染予防には流水下で手指を石けんで十分に洗い，タオルなどの共用を避ける．ウイルスで汚染した物の消毒には，煮沸，塩素系消毒薬が用いられる．

(3) ヘルペスウイルス

①角結膜炎

単純ヘルペスウイルス1型（HSV-1）が病因となる．初感染，回帰発症の両者でおこる．角膜の潰瘍および結膜炎を引きおこす．回帰発症による角結膜の瘢痕により角膜の混濁が生じ，失明に至ることがある．

4 母乳中に含まれる微生物

母乳中にはラクトフェリンや分泌型IgAなどの抗菌物質やリンパ球が含まれており，児の感染症を予防するために，母乳を与えることが推奨されている．しかし，その一方で母親が感染している微生物が母乳中にも排出され，母乳を飲んだ児が母乳中の微生物によって感染する場合がある．したがって，授乳中の新生児や乳児に何らかの感染症が認められたときに，感染経路のひとつとして母乳を視野に入れておくことは重要であろう．また，母乳は免疫機能が未熟な新生児・乳児に与えられ，感染した場合には重篤な症状を引きおこす可能性があることも，忘れてはならない．母乳中への排出が報告されている微生物と児への感染の可能性は**表2-12**のとおりである．

しかし，母乳中への排出が児の感染症を引きおこすかどうかは，微生物や状況によって異なっている．黄色ブドウ球菌は，乳腺炎をおこしている場合でも，膿瘍を形成するなど大量の菌が乳汁中に排出されるようなことがなければ，授乳を中止する必要はないとされている．結核では，母乳よりも空気感染によって伝播する．それ以外の細菌に関しては，母親に感染症の症状があるときは治療をして乳汁中への排出がみられなくなるまで授乳を避けることが推奨されている．ただし，母親が無症候性キャリア（健康保菌者）の場合でも乳汁中に微生物が排出されていることがある．ウイルスでは，HIVウイルス，HTLVウイルス，サイトメガロウイルス以外は，児に感染することはないと考えられている．

母親の皮膚の常在菌であるコアグラーゼ陰性ブドウ球菌やジフテロイド，α溶血レンサ球菌も乳管に定着し，母乳中に含まれるが，数は少なく，母乳中で菌が増殖（搾乳した母乳の管理が不適切である場合など）するようなことがなければ児に感染をおこすことはない．

ここでは，特に母乳が感染経路として重要なヒトT細胞白血病ウイルスについて述べる．

接触感染や飛沫感染などによるヒトからヒトへの感染を水平感染と呼ぶのに対して，母児間の感染（母児感染）を垂直感染，（**表2-13**）と呼ぶ．垂直感染の経路として，乳汁中に排出される微生物を介する伝播経路がある．

(1) ヒトT細胞白血病ウイルス（HTLV-1）

①どのようなウイルスか

ヒトT細胞白血病ウイルス（human T-cell lymphotropic/leukemia virus-1；HTLV-1）は，T細胞白血病およびHTLV-1関連脊髄症（HTLV-1 associated myelopathy；HAM）の病因となって

表 2-12 ▶母乳中への排出が報告されている微生物

分類	微生物	母乳を介した感染の可能性
細菌	＜グラム陽性球菌＞	
	黄色ブドウ球菌（乳腺炎発症時）	○（膿瘍を形成するなど大量の菌が乳汁中に排出されるような場合は授乳中止）
	コアグラーゼ陰性ブドウ球菌	
	ジフテロイド	
	B 群溶血レンサ球菌	○（母親に感染症があるときは授乳中止）
	αレンサ球菌	
	＜グラム陰性桿菌＞	
	大腸菌	○（母親に感染症があるときは授乳中止）
	セラチア・マルセッセンス	○（母親に感染症があるときは授乳中止）
	クレブシエラ属	○（母親に感染症があるときは授乳中止）
	サルモネラ属	○（母親に感染症があるときは授乳中止）
	＜その他＞	
	結核菌	○（ただし空気感染のリスクのほうが圧倒的に高い）
	リステリア・モノサイトゲネス	○（母親に感染症があるときは授乳中止）
	Q 熱コクシエラ	○（母親に感染症があるときは授乳中止）
ウイルス	＜ヘルペスウイルス＞	
	サイトメガロウイルス	○
	単純ヘルペスウイルス	
	水痘・帯状疱疹ウイルス	
	EB ウイルス	
	＜肝炎ウイルス＞	
	B 型肝炎ウイルス	
	C 型肝炎ウイルス	
	E 型肝炎ウイルス	
	＜レトロウイルス＞	
	HIV ウイルス	○
	HTLV ウイルス	○
原虫	トキソプラズマ（タキゾイト）	タキゾイトのかたちでは経口感染しない

いる．

HTLV-1 は HIV とともにヒト疾患に関連するレトロウイルスとして重要である．レトロウイルスはエンベロープをもつ正二十面体対称型の RNA ウイルスである．HIV と HTLV-1 は T 細胞に感染する．HIV が T 細胞を殺すのに対して，HTLV-1 は T 細胞を殺さず，むしろ増殖を促し不死化することにより悪性形質転換（がん化）を引きおこす．

表 2-13 ▶垂直感染をおこすウイルス

感染経路	ウイルス
経胎盤感染	サイトメガロウイルス（CMV） パルボウイルス B19 風疹ウイルス
産道感染	B 型肝炎ウイルス（HBV） C 型肝炎ウイルス（HCV） 単純ヘルペスウイルス 2 型（HSV-2） ヒト免疫不全ウイルス（HIV） ヒトパピローマウイルス（HPV）
授乳	サイトメガロウイルス（CMV） ヒト T 細胞白血病ウイルス（HTLV）

②どのようにして感染するのか

HTLV-1 は授乳，性行為，静脈注射濫用により感染する．経胎盤感染はまれである．血液製剤による感染はおこらず，全血輸血のみによって伝播することから，血液中に浮遊するウイルスではなく HTLV-1 に感染した血液細胞より伝播すると考えられる．授乳による伝播は，乳汁中の

HTLV-1 感染リンパ球による．HTLV-1 感染者の分布には地理的な偏りがあり，わが国では西日本に多い．

HTLV-1 に対するワクチンはない．HTLV-1 抗体陽性の妊婦は授乳を避けることで，児への感染を防ぐことができる．

③どのような感染症をおこすのか

a．成人 T 細胞白血病（ATL）

HTLV-1 感染の多くは不顕性感染である．HTLV-1 は CD4 陽性 T リンパ球に感染するが，まれに悪性形質転換を引きおこし T 細胞白血病となる．リンパ節腫脹，肝臓・脾臓腫大，融解性骨病変，皮膚病変を主徴とする．これらの病変は悪性形質転換をおこした T 細胞が臓器に浸潤して生じる．

b．HTLV-1 関連脊髄症（HAM）

HAM は脱髄性（神経線維の髄鞘の破壊をおこすこと）の脳・脊髄疾患であり，特に脊髄の運動神経に障害がみられる．HAM は HTLV-1 に対する免疫による自己免疫交差反応（外来の抗原に対する免疫応答が構造の類似した自分の組織に対してもはたらいてしまうこと）により引きおこされる．

歩行障害，下肢の筋力低下，背部痛などがみられる．腸管，膀胱の運動機能障害がおこることもある．症状は数年以上かけて，ゆっくりと進行する．

(2) サイトメガロウイルス

ヘルペスウイルス科のサイトメガロウイルスは乳汁中に排出されるが，免疫抑制状態にない健康な児であれば不顕性感染となる．

参考文献

2.7-2)

1) 池田恒彦・他：細菌感染症．現代の眼科学（所　敬，吉田晃敏編）．改訂第 9 版，金原出版，2006, pp83-85.
2) 澤口昭一・他：結膜炎．標準眼科学（大野重昭・他編）．第 8 版，医学書院，2001.
3) 山口恵三：A　ナイセリア属．標準微生物学（平松啓一，中込　治編）．第 10 版，医学書院，2009, pp154-158，pp222-224.
4) 小田　紘：クラミジア．標準微生物学（平松啓一，中込　治編）．第 10 版，医学書院，2009, pp325-330.
5) 吉田眞一：淋菌とナイセリア属の細菌．戸田新細菌学（吉田眞一，柳　雄介編）．改訂 32 版，南山堂，2002，pp493-496.
6) 青木功喜，井上幸次：臨床像．日本眼科学会雑誌，107(1)：11-16, 2003.
7) 中川　尚：検査．日本眼科学会雑誌，107(1)：17-23，2003.

2.7-4)

8) Jones, C.A. : Maternal transmission of infectious pathogen in breast milk. J Paediatr Child Health, 37 : 576-582, 2001.
9) Cooke, F.J. et al. : Report of neonatal meningitis due to *Salmonella enteritica* serotype Agona and review of breast milk-associated neonatal Salmonella infections. J Clin Microbiol, 47(9) : 3045-3049, 2009.

2.8 髄膜炎や脳炎をおこす微生物

中枢神経系の感染症としては，髄膜炎と脳炎があげられる（**図 2-42**）．呼吸器感染症や消化器感染症に比べて中枢神経系の感染症の発症頻度は低い．中枢神経系に微生物が到達する経路は，ほとんどが血液を介したものであるが，中枢神経系には血液脳関門が存在し，血液中の微生物は簡単に神経組織に感染できないようになっている．血液脳関門は，穿通血管では血管周囲に存在するウイ

図 2-42 ▶髄膜炎と脳炎

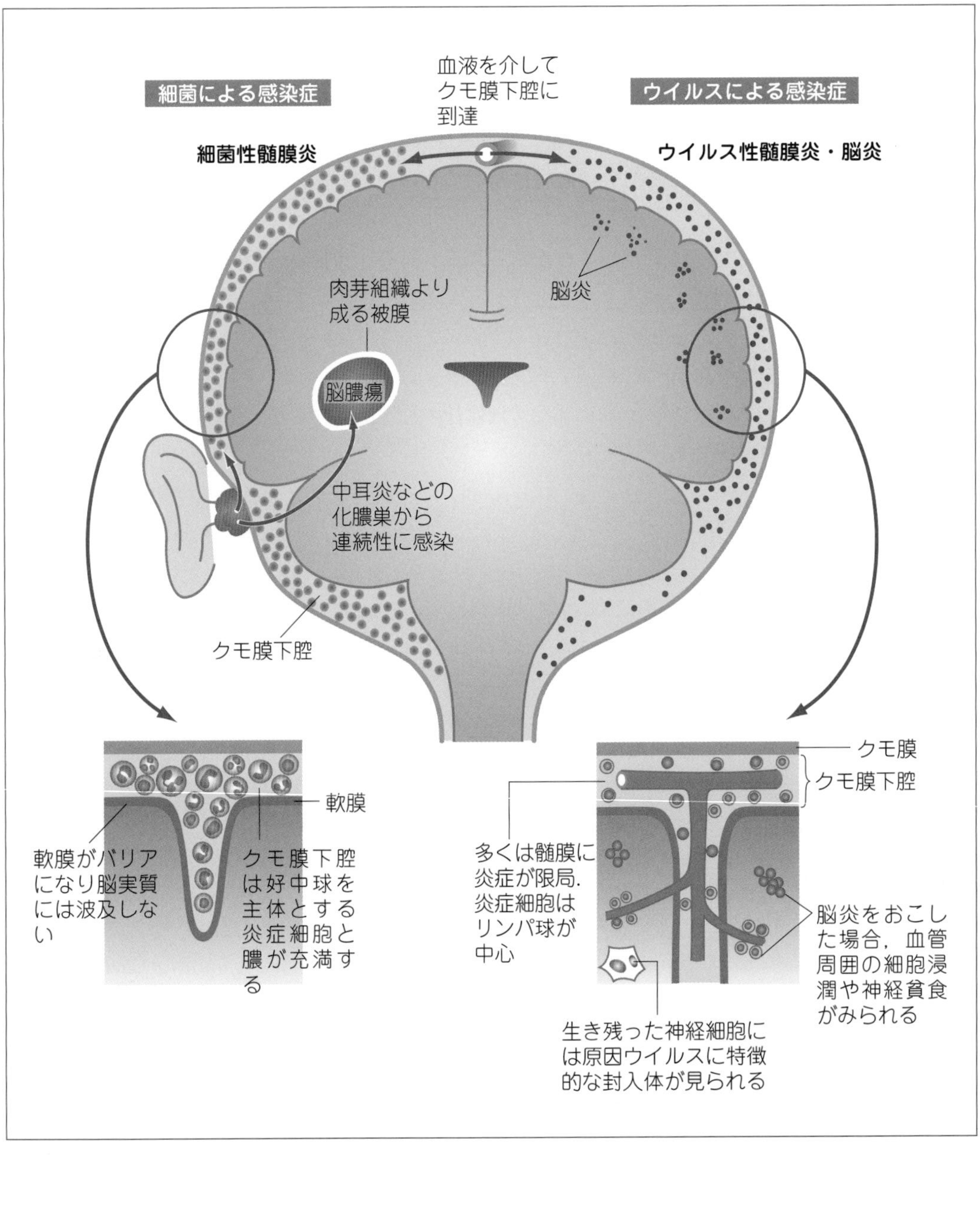

図 2-43 ▶血液脳関門

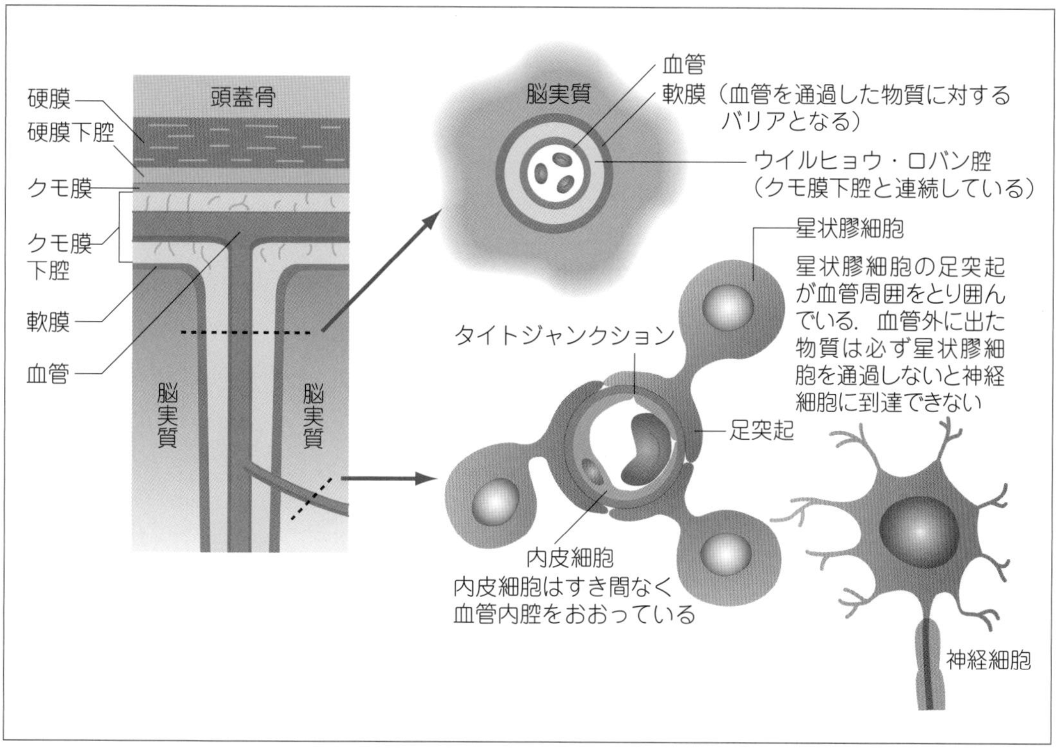

ルヒョウ・ロバン腔と軟膜，脳実質内の血管では内皮細胞間のタイトジャンクション（最も強固な細胞間接着構造）とその周囲を取り巻く星状膠細胞の足突起から構成されている（**図 2-43**）．また，髄膜炎では，炎症は，脳脊髄液を介してクモ膜下腔を広がり，脳・脊髄の表面全体に容易に波及するが，表面を覆う軟膜がバリアとなって，脳実質に炎症が及ぶことはまれである．

髄膜炎とは，脳を覆う髄膜の炎症（主にクモ膜下腔で炎症がおこる）で，細菌感染では好中球，ウイルス感染ではリンパ球を主体とする細胞浸潤がくも膜下腔に認められる（**図 2-42**）．

脳炎は，脳の神経組織で炎症がおこる場合で，血管周囲の細胞浸潤，神経貪食現象（壊死に陥った神経細胞の周囲をグリア細胞が取り囲む）がみられる．

通常，細菌の感染では髄膜炎，脳膿瘍が，ウイルスの感染では髄膜炎，重篤な場合に脳炎が発生する．ウイルスによる髄膜炎は，無菌性髄膜炎と呼ばれることもある（両者はイコールではないが実際にはほぼ同義語として使われる）．髄膜への感染は血行性，あるいは感染病巣からの直接の伝播によっておこる．細菌による髄膜炎は，主に莢膜などの病原因子を有する細菌によって発生し，重篤な症状をきたすことが多いが，ウイルス性髄膜炎は病原性が弱いものによっておこることが多いため，細菌による髄膜炎に比べると変化は軽く，脳炎をおこさなければ予後は良好である．

1 髄膜炎をおこす細菌・真菌

髄膜炎は，細菌性（化膿性）髄膜炎，真菌性髄膜炎および無菌性（ウイルス性）髄膜炎に分けられる．細菌性髄膜炎のうち侵襲性髄膜炎菌感染症は，緊急性のきわめて高い感染症のひとつであり，感染症法のもと5類感染症・全数把握疾患としてのサーベイランスが行われている．

髄膜炎をおこす細菌や真菌は，グラム染色性によって**図2-44**のように分類される．小児ではB群レンサ球菌やインフルエンザ菌につづき肺炎球菌，高齢者では肺炎球菌といったように，主要な起炎菌は年齢などにより異なる（**表2-14**）．高齢者の肺炎や中耳炎に合併した髄膜炎は，肺炎球菌（ペニシリン耐性肺炎球菌；PRSPを含む）が起因菌である可能性が高い．

一方で，感染経路別に起炎菌を整理したのが**図2-45**である．肺炎球菌やインフルエンザ菌は院内で飛沫感染をおこしうる．ただし，米国などのHibワクチン導入国でのインフルエンザ菌による髄膜炎の発生は劇的に減少しており，わが国でもワクチンの普及に

図2-44 ▶グラム染色による髄膜炎起炎菌の分類

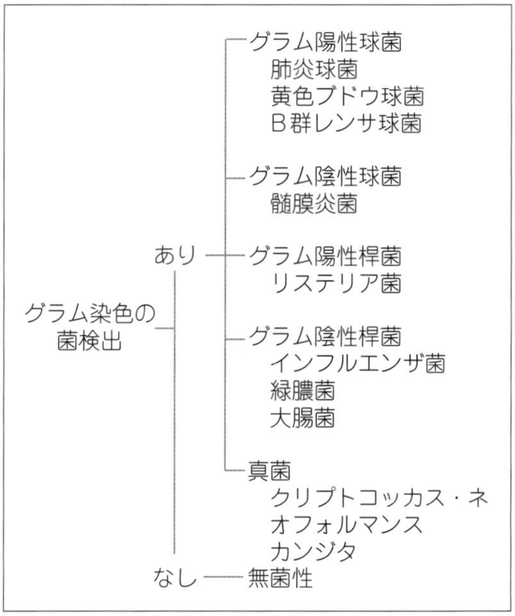

表2-14 ▶主な髄膜炎起炎菌

宿主の年齢など	起炎菌
～3ヵ月	B群レンサ球菌，大腸菌，リステリア菌，肺炎球菌，インフルエンザ菌
3ヵ月～6歳	インフルエンザ菌，肺炎球菌
6歳～50歳	肺炎球菌，インフルエンザ菌，髄膜炎菌
50歳～	肺炎球菌，黄色ブドウ球菌，インフルエンザ菌
免疫不全	肺炎球菌，髄膜炎菌，リステリア菌，緑膿菌
頭部損傷・手術	黄色ブドウ球菌，表皮ブドウ球菌，緑膿菌

図2-45 ▶髄膜炎をおこす細菌・真菌の感染経路

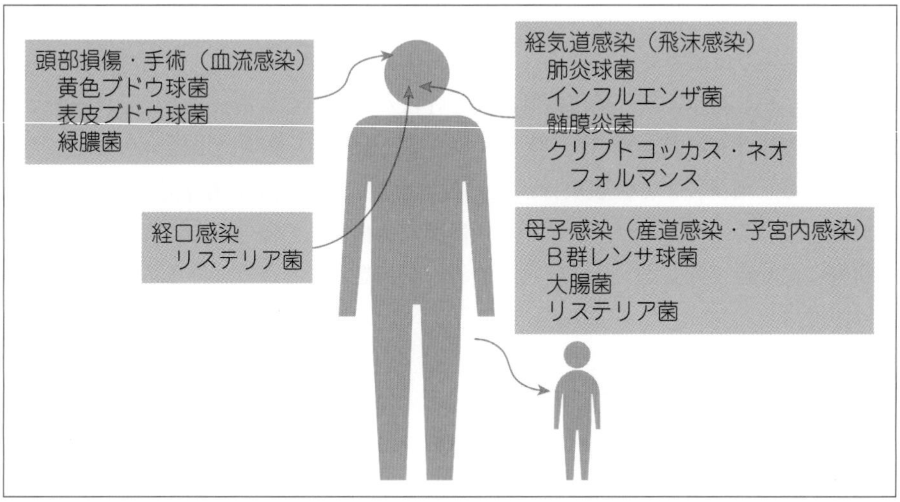

伴い流行状況は変化しつつある．国内における髄膜炎菌性髄膜炎の発生頻度は，かつて年間数千例であったが近年は10例程度にまで減少している．しかし，いったん流行すると流行性髄膜炎とも呼ばれるように大規模に伝播する可能性がある．

髄膜炎菌は健常者の鼻咽頭からも分離され，重要な感染源と考えられる．欧米における一般人の菌保有率は5～15%であり，わが国ではこれに比べ低いと推測されるもののマスギャザリングや寮生活などに関連した症例が報告されている．このほか，産道感染や経口感染としてはリステリア菌や大腸菌，脳外科手術などの場面では黄色ブドウ球菌（MRSAを含む），表皮ブドウ球菌，緑膿菌（MDRPを含む）などが髄膜炎の原因となる．

(1) B群レンサ球菌（Group B *streptococci*）

①どのような細菌か

B群レンサ球菌（GBS）はグラム陽性球菌である（**図2-46** a）．レンサ球菌属に分類され，ランスフィールド分類のB群に該当する．B群抗原性を示す菌は*S. agalactiae*のみである．病原因子として，次の2つがあげられる．

a．莢膜

病原性の*S. agalactiae*は莢膜をもち組織侵入性を示す．莢膜には9つの血清型（Ⅰa, Ⅰb, Ⅱ, Ⅲ, Ⅳ, Ⅴ, Ⅵ, Ⅶ, Ⅷ）が知られている．莢膜に対する抗体は血清型特異的に感染防御活性を示すため，病原因子と考えられる．

b．β溶血素

レンサ球菌は溶血毒を産生し赤血球を溶血する．血液寒天培地上のコロニー周囲の性状から，α溶血（不完全溶血），β溶血（完全溶血），γ溶血（非溶血）に分けられる．B群レンサ球菌の多くはβ溶血を示すが，αあるいはγ溶血のものもある．β溶血素は，非産生株のLD_{50}値が野生株に比べ低いことから病原性に関与していると考えられる．

②どのようにして感染するのか

膣からかなりの頻度で分離されるため，新生児期，産褥期の母子感染が問題となる（**図2-45**）．垂直感染（上行性の子宮内感染，産道感染）が主であるが，水平感染（院内感染）も考えられる．

③どのような感染症をおこすのか

a．症状

出産後12～20時間で発症する場合が多い．米国では新生児感染1,000例のうち0.7～3.7例に敗血症，肺炎，髄膜炎などの発症が報告されている．

b．診断

グラム陽性球菌であり，CAMPテスト（ブドウ球菌のβ溶血毒による溶血効果の増強をみる方法）で陽性，馬尿酸分解性などが同定上重要であるが，確定診断にはB群抗原の証明が必要である．

c．治療と予防

治療には第3世代セフェム系薬またはアンピシリンを選択する．膣の汚染が強い場合には，分娩中のアンピシリン予防投与が有効である．ワクチンは，莢膜多糖体の破傷風トキソイド結合体が試験段階にある．

(2) インフルエンザ菌（*Haemophilus influenzae*）

①どのような細菌か

インフルエンザ菌は通性嫌気性のグラム陰性桿菌であるが，多形態性を示す（**図 2-45** b）．パスツレラ科ヘモフィルス属の基準種である．生化学的性状により 9 つの生物型に分類される．莢膜多糖類の抗原性により a ～ f の 6 血清型に分かれる．髄膜炎をおこす分離菌の多くは，莢膜をもった生物型 I で血清型 b（Hib）の菌である．莢膜は抗貪食作用を示す．IgA プロテアーゼは粘膜免疫で主にはたらく IgA を分解する．

②どのようにして感染するのか

ヒトの鼻咽腔に常在しており，気道から感染し重症の場合には髄膜炎となる（**図 2-45**）．

③どのような感染症をおこすのか

a．症状

鼻咽腔炎からはじまり副鼻腔炎，中耳炎，肺炎となる．重症の場合に髄膜炎となるが，特に小児の髄膜炎では Hib による場合が多い．髄膜炎に続いて敗血症や閉塞性咽頭炎など重篤な病態もおこす．

b. 診断

インフルエンザ菌の培養にはチョコレート寒天培地を使い，発育因子（X 因子，V 因子）の要求

図 2-46 ▶主な髄膜炎起炎菌の染色

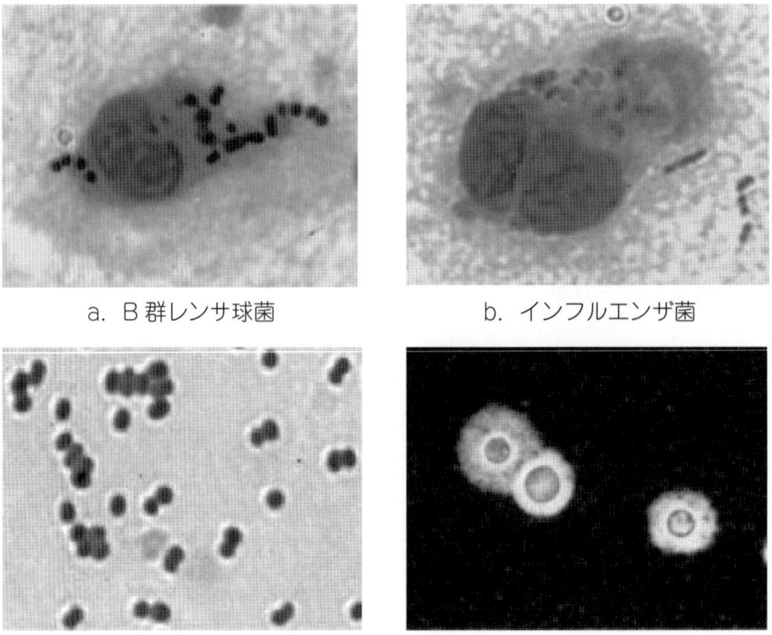

a．B 群レンサ球菌　b．インフルエンザ菌

c．髄膜炎菌　d．クリプトコッカス

（糸山泰人・他：細菌性髄膜炎の診療ガイドライン．神経治療，24(1)：56，2007 より）

（カラー口絵参照）

性を調べる．髄液検体から菌が分離された場合は，検体が本来無菌的であるため，起炎菌と判断するのは容易である．咽頭検体からの菌検出では，菌量などを考慮し起炎菌と決定する．莢膜抗原と抗体との反応を利用した迅速診断法も有用である．

c．治療と予防

通常，第 3 世代セフェム系抗菌薬が第一選択薬であるが，BLNAR（β-lactamase-negative ampicillin-resistant *H. influenzae*）などの耐性菌が出現している．Hib ワクチンは世界中で使用されており，わが国でも普及しつつある．

(3) 髄膜炎菌（*Neisseria meningitidis*）

①どのような細菌か

髄膜炎菌はグラム陰性双球菌である（**図 2-46** c）．ナイセリア科ナイセリア属菌のひとつである．莢膜多糖体の抗原性により 12 の血清群に分けられ，このうち A, B, C, Y, W-135 が主に流行している．病原因子としては次の 4 つがあげられる．

a．莢膜

食細胞の貪食に抵抗性を示す．

b．線毛

粘膜上皮細胞への定着に必要で，食細胞の貪食に抵抗する．抗原変異をおこして免疫に対抗する．

c．内毒素

血栓による塞栓症，皮膚・粘膜の出血斑の原因と考えられる（症状参照）．

d．IgA プロテアーゼ

涙液中の IgA を切断する．

②どのようにして感染するのか

飛沫感染によって鼻咽頭粘膜に定着し増殖する．多くは無症状の菌保有者であるが，粘膜傷害をおこし血中に入り，さらに髄液にまで侵入することで敗血症や髄膜炎をおこす．

③どのような感染症をおこすのか

a．症状

気道を介してまず血中に入り菌血症となり，点状皮下出血や紫斑性皮下出血が 70% 以上の症例に観察され，関節炎も比較的高い頻度でみられる．次に髄膜炎をおこして頭痛，吐気，精神症状，発疹，項部硬直などを呈する．劇症型としてウォータハウス・フリードリクセン症候群が知られ，両側副腎の血管が障害され急性副腎不全に陥る．播種性血管内凝固症候群（DIC）を示し多くは死に至る．

b．診断

髄液，血液からの分離培養は，血液寒天培地やチョコレート培地を用いる．グラム染色の塗沫鏡検所見（**図 2-46** c）と生化学的性状（オキシダーゼ反応陽性，ブドウ糖・マルトース分解性）により確定する．細菌抗原をラテックス凝集反応で検出する診断キットも使用されている．

c. 治療と予防

第一選択薬はペニシリン系抗菌薬である．ただし，海外ではペニシリナーゼ産生淋菌と同じプラスミドが伝播した髄膜炎菌も報告されている．主要な血清群（ACYW およびB）に対してはワクチンが開発されている．リファンピシンなどによる予防投与も行われる．

(4) クリプトコッカス・ネオフォルマンス（*Cryptococcus neoformans*）

①どのような微生物か

クリプトコッカス・ネオフォルマンスはクリプトコッカス症の起炎真菌で担子菌に属する．さらに2つの変種 *var. neoformans* と *var. gatti* に分けられ，わが国と欧米の患者分離株はほぼ前者に限られる．莢膜多糖体の抗原性にしたがって6つの血清型に分類される．莢膜は，活性化されていないマクロファージなどの食細胞に対して抵抗性を示す．

②どのようにして感染するのか

クリプトコッカス・ネオフォルマンスは，ハトなどの鳥類の糞で汚染された土壌に豊富に存在する．乾燥に長期間耐えて空中を浮遊し，主として経気道的にヒトに感染し，肺クリプトコッカス症をおこす．牛乳，果汁，健常者の皮膚や消化管などからも分離される．

③どのような感染症をおこすのか

a. 症状

初感染は通常肺で成立するが，皮膚や腸管粘膜を介した感染も否定できない．不顕性で自然治癒することが多いが，症状が出た場合には呼吸器症状，発熱，全身倦怠感などを示す．細胞性免疫能の低下したエイズ患者などでは，病原体が肺病巣から血流に入り，その後髄膜や脳に病原体が広がり重症化する．

b. 診断

クリプトコッカス・ネオフォルマンスは，寒天培地上で粘稠な白色ないし淡黄褐色のコロニーをつくる．髄液などに検出される菌の莢膜は一般に厚く，墨汁染色などで容易に観察できる（**図2-46** d）．ウレアーゼ活性およびフェノールオキシダーゼ活性をもつなどの生化学的特徴や血液，髄液からの抗原検出により診断する．

c. 治療と予防

アムホテリシンB，フルコナゾールなどが治療に用いられる．細胞性免疫の低下状態や，ステロイド薬投与時は，感染源への曝露を抑えることが予防に重要である．

2 髄膜炎・脳炎をおこすウイルス

(1) 無菌性髄膜炎をおこすウイルス

①ピコルナウイルス科

ピコルナウイルス科のウイルスはエンベロープをもたない正二十面体対称型の小型のRNA ウイルスである．ピコルナウイルスは，医学的な観点からはエンテロウイルスとライノウイルスの2つのグループに分けられる．エンテロウイルスは主として腸管に感染するが，ライノウイルスは鼻・

喉頭粘膜に感染する．エンテロウイルスには，ポリオウイルス，コクサッキーウイルス，エコーウイルス，A 型肝炎ウイルスが含まれるが，A 型肝炎ウイルスを除くエンテロウイルスが無菌性髄膜炎の主要病因となっている．コクサッキーウイルスとエコーウイルスが無菌性髄膜炎の原因ウイルスの 90% を占めている．

エンテロウイルスによる無菌性髄膜炎は，急性灰白髄炎様の不全麻痺，発疹，上気道感染を伴うことがある．

②ムンプスウイルス

ムンプスウイルスは流行性耳下腺炎の病因ウイルスであるが，重要な合併症が 2 つある．ひとつは不妊症であり，もうひとつが髄膜炎である．ムンプスウイルスによる髄膜炎は軽症であり，後遺症を残さない．ムンプスウイルスは，コクサッキーウイルス，エコーウイルスに次いで 3 番目に多い無菌性髄膜炎の病因ウイルスである．

ムンプスウイルスは上気道に感染し，血行性に伝播し髄膜に達する．ワクチンの普及に伴いムンプスウイルスによる無菌性髄膜炎は減少した．

(2) 急性灰白髄炎（ポリオ）をおこすウイルス

急性灰白髄炎は，脊髄灰白質前角にある運動神経細胞にポリオウイルスが感染し，末梢運動神経の障害により弛緩性運動麻痺をおこす疾患である．四肢の麻痺をおこすことが多いが，呼吸筋麻痺・延髄麻痺により呼吸不全となり死亡する場合もある．

ポリオウイルスはピコルナウイルス科のウイルスであり，エンベロープをもたない正二十面体対称型の小型の RNA ウイルスである．ほかのピコルナウイルス科のエンテロウイルスと同様に無菌性髄膜炎の病因にもなるが，神経系に親和性をもち急性灰白髄炎の病因となる．ポリオウイルスには 3 つの血清型が存在する．3 つの型間に免疫学的交叉性はない．

ポリオウイルスは糞口感染により伝播し，咽頭口腔部および消化管で複製する．ワクチンによりわが国および欧米諸国では撲滅された．わが国におけるポリオウイルスによる感染はまれであるが，生ワクチンに含まれる弱毒ウイルスによる発症とワクチンによる免疫を獲得できなかった個人の海外での感染がある．ワクチンによる撲滅前には夏から秋にかけての流行がみられた．99% は不顕性感染であるが，感染したウイルスの便中への排出は数カ月にわたり持続する．

ポリオウイルスは咽頭口腔部および小腸，特に腸管リンパ組織において複製した後，血行性に中枢神経へと伝播する．逆行性に神経軸索を介しても伝播する．

中枢神経系では，ポリオウイルスは脊髄前角の運動神経細胞で複製する．ウイルスの複製により運動神経細胞が障害を受けるため支配領域の麻痺がおきる．ウイルスは脳幹にも感染し，球麻痺をおこし呼吸麻痺に至ることもある．

最も一般的な病型は不全麻痺であり，軽度の麻痺と発熱，頭痛，咽頭痛，悪心，嘔吐を主症状とし，麻痺は自然回復する．麻痺を伴わない無菌性髄膜炎となる病型では発熱，頭痛，頸部硬直を主症状とする．麻痺を伴う病型では，弛緩性麻痺がみられ，運動神経細胞の障害は回復しない．さらに髄膜炎・脳炎をしばしば伴う．

(3) 脳炎をおこすウイルス

①ヘルペスウイルス

単純ヘルペスウイルス1型（HSV-1）が神経行性に大脳（側頭葉）に感染してヘルペスウイルス脳炎をおこすことがある．発熱，頭痛，嘔吐，痙攣発作を呈する．発症は急性であり，初感染，回帰発症いずれでもおこりうる．致死率はきわめて高く，生存しても後遺症を残す．わが国では，年間300～400例の報告がある（「潜伏感染と回帰発症」76頁参照）．

②アルボウイルス

アルボウイルス（arthropod-borne virus, arbovirus）は蚊，ダニなどの節足動物を介して感染するトガウイルス科，フラビウイルス科，ブニヤウイルス科のウイルスを含むウイルスの総称である．アルボウイルスによる脳炎は動物由来感染症であり，ウイルスを媒介する節足動物とウイルスを保持している脊椎動物（リザーバー）の生息地に依存しており，わが国ではフラビウイルス科の日本脳炎ウイルスによる脳炎が問題となる（**表2-15**）（「動物由来感染症」22頁参照）．

アルボウイルスはエンベロープをもつ正二十面体対称型のRNAウイルスであり，吸血性の節足動物と脊椎動物の両者に感染する．アルボウイルスを媒介する節足動物をベクターと呼ぶ．アルボウイルスは節足動物の腸管で複製し節足動物の唾液腺などの臓器に伝播する．アルボウイルスに感染したメスの節足動物が刺咬することにより脊椎動物に感染する．

ヒトに感染したアルボウイルスの血中濃度は通常低いために，感染したヒトを刺咬した節足動物を介した感染はなく，ヒトは終宿主である．したがって，ヒトからヒトへの感染はおこらない．ただし，黄熱病とデング熱では血中のウイルス量が高いためにヒトからベクターへの感染がおこりうる．

アルボウイルスに感染した節足動物およびウイルスのリザーバーとなっている脊椎動物では病原性はなく，終宿主でのみ病原性を有する．

日本脳炎をおこすウイルスは主に蚊（コガタアカイエカ）によって媒介される．主なリザーバーはブタである．ウイルスはブタの体内でいったん増え，感染したブタを蚊が吸血し，感染した蚊がヒトを刺して感染をおこす．ヒトからヒトへの感染はなく，ヒトは終宿主である．ヒトに感染してもほとんどは不顕性感染であり，発症するのは1%以下である．

日本脳炎の潜伏期間は6～16日である．数日間にわたる高熱，頭痛，悪心，嘔吐で発病する．引き続き，項部硬直，光線過敏，意識障害が生じる．死亡率は20～40%である．わが国と韓国で

表2-15 ▶主なアルボウイルスによる脳炎

ウイルス	ウイルス科	ベクター	リザーバー	地域
東部ウマ脳炎(EEE)ウイルス	トガウイルス	蚊	野鳥	米国東部
西部ウマ脳炎(WEE)ウイルス	トガウイルス	蚊	野鳥	米国西部
セントルイス脳炎ウイルス	フラビウイルス	蚊	野鳥	アメリカ大陸
日本脳炎ウイルス	フラビウイルス	蚊	ブタ	極東，東南アジア
黄熱病ウイルス	フラビウイルス	蚊	サル，ヒト	アフリカ，南米
ウエストナイル脳炎ウイルス	フラビウイルス	蚊	野鳥	アフリカ，ヨーロッパ，中東，中央アジア，西アジア，北米
デング熱ウイルス	フラビウイルス	蚊	ヒト	東南アジア，中南米，アフリカ

はワクチンにより流行は阻止されている.

③麻疹ウイルス

麻疹に感染してから数年の潜伏期（5～10年）の後にゆっくりと進行する麻疹ウイルスによる脳炎を亜急性硬化性全脳炎（subacute sclerosing panencephalitis；SSPE）と呼ぶ．発症率は数万人に1人のまれな疾患である．

SSPEでは，ウイルスの変異により，エンベロープ蛋白発現が抑制され，免疫応答により排除されなくなり，麻疹ウイルスが持続感染していることが知られている．

④狂犬病ウイルス

狂犬病ウイルスはラブドウイルス科に属し，エンベロープをもつらせん対称型のRNAウイルスである．

動物由来感染症であり，狂犬病に感染した動物（スカンク，コウモリなどの野生動物，イヌ，ネコなどのペット）に噛まれることにより感染する．発症した場合の致死率はほぼ100%である．感染動物から隔離された島国であるわが国における近年の発症は海外旅行者のみである．

唾液中に排出されたウイルスが咬傷部位より神経行性に中枢神経に伝播する．中枢神経で増殖したウイルスは末梢神経に伝播し，唾液腺などの臓器に広がる．ウイルス血症はおこさない．

潜伏期は長く2～16週である．このため感染後にワクチンを接種することにより発症を抑えることが可能である．咬傷が末梢であるほど潜伏期は長くなる．発熱，食欲不振などで発症し，昏迷，嗜眠，垂涎の症状がみられる．飲水に伴う疼痛から生じる恐水症が特徴的である．

参考文献

2.8-1)

1) 神谷　茂：Bレンサ球菌属，腸球菌属．標準微生物学（平松啓一，中込　治編）．第10版，医学書院，2009，pp254-260.
2) 中山浩次：ストレプトコッカス・アガラクチアエ．戸田新細菌学（吉田眞一，柳　雄介編）．改訂32版，南山堂，2002，p486.
3) 本田武司：インフルエンザ菌．標準微生物学（平松啓一，中込　治編）．第10版，医学書院，2009，pp197-199.
4) 大西克成：ヘモフィルス属．戸田新細菌学（吉田眞一，柳　雄介編）．改訂32版，南山堂，2002，pp52-528.
5) 山口恵三：ナイセリア属．標準微生物学（平松啓一，中込　治編）．第10版，医学書院，2009，pp222-224.
6) 吉田眞一：淋菌とナイセリア属の細菌．戸田新細菌学（吉田眞一，柳　雄介編）．改訂32版，南山堂，2002，pp493-498.
7) 安部茂：クリプトコッカス症．標準微生物学（平松啓一，中込　治編）．第10版，医学書院，2009，pp348-349.
8) 糸山泰人：細菌性髄膜炎の診療ガイドライン．神経治療，24(1)：56，2007.

2.9 環境中に存在する微生物からの感染

ヒトに感染症をおこす微生物の多くは，感染症をおこした患者との接触やその排泄物などを介してヒトからヒトへと伝播していくが，なかには土壌や水など環境中に存在している微生物が感染源になる場合もある．これらの感染症では，空気感染や経口感染などにより環境中にある感染源から直接ヒトへ感染する点が特徴である．こうした感染症は感染を受けたヒトに限局し，ヒトからヒトへ感染することはない．

(1) レジオネラ・ニューモフィラ（*Legionella pneumophila*）

レジオネラ属には現在60種を超える菌種が報告されているが[1]，臨床的に最も重要な菌種はレジオネラ・ニューモフィラである．本菌は，グラム陰性好気性桿菌で，土壌をはじめ自然界に広く生息している[2]．

レジオネラ症は，レジオネラを含む径2～5 μmの微小な水滴（エアロゾル）を吸い込むことで発症する呼吸器系疾患で，劇症型のレジオネラ肺炎と一過性であるポンティアック熱の2型を示し，感染症法では4類感染症に指定されている．また本感染症は日和見感染症であるため，発症菌数は明確にされていない．レジオネラは，通性細胞内増殖性という特性をもち，環境中ではアメーバ内で増殖しながら生存している（**図2-47**）[3]．

病院内では，冷却塔水，給湯水，浴槽水などを感染源としたレジオネラによる医療関連感染症が発生している．このため，これらの人工環境水から発生するエアロゾルには十分に注意し，定期的にレジオネラ検査を行う必要がある．また，これら設備の人工的な環境では，レジオネラの供給源となるバイオフィルム（微生物の集合体）（**図2-48**）が存在するが，これらを除去することがレジオネラ制御の重要なポイントである[4]．

(2) 破傷風菌（*Clostridium tetani*）

本菌は，偏性嫌気性のグラム陽性有芽胞桿菌で，芽胞は端在性で菌体の幅より大きく特徴的な太鼓のバチ状を呈する．この芽胞は，土壌中に広く常在し[5]，創傷部位より体内に侵入して感染する．人の日常生活において，これら芽胞との接触を完全に遮断することは不可能であり，誰でも感染する可能性がある．

本菌が産生する毒素は，神経毒であるテタノスパスミンと溶血毒であるテタノリジンである．本菌は，前者の神経毒により強直性痙攣を引きおこす破傷風（感染症法では5類感染症）の原因菌である（**図2-49**）．かつて，わが国における破傷風による年間患者数は2,000人に上り，致死率が高い感染症であった．しかし，破傷風トキソイドワクチンの導入により，患者・死亡者数は激減し，現在では年間患者数は100人に満たないが，依然として致死率が高い感染症であることは変わらない．

(3) 非結核性抗酸菌（*Mycobacterium avium-intracellulare* complexなど）

非結核性抗酸菌（NTM）は，かつて非定型抗酸菌とも呼ばれ，結核菌と同じ抗酸菌に属するが，

図 2-47 ▶レジオネラのアメーバ感染と細胞内増殖

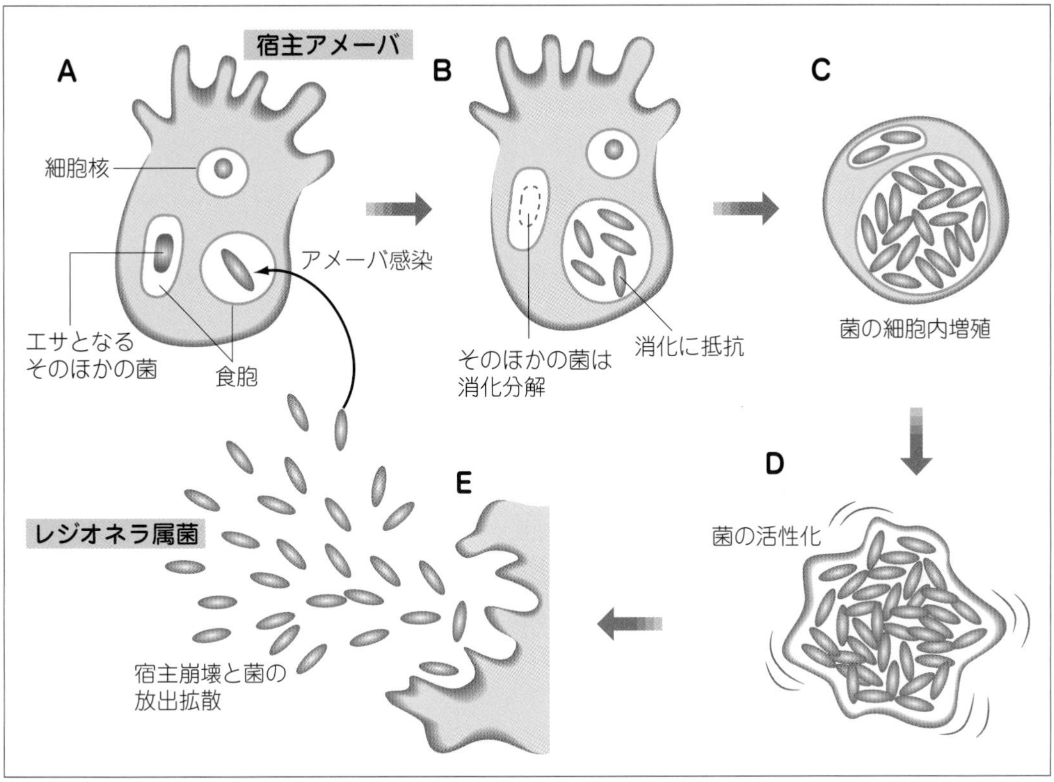

環境中からアメーバ内に取り込まれたレジオネラは（A），食胞内での消化に抵抗し（B），その中で増殖を進め（C，D），最後はアメーバを破壊して環境中へと拡散し（E），またアメーバに再感染するというサイクルを繰り返す．

（八木田健司，泉山信司：レジオネラ症のリスクマネジメント 4　レジオネラ属菌とアメーバ．防菌防黴，38(3)：38，2010．図2　レジオネラ属菌のアメーバ感染と細胞内増殖，環境汚染およびヒト感染の関係より）

図 2-48 ▶バイオフィルムのライフサイクル概念図

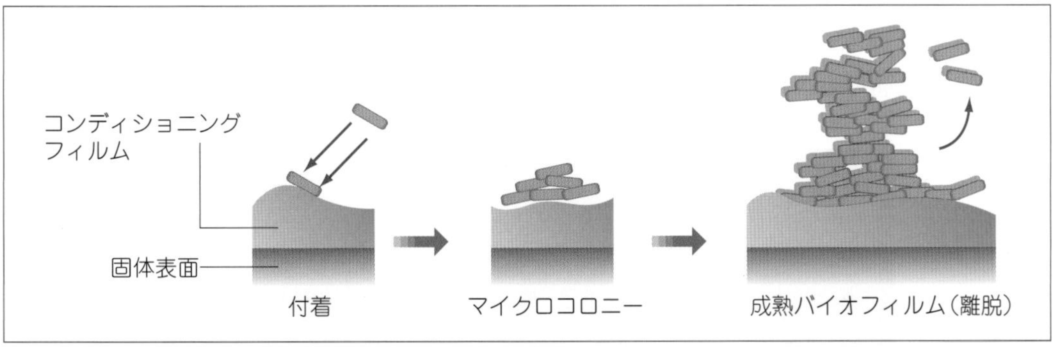

一見清浄にみえる固体表面でも多少の無機物や有機物が付着しており，いわゆるコンディショニングフィルムを形成している．これが微生物にとって濃縮された栄養源となる．こうした固体表面に細菌が付着し，マイクロコロニーを形成することでバイオフィルムの形成がはじまる．さらに，細菌の増殖に伴い，細菌が産生する細胞外多糖体などとともにバイオフィルムは成熟していく．

（古畑勝則：環境微生物の検出　空気・土壌・水環境　バイオフィルム．メディカルサイエンス　微生物検査学．第2版，近代出版，2018，p400．より）

土壌や水あるいは食物や動物などに広く生息している．本菌は，Runyon の分類により 4 群に分類され，培養に 2 ～ 3 週間を要する種類が多い．わが国における NTM 症の最近の動向は，菌種の多様化と肺 *Mycobacterium avium-intracellulare* complex（MAC）症の顕著な増加があげられる．NTM は，経口摂取による腸管や吸入による下気道からの侵入により感染し，発熱を主症状として発症する．NTM 症は全抗酸菌症の 10 ～ 20% を占めると考えられている．

図 2-49 ▶破傷風による筋肉の発作で苦しむヒトの絵（1809 年，チャールズ・ベル作）

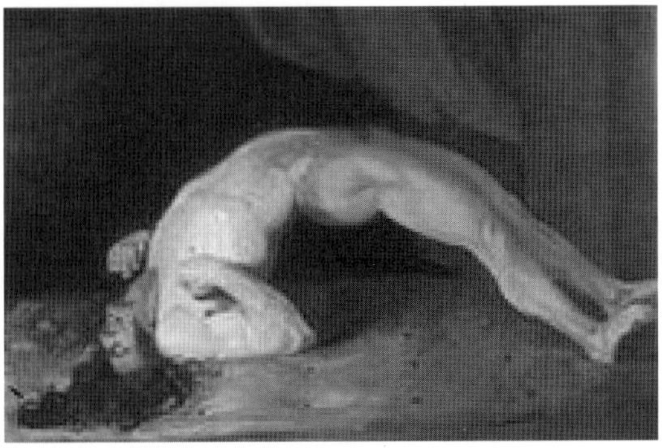

（https://ja.wikipedia.org/wiki/ 破傷風，より）

2014 年に行われた調査結果では，肺 NTM 症の罹患率は全国で 14.7 人 /10 万人であり，2007 年の全国調査と比較して約 2.6 倍に増加している．これら肺 NTM 症の原因菌として MAC の頻度が最も高く，80 ～ 90% を占めている[6]．

本菌は，結核菌とは異なり，ヒトからヒトへの感染はおこらないため，日常生活上特別な注意点はない．病院内での本菌に対する対策として，本菌が定着しやすい浴室やシャワーヘッド，流しなどの水回りを清浄に保持することが重要である．

(4) クリプトスポリジウム（*Cryptosporidium parvum*）

クリプトスポリジウムは胞子虫類に属する原虫で，宿主体外では直径 5 μm の類円形のオーシスト（**図 2-50** 左）として存在し，オーシスト内には 4 体のバナナ状のスポロゾイト（**図 2-50** 右）を内包する．このオーシストは，著しい塩素耐性を示し，水道水の消毒程度の塩素処理ではほとんど死滅しない．飲料水などを介して経口的に摂取されたオーシストから脱嚢したスポロゾイトが，ヒトや動物の小腸上皮細胞の微絨毛に感染して増殖し，激しい下痢をおこす．

1996 年，埼玉県越生町の水道水でおこった患者数 8,800 人以上に上る集団感染では，ろ過処理が不適切であったため，塩素消毒がほとんど無効であるクリプトスポリジウムの除去ができなかった

図 2-50 ▶クリプトスポリジウムのオーシスト（左）とスポロゾイト（右）

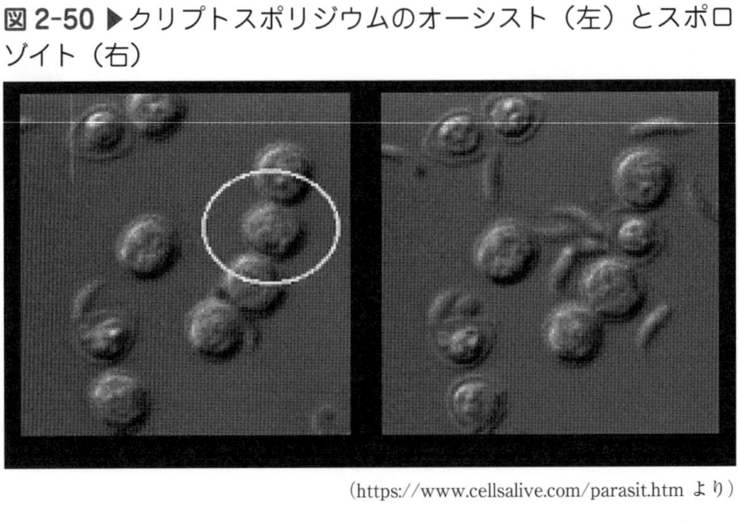

（https://www.cellsalive.com/parasit.htm より）

ものと考えられた[7]．このように，クリプトスポリジウム汚染が疑われる原水では十分管理されたろ過による浄水処理が必須である．

(5) アカントアメーバ（Acanthoamoeba）

①どのような微生物か

アカントアメーバは，土壌アメーバの一群で，元来自由生活性である．運動場，芝生，植木鉢の土中などや，室内の埃，砂場の砂などの日常生活環境に普通にみられる原虫で，淡水から海水まで生息している．池や沼，下水中や，水道水，井戸水，風呂の水，プールの水にもみられる．栄養体と嚢胞の２つの状態をとる．栄養体は棘状仮足があり，細菌や酵母を餌として成長分裂する[1]．周囲の環境が悪化した場合は嚢胞を形成し，１年以上耐え忍ぶことができる[2]．嚢胞は二重壁を有し，耐乾性，耐熱性，耐薬品性があり，適当な環境になると栄養体に発育する．

図 2-51 ▶アカントアメーバ

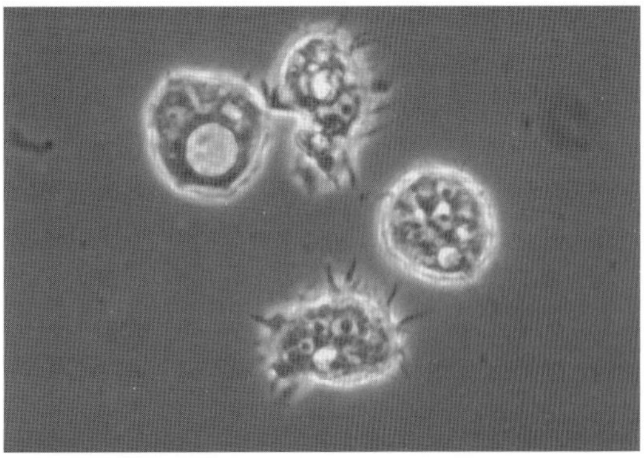

（原生生物情報サーバ protist.i.hosei.ac.jp/PDB/PCD3379/htmls/02.html より）

②どのようにして感染するのか

アカントアメーバのヒトへの最初の感染報告は角膜潰瘍およびブドウ膜炎，脳炎併発[3]である．それ以後，アカントアメーバ角膜炎，肉芽腫性脳炎，髄膜炎など世界各地から報告されている．わが国ではコンタクトレンズ装用者からアカントアメーバによる角膜炎が石橋らにより報告されており[4,5]，報告例は少ないもののコントクトレンズ装用者における角膜疾患として念頭におくことが重要である．ソフトレンズでの発症が多いとされるが，ハードレンズで生じる例もある．ケアの不十分なコンタクトレンズの容器の中にアカントアメーバは多数繁殖している．こうした液に浸っていたコンタクトレンズを装用し，角膜上皮に傷害があると，角膜感染をおこす可能性は高くなる．

③どのような感染症をおこすのか

臨床像としては異物感，羞明（普通の光が眩しく，眼が痛い，涙が出るなどの症状）にはじまり，結膜の充血が著明で，眼所見に比較して強い痛みや流涙を認めることが多い．初期には点状表層角膜症や上皮下浸潤として発症し，偽樹枝状病変や放射状角膜神経炎が認められ，完成期には円板状の角膜浮腫が出現する．確定診断には，擦過や生検で得られた上皮や実質の鏡検，培養を行う．コンタクトレンズ装用者ではレンズや保存液も鏡検や培養に使用するとよい．鑑別疾患としては角膜ヘルペスや角膜真菌症，細菌性角膜潰瘍などがある．治療は病巣角膜の掻爬，薬剤の全身投与，薬剤の局所投与の三者併用療法が基本である．薬剤は主として抗真菌薬が使われるが，アメーバに特異的な特効薬はないためその効果はある程度限定的である．重篤な例では穿孔に至ることもある．嚢胞は薬剤耐性が強いので，臨床所見が改善しても，再発防止のためしばらくの間薬剤投与を続行する必要がある．薬物療法で効果がなければ，治療的角膜移植を施行する[6,7]．

アカントアメーバ角膜炎は，頻度がそれほど高くないが，診断と治療がともに難しいことから言うまでもなく予防が重要である．

参考文献

2.9-（1）〜（4）

1）古畑勝則：レジオネラ属菌の分類．レジオネラ属菌を知る（レジオネラ研究者の会編）．M's クリエイト，2021，pp1-10.
2）古畑勝則：レジオネラ症のリスクマネジメント 3　レジオネラ属菌の生息状況．防菌防黴，38(2)：121-129，2010.
3）八木田健司，泉山信司：レジオネラ症のリスクマネジメント 4　レジオネラ属菌とアメーバ．防菌防黴，38（3）：167-179，2010.
4）縣　邦雄：レジオネラ症のリスクマネジメント 8　レジオネラ属菌の制御方法．防菌防黴，38(4)：259-271，2010.
5）海老沢功・他：土壌中の破傷風菌の密度と分布．感染症誌，60(4)：277-282，1986.
6）国立感染症研究所：非結核抗酸菌症．病原微生物検出情報（IASR），38(12)：245-247，2017.
7）保坂三継：くらしと微生物 6　水道水．防菌防黴，40(2)：97-115，2012.

2.9-（5）

8）Culbertson, C. G. et al. : Acanthamoebae Observations on animal pathogenicity. Science, 127 : 1506, 1958.
9）Griffin, J. L. : Temperature tolerance of pathogenic and nonpathogenic free living amoeba. Science, 178 : 869-870, 1978.
10）Jones, D. B. et al. : Acanthamoeba polyphaga keratitis and Acanthamoeba ubeitis associated with fatalnenigoecephalitis Trans. Ophrtalmol Soc U K, 95 : 221-232, 1975.
11）石橋康久・他：Acanthamoeba keratitis の一例．日本眼科学会誌，92：963-972，1988.
12）石橋康久：アカントアメーバ角膜炎．37 自験例の分析．眼科，44：1233-1239，2002.
13）前田直之：アカントアメーバ角膜炎．眼科診療プラクティス．文光堂，2003，pp202-203.
14）山浦　常・他：アカントアメーバ．眼微生物事典（大橋裕一，望月　学編）．メジカルビュー，1996，pp260-267.

2.10 特殊な感染経路をもつ感染性蛋白プリオン

クロイツフェルト・ヤコブ病，ウシ海綿状脳症をおこす蛋白であるプリオンは微生物ではないが，病気を伝播させるという点では感染症の病原体としてとらえられる．

（1）プリオンとは

①どのような病原体か

プリオンは，幅 4 nm，長さ数百 nm の微細線維状物質であり，微生物ではない．感染性をもつプリオンは，正常プリオン蛋白（PrP^{C}）が 異常構造体に変換した異常プリオン蛋白（PrP^{Sc}）である．正常プリオン蛋白は宿主のプリオン遺伝子の産物であり，感染性はない．

異常プリオン蛋白は耐熱性で，ウイルスなどの一般微生物に効果のある紫外線，ホルマリン，エタノールなどの消毒法に対しても抵抗性があり，汚染された器具などの消毒はきわめて困難である．消毒法として，焼却，3%SDS（ドデシル硫酸ナトリウム）中での 5 分間煮沸，あるいは 5% 次亜塩素酸ナトリウム中で 2 時間以上，2 N NaOH 中では 1 時間，室温で浸す方法が効果的であるとされる．高圧蒸気滅菌（オートクレーブ）は，132℃で 1 時間行う．臨床材料はバイオセーフティレベル*2（BSL-2）として扱う．

異常プリオン蛋白には，正常プリオン蛋白を異常構造に変換させる能力があり，正常プリオンに作用することにより，ドミノ倒しのように正常プリオン蛋白を異常プリオン蛋白に変換して感染性が生じるとする説が有力である．従来，プリオンは種のバリアーを超えて感染することはないと考えられていたが，英国におけるウシ海綿状脳症（bovine spongiform encephalopathy；BSE）の大発生，BSE が原因と考えられるヒトの変異型クロイツフェルト・ヤコブ病（vCJD）の発生により，種のバリアを超えてプリオン感染がおこりうると考えられるようになった．

＊微生物の危険度（病原性や感染性）のレベルを定めたもの．最も危険度が低い BSL-1 から最も危険度が高い BSL-4 までの 4 段階がある．

②どんなところに存在するか

あらゆる臓器に異常プリオンは存在する可能性があり，感染性があると考えられる．ただし，病変が生じるのは脳組織のみであり，感染性プリオン量は脳，脊髄，眼球において高い．また，発症前に感染性プリオン量はすでに高くなっており，感染性プリオンは乳汁中にも認められる．血液によって感染する証拠はないが，英国，アイルランド，スイス，スペイン，ドイツ，フランス，ポルトガル，ベルギー，オランダ，イタリアに 1980 年以降，通算 6 カ月以上の滞在歴を有する人の献血は，わが国では 2001 年以降受け付けないことになっている．

③どのようにして感染するか

プリオンの空気感染や飛沫感染はないとされており，BSE に罹患したウシの脳脊髄組織などを摂取することにより，感染すると考えられている．また，CJD 患者由来の角膜，硬膜の移植，ヒト脳下垂体由来の成長ホルモン投与などによっても感染する．

④どんな感染症をおこすか

異常プリオンが脳組織に蓄積することにより，脳組織が海綿（スポンジ）状変性する疾患をプリオン（prion）病と呼ぶ．また，哺乳類全般のプリオン病は，伝達性海綿状脳症（transmissible spongiform encephalopathy；TSE）と包括的に呼ばれる．

プリオン病には，感染性プリオン病のほかに，孤発性[*1]，家族性のものがあるが（**図 2-52**），病態は共通である．

*1 発症の状況が散発的（一人ひとりばらばらに発症し，互いのつながりがみられない）

i．変異型クロイツフェルト・ヤコブ病（variant Creutzfeldt-Jakob disease；vCJD）

孤発性 CJD の平均発症年齢が 62 歳であるのに対して，vCJD は 20 歳代の若年に発症し，行動異常，感覚障害，ミオクローヌス[*2]を呈する．また，孤発性 CJD では発病から 3 ～ 7 カ月で無動性無言状態に陥るのに対して変異型 CJD の進行は遅く，発病してから無動性無言状態にいたるまでに 6 カ月～ 2 年かかる．vCJD は，ウシ由来の異常プリオンによるプリオン病であるため，ヒト異常プリオンによるプリオン病である孤発性 CJD とは臨床像に違いがあると考えられる．

*2 自分の意志とは無関係な筋肉の不随意運動．いくつかの筋肉が同時に急に収縮をおこす．

ii．移植後 CJD

CJD 患者由来の角膜，硬膜を移植することにより CJD が発症する．潜伏期は平均 12 年で，発症年齢は 50 歳代が多い．症状は，孤発性 CJD と同様である．移植後 CJD は，まだ異常プリオンの消毒方法が十分に確立されなかったときに角膜，硬膜移植を受けた人に発症した．

iii．クールー（Kuru）

クールーはニューギニアの高地に住む Fore 族が死後の親族の脳を摂取する風習が原因とされるプリオン病であり，孤発性 CJD と同様の病態を呈する．本風習をやめて以降はクールーの発症はなくなった．

図 2-52 ▶プリオン病と感染経路

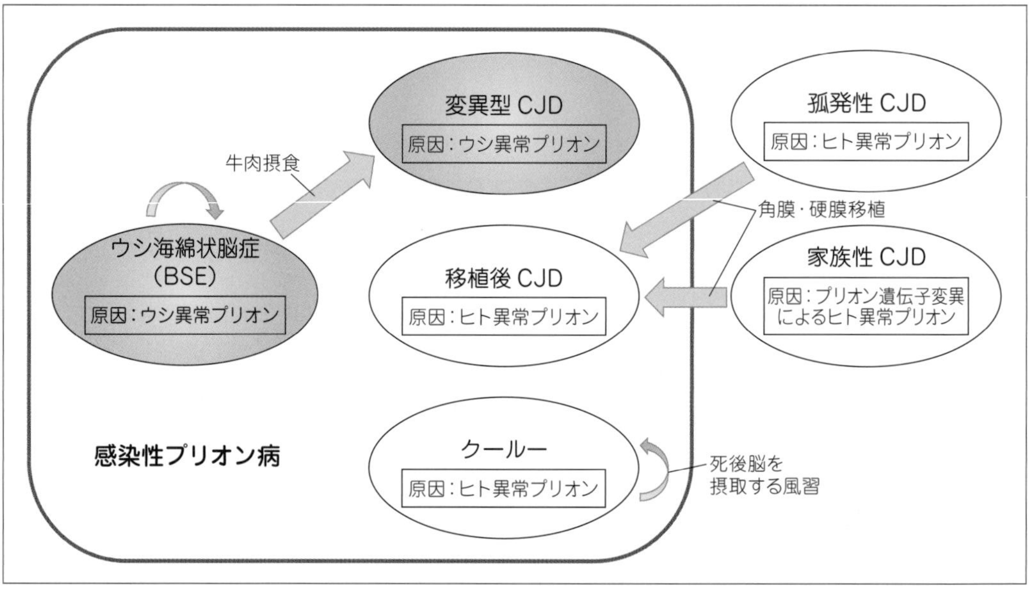

(2) プリオン病について

ヒトプリオン病の大半を占めるのは孤発性CJDである．しかしながら，1996年に英国で発表され，ヨーロッパおよび世界中をパニックに陥れたのはvCJDである．これはBSEに起因していると考えられている．

一方，プリオン遺伝子の変異が異常プリオン蓄積の原因となる家族性CJDとして，ゲルストマン・ストロイスラー・シャインカー症候群（Gerstmann-Sträussler-Scheinker syndrome；GSS），致死性家族性不眠症（fatal familial insomnia；FFI）などがある．

動物のプリオン病である伝染性海綿状脳症（TSE）には，ヒツジのスクレイピー（scrapie），ウシ海綿状脳症（BSE），ミンク伝達性脳症，ネコ海綿状脳症などがある．ネコや動物園のチーターなどのTSEは，BSE由来の餌が原因であると考えられており，さらにBSE自体はミンク，ヒツジ，ウシなどの死骸をウシの餌に混ぜていたことが原因と考えられている．

ヒツジの脳はフランスで数百年にわたり食されており，スクレイピーのヒトへの伝達はおこらないと推定されている．しかし，ヨーロッパにおいてヒツジやヤギにBSEが伝達している可能性が否定できないため，ヨーロッパにおけるヒツジやヤギの神経組織の摂食にも注意が必要である．

クロイツフェルト・ヤコブ病（Creutzfeldt-Jakob diseaseCJD）

孤発性CJDは，プリオンの感染による疾患ではないが，CJD患者の組織には異常プリオンが存在し感染性があるため，感染症法において5類感染症・全数把握疾患に定められている．CJDは，人口100万人対1前後とまれな疾患である．発症年齢の平均は62歳であり，女性が男性よりやや多い．大多数が孤発例で，家族性あるいは遺伝性のGSSが約10%ある．

主症状は進行性認知症とミオクローヌスである．発病より数カ月で認知症，妄想，失行が急速に進行する．次第に起立歩行が不能になり，3～7カ月で無動性無言状態に陥る．1～2年で全身衰弱，呼吸麻痺，肺炎などで死亡する．

家族性CJDは孤発性CJDに似た臨床症状を示し，GSSは小脳性失調とその後の認知症を特徴とする．

3
医療行為と感染症

この章では，感染症のリスクを伴う医療行為である手術，移植，透析，血管内あるいは膀胱内へのカテーテルの留置，人工呼吸器の装着について，それぞれどのような機序で感染症を発症するのか，主にどのような微生物が原因となるのかについて述べる．

患者の療養の場が，病院内だけでなく，長期療養型の施設，在宅へと拡大している現状を受けて，従来の病院感染・院内感染（Nosocomial infection）という言いかたから，広く医療に関連して発生する感染症という意味で医療関連感染（Healthcare-associated infection；HAI）と呼ばれるようになっている．医療関連感染は，医療施設内で実施される医療処置に伴って発生する場合が多い．

3.1 手術に関連する感染症

手術は病気やけがを治すために手術創という侵入門戸を人為的につくる行為であり，本来であれば体内に侵入することのない皮膚の常在菌や環境中の微生物が創部を介して体内に侵入するリスクがある．手術操作の直接及ぶ部位に発生する感染を手術部位感染（Surgical Site Infection；SSI）と呼び，主要な原因微生物は，患者の皮膚，粘膜，管腔臓器などの内因性細菌叢であるといわれているが，医療従事者や手術室環境などから伝播することもある．

1 SSI の発生機序

SSI は手術後 30 日以内（インプラントなど埋入物のある場合は 1 年以内）に発生する感染であり，感染部位の深さによって，表層切開創 SSI（Superficial Incisional SSI，皮膚と皮下脂肪組織），深部切開創 SSI（Deep Incisional SSI，筋肉と筋膜），臓器・体腔 SSI（Organ/Space SSI，臓器と体腔）に分類される（**図 2-53**）．SSI は手術部位の微生物汚染により生じ，その発生には手術に関連する要因と患者の特性に関連する要因がある．

(1) 手術創の要因

手術創は微生物にどの程度汚染されているか（汚染される可能性があるか）によって，清潔

図 2-53 ▶ SSI の部位別分類 [1]

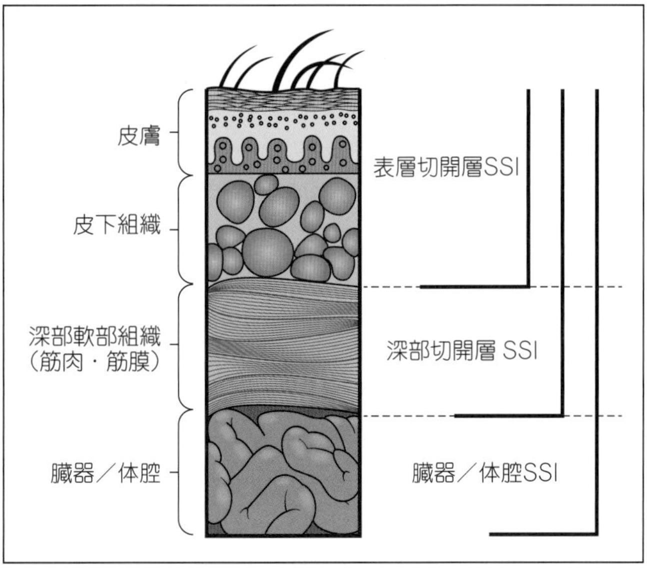

表 2-16 ▶手術創の清浄度分類

分類		定義
Class Ⅰ	清潔 (Clean)	炎症初見のない手術創であり，心臓血管外科や整形外科の手術など無菌操作の破綻のないもの．
Class Ⅱ	準清潔 (Clean-Contaminated)	管理された状況での消化器，呼吸器，胆道，泌尿生殖器などの手術．感染がなく通常以上の汚染がない場合，虫垂や口腔咽頭なども該当する．
Class Ⅲ	不潔 (Contaminated)	消化器内容物の多量流出など無菌操作の大きな破綻がある手術．開放性の新鮮な外傷，非化膿性の急性炎症部位の切開なども該当する．
Class Ⅳ	汚染感染 (Dirty-Infected)	消化管穿孔，壊死組織の存在，糞便汚染創，膿汁を伴った急性細菌性炎症などの手術．処置の遅れた汚染外傷や，術後感染をおこす微生物が手術前から術野に存在している場合なども該当する．

(Class Ⅰ, Clean)，準清潔（Class Ⅱ, Clean-contaminated)，不潔（Class Ⅲ, Contaminated)，汚染 / 感染（Class Ⅳ, Dirty-Infected）の 4 段階のクラスに分類される（**表 2-16**）．手術創の清浄度分類のクラスが大きいほど，手術部位感染の発生リスクは増加する．

(2) 手術に関連する要因

SSI の原因は手術中の微生物汚染であるが，皮膚や消化管のような臓器を無菌にすることはできないため，ある程度汚染されることは避けられない．したがって，手術部位の微生物汚染を可能なかぎり少なくすることが，SSI 発生率の低下につながる．

以下に，手術に関連する要因を示す．

① SSI の発生率を低下させる

・医療者の適切な滅菌ガウンや手袋，マスク，キャップの着用

・抗菌薬の予防的な投与

・手術前夜や当日朝のシャワー浴

②SSIの発生率を増加させる

・手術時間（時間が長くなるほどSSI発生率が増加する）

・周術期低体温（手術中の中枢温が36℃以下に下がるとSSI発生率が増加する）

・術前の剃毛（皮膚を傷つけることにより微生物の温床となってしまう）

・ドレーンの留置（逆行性の微生物汚染リスクを増加させる）

(3) 患者の特性に関連する要因

微生物汚染が生じたとしても，患者の生体防御能により微生物の増殖を抑えることができればSSIは発症しないが，免疫機能が低下していると感染に対する抵抗力が低下する．

以下に患者に関連する要因を示す．

・年齢（年齢を重ねるごとに免疫機能の低下をもたらす）

・糖尿病・高血糖（術後高血糖にてSSI発生率が増加する）

・喫煙（習慣的な喫煙により免疫機能が低下するため4週間以上前からの禁煙を推奨している）

・低栄養状態（栄養不良により免疫機能が低下するため，術前に栄養状態改善を推奨している）

2 手術部位感染の原因微生物

手術部位感染の原因となる微生物で最も多いものは，皮膚や鼻腔の常在菌であるコアグラーゼ陰性ブドウ球菌（Coagulase-Negative *Staphsylococcus*；CNS）や黄色ブドウ球菌であり，皮膚の切開や手術操作により手術部位に感染する．また消化器手術の場合，常在微生物は部位によって異なり，口腔から食道まではレンサ球菌，ラクトバシラスなどがあげられ，胃や十二指腸などの上部消化管では胃酸の影響で微生物数は減少し，レンサ球菌に加えてグラム陰性桿菌が分離される．肝臓・胆道・膵臓の手術では腸球菌やグラム陰性桿菌，虫垂・大腸・直腸などの下部消化管では腸球菌やグラム陰性桿菌に加えて，嫌気性菌が主なSSIの起炎菌となる．グラム陰性桿菌として術後分離頻度が高いものとして，緑膿菌，エンテロバクターなどがあげられ，下部消化管ではバクテロイデスなどの嫌気性グラム陰性菌も分離される．

引用文献

1）Mangram, A. J., Horan, T. C. et al.：Guideline for prevention of surgical site infection, 1999. Hospital Infection Control Practices Advisory Committee. Am J Infect Control, 20（4）：247-275, 1999.

参考文献

2）Sandra, I. B. T. et al.：Centers for Disease Control and Prevention Guideline for the Prevention of Surgical Site Infection, 2017. JAMA surg, 152（8）：784-791, 2017.

3）WHO：World Health Organization, Global guidelines for the prevention of surgical site infection. WHO, 2016.

4）National Institute for Health and Clinical Excellence（NICE）：Surgical Site Infection：Prevention and Treatment of Surgical Site Infection. NICE, 2008.

3.2 移植

1 移植の種類と特徴

（1）臓器移植

臓器移植とは，機能不全に陥った臓器（肝臓，腎臓，肺など）の代わりとなる他人の健康な臓器を移植して機能を回復させる医療のことである．わが国では1997年に「臓器の移植に関する法律」（臓器移植法）が施行され，心停止後の腎臓と角膜移植に加え，脳死後の肺，心臓，肝臓，膵臓，腎臓，小腸などの移植が可能となった．2010年7月に「改正臓器移植法」が施行され，本人が生前に臓器移植拒否の意思を示していなければ，家族の同意によって移植が可能となり，また民法上の遺言の適応とならない15歳未満の小児からの臓器提供も同様に可能となった．以降，脳死ドナーからの移植件数は増加傾向にある．

臓器移植は自己とは異なる他人の臓器を移植するため，拒絶反応を予防するための免役抑制剤の投与が不可欠であり，一部の臓器移植を除き，一生涯の免疫抑制療法が必要となる．特に移植後3カ月以内は著しい易感染状態にあり，厳重な感染管理が重要となる．

拒絶反応・易感染性の発生リスクは，移植する臓器により異なる．肝移植や小腸移植では腸内細菌による細菌感染症，肺移植では真菌感染症であるアスペルギルス症，肝臓や小腸移植ではカンジダ症の発生リスクが高く，それぞれ予防的投薬が行われることが多い．

（2）造血幹細胞移植

造血幹細胞移植は，骨髄における造血機能や免疫機能を強力に抑制した後，新たな造血幹細胞を移植し，造血・免疫機能の再構築を図る治療の総称である．

抗がん剤治療（薬物療法）に高い感受性を有するがん種に対しては，より治療強度を高めた治療法が，よりすぐれた治療効果を生み出すが，一般的に，抗がん剤治療は，がん細胞のみならず正常な血液細胞（白血球・赤血球・血小板）をも傷害するため，骨髄抑制が主な治療制限毒性となる．

すなわち，安全な抗がん剤治療のためには，正常免疫，赤血球機能・止血機能などが回復可能な範囲内での抗がん剤の投与量として規定されるが，造血幹細胞を用いた移植治療によって正常造血を再生することができれば，骨髄抑制による制限バリアを超え，より大量抗がん剤などによる強力治療が可能となり，がん細胞を根絶し治癒に導くことが可能となろう．

造血幹細胞移植には，あらかじめ採取しておいた自己の造血幹細胞を移植する自家移植と，骨髄バンクや臍帯血バンクの非血縁ドナー，同胞などの血縁ドナーから採取した造血幹細胞を移植する同種移植の2つに大別することができる．

自家移植では大量の抗がん剤を用い，がん細胞を根絶させた後に自身の正常造血幹細胞を移植するため，免疫抑制剤などの投与は原則不要である．このため，免疫抑制状態も軽度かつ短期間であり，移植後の感染のリスクは同種移植に比べれば低い．強力化学療法施行時と同様に，好中球減少期間における細菌感染，真菌感染が主に問題となる．

一方で，同種移植においては非自己であるドナーの造血幹細胞を移植するため，移植前に前処置と呼ばれる強力な抗がん剤（加えて，時に全身放射線照射を併用）治療を行うため，重篤な免疫不全状態となる．さらに移植片対宿主病（graft vs host disease；GVHD ）と称するドナー細胞による正常細胞組織への攻撃を抑えるため，長期に免役抑制剤を使用する必要がある．このため，好中球減少期間はもちろん，移植後数年にわたり，さまざまな感染症への対策が必要となる．

2 移植に伴う感染症とその原因微生物

（1）日和見感染とその発症機転

感染症の発症には，宿主・病原性・感染経路の3つの要素が重要である．

日和見感染は宿主の免疫能の低下により，健康時には問題とならない病原体に感染，発症する病態を指し，特に移植後においては重要な合併症となり得る．

感染経路は，新規に感染した微生物によって発症する場合と，保菌している微生物によって発症する場合に大別される．新たな微生物への感染は，無菌室（クリーンルーム）への入室や滅菌物品の使用，手洗い，咳嗽などの標準感染防止策の徹底による対策が重要である．

移植後の日和見感染症においては，保菌からの発症が大きな特色であり，宿主の免疫能の低下により，もともと体内に存在する微生物が再活性化し発症する．われわれの施設では造血幹細胞移植の患者に対して，移植前にあらかじめ便培養・鼻腔咽頭培養・尿培養を行い，保菌している微生物の確認を行っている．

（2）日和見感染の発症する要因

同種造血幹細胞移植患者では，中心静脈カテーテルや粘膜障害によるバリア機能の破綻，前処置による白血球の減少，それに伴う液性免疫・細胞性免疫の低下に加え，GVHD予防・治療に用いる免役抑制剤により高度の免疫抑制状態となり，さまざまな微生物に易感染状態となる．宿主免疫能の破綻部位や程度により，感染症を惹起する微生物種が異なることにも注意を要する．

皮膚バリア機能の破綻においては，カンジダやグラム陽性菌などの皮膚常在菌による感染が問題となり，好中球の機能低下においては，アスペルギルスなどの真菌や細菌感染への防御能が低下する．液性免疫・細胞性免疫の低下においては，ウイルス感染や有莢膜細菌・抗酸菌への感染に留意する必要がある．

このほか，新生児・乳幼児や高齢者，低栄養状態，糖尿病や腎機能・肝機能・心機能障害合併などの基礎疾患が易感染状態をもたらすことが示されており，患者個々にリスク評価を行う．

（3）主な原因微生物

①細菌感染症

a．結核・非結核性抗酸菌感染

抗酸菌とは，Ziehl-Neelsen染色で赤く染色され，グラム染色で陽性であるが染色されにくい，非運動性，非芽胞形成性，好気性あるいは微好気性の性状をもつ菌群を総称したものである．抗酸菌には，結核菌を主とする結核菌群とらい菌，それ以外の抗酸菌である非結核性抗酸菌（nontuberculous mycobacteria；NTM）が含まれる．移植後結核は初感染巣に潜んでいた結核菌が宿主の細胞性免疫低下により活性化して発生する．

結核・非結核性抗酸菌感染は宿主のマクロファージの細胞内に寄生する細菌であり，移植後に発症する感染症として常に念頭に置く必要がある．移植前にTスポットTB®などのスクリーニング検査を行い，潜在性結核感染症患者については積極的な治療が推奨されている．高齢，低栄養状態もなどもリスクとなり，比較的軽度の免疫能低下時から発症するため，移植前スクリーニングの徹底，リスク判定が重要である．

b．緑膿菌感染

代表的な日和見感染症である．軽度の免疫能低下時から認められるが，特に好中球減少時は，短期間に急速に重症化し，エンドトキシンショックにより死に至ることも多い．このため，発熱性好中球減少症発症時は，緑膿菌を含むグラム陰性菌をカバーする広域抗菌薬の速やかな投与が非常に重要である．移植後数年にわたり，日和見感染の原因菌となり，壊疽性膿瘡など皮膚感染症も引きおこすため，注意が必要である．

c．レジオネラ感染

移植時の発症はまれであるが，院内感染として重要である．レジオネラは，空調設備に用いる循環水や入浴施設において繁殖する場合があり，汚染された水を利用する際に発生するエアロゾルを介してヒトに感染し，肺炎を引きおこす．高齢者に多く，集団発生が認められるため水系の管理が重要である．

②ウイルス感染

a．サイトメガロウイルス（CMV）感染

CMVは，ほとんどが不顕性感染の形で幼少時に感染し，生涯その宿主に潜伏感染する．感染経路として唾液，尿，母乳のほか，輸血や性行為による感染もみられる．潜伏していたウイルスが免疫能の低下に伴って再活性化し発症に至る．CMV感染症には，侵襲臓器により肺炎，胃腸炎，網膜炎，肝炎などの病態がある．移植後は，さまざまな病態によって肺炎，消化器病変，肝機能異常を呈するため，CMV感染症の診断には，侵襲部位あるいは臓器に由来する症候に加え，同部位からの生検や気管支肺胞洗浄液などによるCMV感染の証明が必要である．しかし，移植後には生検が困難な場合も多く，CMV抗原血症検査（CMVアンチジェネミア法）による末梢血CMV抗原陽性細胞の定量的評価と症状により臨床的に診断される場合も多い．CMV治療薬として，ガンシクロビル，バルガンシクロビル，ホスカビルを用いる．

CMV抗原血症検査による定期モニタリングと先制攻撃治療法が確立し，CMV感染症の発症は高率に抑制されている．さらに近年，同種造血幹細胞移植患者においては再活性化予防としてレテルモビルが使用可能となり，移植後100日程度までの発症予防が行われている．

b．EBウイルス感染

EBウイルスはヒトヘルペスウイルス4型（Human herpesvirus 4；HHV-4）とも呼ばれる．伝染性単核球症の原因ウイルスとして有名であり，わが国では成人までに90%以上が唾液や性分泌液等を介してEBウイルスに感染し，以降は一部のB細胞に生涯にわたって潜伏感染する．特に造血幹細胞移植患者や肝移植患者において，移植後リンパ増殖症（post-transplant lymphoproliferative disease；PTLD）を発症することがあり，注意を要する．PTLDは発熱，倦怠感，リンパ節腫脹，肝逸脱酵素の上昇などをきたし，急速に進行して死に至ることもある．EBウイルスに対する直接的な治療はなく，免疫抑制剤の減量・中止を試みるとともに，PTLDに対してはリツキシマブによる治療が行われることもある．

c．水痘・帯状疱疹ウイルス（VZV）感染

造血幹細胞移植患者では皮膚病変を伴わずに，播種性 VZV または内臓 VZV 感染症による急激な腹痛，肝障害，DIC が急速に進行し致死的となることがあるため，アシクロビルもしくはバラシクロビルによる予防投与を行う．播種性 VZV 感染症の患者に対しては一般的な帯状疱疹患者と異なり，空気感染対策が必要となるため注意を要する．

③真菌感染

移植後の真菌感染症として，カンジダ感染，アスペルギルス感染，ムーコル感染，ニューモシスチス肺炎（PCP）などがあげられる．真菌は大きく酵母と糸状菌に大別され，カンジダは酵母，アスペルギルスは糸状菌に分類される．糸状菌は空中に浮遊する真菌が多く，吸入により感染する場合が多い．真菌感染症では血中の β-D グルカンが高値となることが多く，診断の一助となる．

カンジダは便・尿・咽頭培養で偶然検出される場合も多く，感染症の原因であるのかそれとも単なる保菌状態なのかの判断が必要である．腸管などに常在するカンジダが皮膚や粘膜のバリア機構の破綻のみで容易に血流感染を引きおこす．そのため，中心静脈カテーテルを使用する患者や粘膜障害のある患者では注意が必要である．移植患者では多くの場合，フルコナゾール，イトラコナゾール，ポサコナゾールなどの予防的抗真菌薬の投与が行われている．

アスペルギルスはヒトに感染する代表的な糸状菌である．浮遊している真菌が肺や副鼻腔を侵入門戸として感染症を発症することが多い．特に長期に及ぶ好中球減少がリスクとなるため，造血幹細胞移植患者は好中球減少期間に防護環境（次項参照）での管理が重要である．また，フルコナゾールはアスペルギルスなどの糸状菌には無効であり，予防内服としてはイトラコナゾール，ボリコナゾール，ポサコナゾールが使用される．

ニューモシスチス肺炎の原因となるニューモシスチス・イロベチは以前，原虫に分類されていたが，遺伝子解析の発展により現在は真菌に分類されている．ニューモシスチス肺炎は移植以外にも HIV 感染症やステロイドの長期投与がリスクとなる．予防としてスルファメトキサゾール / トリメトプリム（ST）合剤が有用であり，リスクのある患者では予防内服が行われている．

3 感染管理

(1) 環境

造血幹細胞移植など好中球減少期間が長期に及ぶ場合，好中球減少期間は防護環境（バイオクリーンルーム）での管理を行う．これは主に糸状菌など空気浮遊菌の吸入を防ぐためである．また，新鮮な花やドライフラワーも感染源となるため，治療環境内へは持ち込まない．一方で，易感染性を有するがゆえに感染症を発症した宿主（患者）本人が感染源となる可能性がある．空気感染として，移植後は特に結核，水痘・帯状疱疹ウイルスが問題となるため発症に留意する．最近では抗菌薬に耐性をもつ多剤耐性緑膿菌などの薬剤耐性菌が増えており，アウトブレイク防止のため，われわれ医療スタッフの接触感染対策など，基本的な標準感染予防策の徹底が最も重要である．

(2) 食事

原則的には食肉類・魚介類・卵の生食は避ける．生野菜は土壌や糞尿の混入を避けるため，十分な量の流水にて洗浄を行う．乳製品は殺菌表示のあるものを選択する．カマンベールやブルーチーズ等かびの生えているチーズや木の実，ドライフルーツは，免疫力の状態によっては真菌の摂取や吸入による感染も危惧されるため避ける．

著者のCOI（conflict of interest）開示：本投稿内容に関連して特に申告なし

参考文献

1）日本造血細胞移植学会：造血細胞移植ガイドライン　造血細胞移植後の感染管理．第4版，2017．
https://www.jshct.com/uploads/files/guideline/01_01_kansenkanri_ver04.pdf（2021.8.4 アクセス）
日本造血細胞移植学会：造血細胞移植ガイドライン　ウイルス感染症の予防と治療サイトメガロウイルス感染症．第4版，2018．
https://www.jshct.com/uploads/files/guideline/01_03_01_cmv04.pdf（2021.8.4 アクセス）
2）日本造血細胞移植学会：造血細胞移植ガイドライン　真菌感染症の予防と治療．2017．
https://www.jshct.com/uploads/files/guideline/01_04_shinkin.pdf（2021.8.4 アクセス）
3）深在性真菌症のガイドライン作成委員会編：深在性真菌症の診断・治療ガイドライン 2014．協和企画，2014．

3.3 透析

1 透析医療の特性

腎不全末期になると尿毒症に対する治療として透析療法が必要となり，血液透析および腹膜透析が行われている．血液透析は透析膜を使用し，血液の浄化を行うための体外循環が必要である（**図2-54**）．そのために動静脈内シャントを増設して，治療のたびに拡張した静脈に脱血側と返血側の穿刺が必要である．したがって，常に穿刺などの医療行為による血液汚染が肝炎ウイルスなどの感染を伝播させる可能性がある．

透析療法は，長時間の体外循環時に回路が凝固しないようにヘパリンなどの抗凝固薬の持続注入が必要である．また透析患者は腎性貧血を有しており，治療としてエリスロポエチンの注射が必要であり，透析のたびに定期的に静脈注射を行う必要がある．もし肝炎ウイルスに汚染されたこのような薬剤が共用され注射されると集団院内感染の原因となる．透析医療においてはこのような血液体外循環を行うことにより，肝炎ウイルス汚染による血液媒介感染症が問題となる．

2 透析に伴う感染症とその原因微生物

（1）肝炎ウイルスの感染頻度

血液媒介感染症としてはB型肝炎ウイルス（HBV），C型肝炎ウイルス（HCV）およびヒト免

図 2-54 ▶血液透析の標準的回路構成

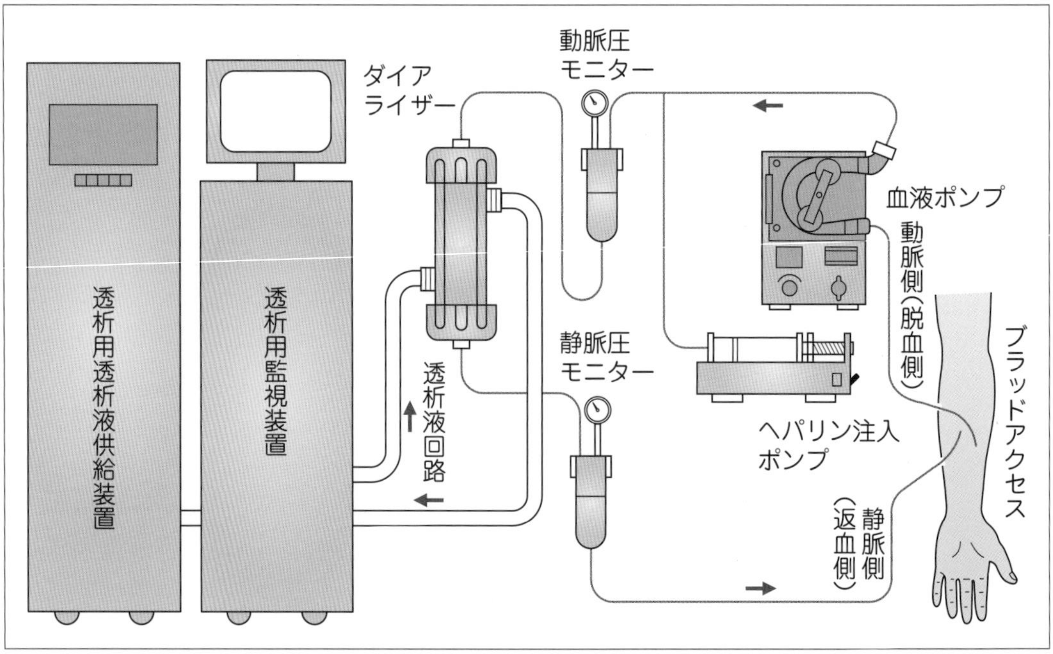

疫不全ウイルス（HIV），ヒトTリンパ球向性ウイルス（HTLV-1）感染が問題となる．ここでは透析医療における血液媒介感染症について解説する．

日本透析医学会の統計調査委員会は，毎年年度末に日本の慢性透析療法の現況という透析患者の全国統計調査を行っている．そのなかにHBs抗原およびHCV抗原の陽性頻度の調査もなされている．1999年にはHBs抗原の陽性頻度は約2.4%であり，HCV抗体の陽性頻度は約16%であった．透析歴が長い人ほど陽性頻度が高く，年齢的には高齢者の頻度が高かった．

院内感染による劇症肝炎の死亡例が出たことにより日本透析医会および日本透析医学会が中心になり「透析医療における標準的な透析操作と院内感染予防に関するマニュアル」が作成され，感染予防マニュアルの遵守の推進がなされた[1]．さらにエリスロポエチンやヘパリン注射がシリンジ化（あらかじめシリンジ内に薬液が充填されている製剤．針をつけるだけで注射が可能）されたことにより，2018年の調査では，HBs抗原の陽性頻度は約1.37%であり，HCV抗体の陽性頻度は約4.7%に減少していた（**図2-55，2-56**）．しかしながら，わが国における透析患者のHBs抗原・HCV抗体陽性率は，健常人に比し依然として高く，陽転化率も高い．

① B型肝炎ウイルス感染

感染対策がまだ十分に遵守されていない時期の1994年にB型肝炎ウイルスの院内感染による劇症肝炎で4名，1999年には6名の死亡者が報告された．感染経路の調査によると，汚染されたエリスロポエチンの注射を介した感染の疑いや返血時の生理食塩液やヘパリン生理食塩液を介した感染が疑われている．このような施設においてはC型ウイルス抗体の陽性率も高く，日常的に院内感染がおこっていたことが考えられた．劇症肝炎の原因となったB型肝炎ウイルスは，劇症化に関連するHBe抗原非産生のいわゆる変異株であった．

② C型肝炎ウイルス感染

透析患者のC型肝炎ウイルス抗体の陽性率の頻度が非常に高いことは，日本透析医学会の統計調査で明らかになっており，一般の献血者との比較では**図2-55**に示すように陽性率が非常に高く，また陽転化率も高い．1999年以降にもC型肝炎ウイルスの院内感染の報告が続いた．C型肝炎ウイルスもB型肝炎ウイルスと同様に汚染された薬剤や汚染された医療機器などからの感染が考えられる．しかしながら感染経路が不明な例もある．感染後の潜伏期は通常14～18日で，HCV-RNAは感染後1～2週間で検出される．透析患者においては75～80%は慢性HCV感染に移行する．

HCV感染から20～30年の長い経過で10～20%は肝硬変に移行し，そのうち1～5%は肝がんを発症する．C型肝炎ウイルス陽性透析患者は，陰性者に比し生命予後が悪いことが明らかになっている．

日本透析医学会は「C型ウイルス肝炎診療ガイドライン」を作成し，透析患者に対するC型肝炎ウイルスのスクリーニング，陽性者の管理，治療および感染対策の指針を示している[2]．HCV抗体陽性例はHCV-RNAの測定を行い，RNA陽性例は治療を行う．最近は，HCVウイルスの新しい治療薬（DAA：選択的直接作用抗ウイルス薬）が開発され，HCVに関してはほぼ100%近くウイルスの除去ができるようになった．

図 2-55 ▶ HBs 抗原陽性率の推移，1999 ～ 2018 年

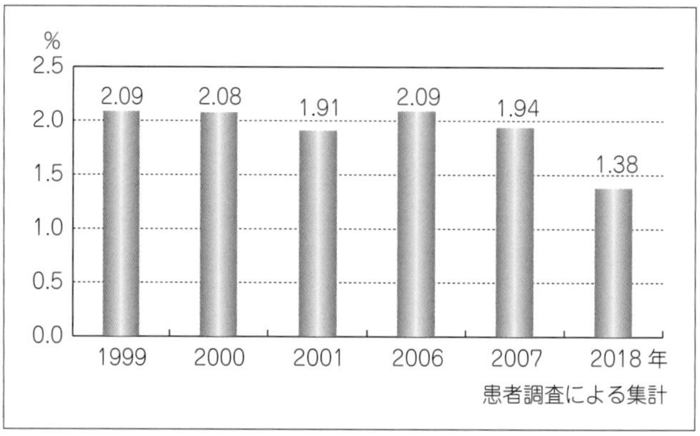

（日本透析医学会　統計調査委員会：わが国の慢性透析療法の現況．2018 年 12 月 31 日）

図 2-56 ▶ HCV 抗体陽性率の推移，1999 ～ 2018 年

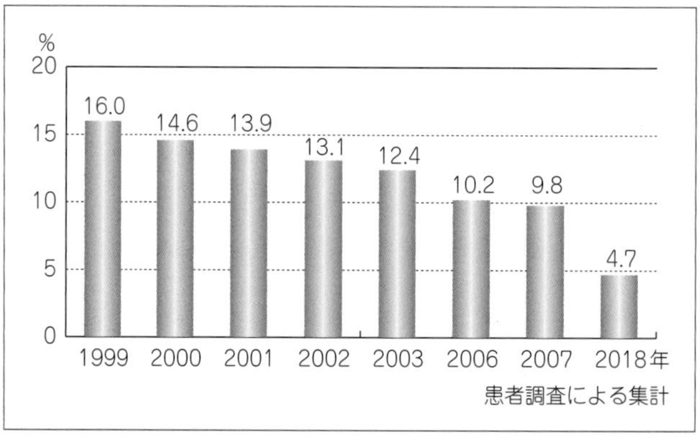

（日本透析医学会　統計調査委員会：わが国の慢性透析療法の現況．2018 年 12 月 31 日）

（2）HIV 感染・その他

日本赤十字の献血データによると，わが国における HIV 抗体陽性者は確実に増加しており，それに伴い AIDS の患者も増加している．AIDS の患者のなかには腎不全を合併し，透析療法が必要となる例があり，透析患者においても HIV 陽性患者の増加が危惧される．日本透析医学会では「HIV 感染患者透析医療ガイドライン」を作成し，透析室における感染対策の指針を示している[3]．

そのほかに HTLV-1 感染があり，HTLV-1 抗体陽性者は西日本地区に多い．まれに透析患者にも HTLV-1 抗体陽性者がおり，関連疾患として成人 T 細胞白血病（ATL），痙性脊髄麻痺（HAM），肺病変（HAB）などを発症することがある．

3 透析施設における血液媒介感染対策

「透析医療における標準的な透析操作と院内感染予防に関するマニュアル」の作成および透析施設における感染対策の遵守の結果，血液媒介院内感染は明らかに減少している．しかしながら依然として血液媒介病原体の陽性率は高く，なお陽転化例があり，感染経路が不明な感染があると考えられる．

肝炎ウイルス感染対策として，肝炎ウイルス陽性患者は個室透析か透析ベッドの固定を行う．固定の優先はHBe抗原陽性，HBc抗体陽性，HCV抗体陽性の順とする．肝炎ウイルス陽性患者の処置を行うスタッフを固定することが望ましく，スタッフの固定が困難な場合は，透析の開始および終了は肝炎ウイルス陰性者からとし，次に陽性患者に行う．聴診器，体温計，血圧計は患者専用とする．

肝炎ウイルス感染のアウトブレイクは日常的な清掃で消毒されていない環境表面や器具の使用，血液サンプルの取り扱い区域での注射薬剤の準備，一患者専用になっていない薬剤バイアル注射液の使用などスタッフによる交差感染誘発により惹起されていたことが考えられている．特にB型肝炎ウイルス（HBV）は，感染性が高く，目で確認できる血液がなくても環境表面に存在し感染する可能性がある．HBVで環境が汚染された場合には室温で7日間は感染の危険性がある．透析センターにおいて鉗子，はさみ，装置のコントロールスイッチ，ドアノブなどでHBs抗原が検出されている．

定期的な検査によるウイルス性肝炎患者の把握，ウイルス性肝炎患者の情報提供，ベッドの固定，陽性者の処置ごとの手袋交換を行い，感染予防処置としてB型肝炎に感受性のあるすべての患者にB型肝炎ワクチンの接種が推奨されている．

医療従事者においては，手袋，ゴーグル，エプロンなど個人用防護具（PPE）の着用が勧められている．汚染針による自己穿刺がある．自己穿刺の予防には，手袋を使用し，穿刺後の針はただちにバイオハザード専用の針捨ボックスに廃棄する．針先を保護できる安全針を使用することにより自己穿刺は予防できる．また感染性医療廃棄物の処理法を遵守することである．

特にHBe抗原陽性の血液は感染性が強く，HBs抗原陽性でHBe抗原陰性の変異株が感染をおこした場合は，劇症肝炎をおこしやすいといわれている．

肝炎ウイルスのスクリーニングとしては，HBs抗原，HBs抗体，HBc抗体，HCV抗体の検査を年2回定期的に行う．HBs抗原陽性患者ではHBe抗原，HBe抗体検査，HCV抗体陽性患者ではHCV-RNA定量検査を行う．これは入院では転入時，転出時にも実施する．透析患者のトランスアミナーゼは正常値でも健常者より低く，正常値内でも肝機能が上昇した場合は，定期外に肝炎ウイルス関連検査を行う．新たに陽性者が出た場合は，曝露されたと考えられる患者の肝炎ウイルス関連検査を行う．検査結果は本人および家族に告知し，スタッフにも周知徹底する．合わせて個人のプライバシー保護には十分配慮する．

参考文献

1）透析医療における標準的な透析操作と院内感染予防に関するマニュアル，五訂版，2020.
http://www.touseki-ikai.or.jp/htm/07_manual/doc/20200430_infection%20control_guideline.pdf（2021.8.4 アクセス）

2）日本透析医学会：透析患者のC型ウイルス肝炎治療ガイドライン．透析会誌，44：481-531，2011.

日本透析医会・日本透析医学会HIV感染患者透析医療ガイドライン策定グループ：HIV感染患者透析医療ガイドライン．2010.
http://www.touseki-ikai.or.jp/htm/07_manual/doc/20101108_hiv_guideline.pdf（2021.8.4 アクセス）

3）日本透析医学会統計調査委員会：我が国の慢性透析療法の現況．2018年12月31日.

3.4 血管内留置カテーテルの挿入に関連する感染症

血管内留置カテーテルは，薬剤投与や輸液のみでなく血行動態の把握などを目的として，広く用いられている医療処置である．カテーテルは皮膚を通して直接血管に挿入されるため，本来は閉鎖された空間である血管の内腔に，皮膚の常在微生物を侵入させてしまう可能性を孕んでいる．このように，カテーテルを介して微生物が血管内へ到達した場合，血流感染（Bloodstream Infection；BSI）を引きおこすことがあり，カテーテル使用を背景として発生するBSIをカテーテル関連感染（Catheter-related Bloodstream Infection；CRBSI）という．CRBSIは血管内に留置されているカテーテルに微生物が定着・増殖し感染に至ったものであり，抜去したカテーテルから血液培養と同じ微生物が検出されることにより確定となる．BSIは多臓器への伝播や敗血症の原因となり，重症例では全身性炎症反応症候群（Systemic Inflammatory Response Syndrome；SIRS）に基づく臓器障害を合併することもある．

1 血管内留置カテーテルによるBSIの発生機序

血管内留置カテーテルの微生物の侵入経路には，①挿入部位から皮膚の微生物がカテーテルの表面に沿って侵入し，カテーテル先端に定着する場合，②手指や薬液・器具の接触により，カテーテルまたはカテーテルの接続部が汚染される場合，③ほかの感染病巣からカテーテルに血行性の播種がおこる場合，④投与される薬液や輸液が汚染されている場合などがある（**図2-57**）[1]．

血管内カテーテル留置によるBSIの発生には前述した感染経路から微生物の侵入を遮断することが重要であり，以下に述べる．

(1) 手指衛生

カテーテル挿入部位やカテーテル接続部，薬液や輸液などの経路からの微生物汚染を防ぐためには，カテーテルの挿入やカテーテル操作を行う前に手指衛生を実施する．

(2) カテーテル種類の選択

BSIの発生頻度は，末梢静脈よりも中心静脈のほうが高い．また，同じ中心静脈であってもCVポートが一番低く，次いで皮下トンネル型中心静脈カテーテル，一番感染リスクが高いのは短期留置型中心静脈カテーテルである．

(3) カテーテル挿入部位の選択

末梢静脈では上肢への挿入に比べて下肢へ挿入したほうが，中心静脈では内頸静脈や鎖骨下静脈に比べて大腿静脈へ挿入したほうが感染リスクが高くなる．

(4) カテーテルの挿入

中心静脈カテーテル挿入時は，滅菌ガウン，滅菌手袋，マスク，キャップを装着し，患者に全身

図 2-57 ▶血管内カテーテル留置時の微生物の侵入経路[1]

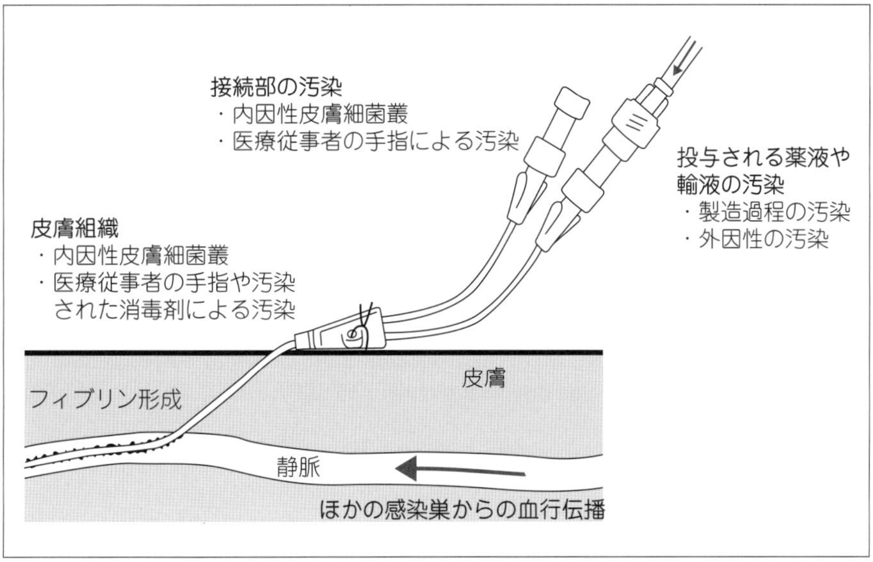

を覆う程度の滅菌ドレープをかけてカテーテル挿入を行う，高度無菌遮断予防策（Maximal barrier precaution）を実施する．

(5) カテーテルの管理

不要になったカテーテルはできるだけ早く抜去する．カテーテル挿入部位のドレッシング材は，滅菌透明フィルム剤，滅菌ガーゼのいずれを使用しても BSI の発生リスクは変わらない．血液や血液製剤，脂肪製剤を投与した場合，ルート内に残ると感染リスクが高くなるため，投与後のルートは使用開始から 24 時間以内に交換する．

(6) 輸液の調剤

薬剤や輸液の汚染防止には，調剤をクリーンベンチで行うことが望ましい．また，輸液が微生物で汚染されると，経時的に微生物の増加がみられるため，調剤後長い時間放置することのないよう調剤時間にも留意する．

2 血流感染の原因微生物

血管内留置カテーテルによる BSI の起因となる微生物は，皮膚常在菌であるコアグラーゼ陰性ブドウ球菌（Coagulase-Negative Staphsylococcus；CNS），黄色ブドウ球菌，そのほかに腸球菌，カンジダ属などの頻度が高い．グラム陰性桿菌としては大腸菌や肺炎桿菌，緑膿菌などが原因となる．腸球菌やグラム陰性桿菌は腸管内の常在菌であるが，カテーテルが鼠径部の血管（中心静脈カテーテルの場合には大腿静脈）に留置され，臀部に近い場合カテーテル挿入部位や接続部を汚染することとなる．また，臀部から遠い位置に留置されている場合でも，患者自身や医療従事者の手指を介して，微生物が伝播する可能性がある．

BSI を引きおこすすべての微生物に関して，薬剤耐性が問題となっている．メチシリン耐性黄色ブドウ球菌（MRSA）は ICU 入院患者から分離される黄色ブドウ球菌の半数近くを占め[2)]，一度感染してしまうと有効な治療薬が限られてしまうことから重症化しやすい．また，CNS や大腸菌，肺炎桿菌，緑膿菌などのグラム陰性桿菌，カンジダ属に関しても薬剤への耐性が増加しているといわれている．

引用文献

1) Crnich C. J., Maki D. G. : The promise of novel technology for the prevention of intravascular device-related bloodstream infection. I. Pathogenesis and short-term devices. Clinical Infection Disease, 34(9) : 1232-1242, 2002.
2) Burton D. C., Edwards J. R., et al. : Methicillin-resistant Staphylococcus aureus central line-associated bloodstream infections in US intensive care units. 1997-2007. JAMA, 301(7) : 727-736, 2009.

参考文献

1) National Healthcare Safety Network（NHSN）: National Healthcare Safety Network（NHSN）Patient Safety Component Manual. 2018.
2) Centers for Disease Control and Prevention : Guidelines for the Prevention of Intravascular Catheter-Related Infections. 2011.

3.5 膀胱内留置カテーテルの挿入に関連する感染症

膀胱内留置カテーテルは，膀胱内にカテーテルを留置することにより持続的に尿を排出するため，排尿障害の改善や正確な尿量の把握，安静の維持などを目的として用いられる医療処置のひとつである．膀胱内へのカテーテル留置期間が長くなると尿路感染症（Urinary Tract Infection；UTI）を増加させることが知られている．UTIの原因は直腸常在菌による上行性尿路感染といわれており，膀胱内留置カテーテルを原因としたものを，膀胱内留置カテーテル関連尿路感染症（Catheter-Associated Urinary Tract Infection；CAUTI）と呼ぶ．CAUTIは医療関連感染の10〜15%程度を占めるといわれている[1)]．

1 CAUTIの発生機序

尿は細菌にとって格好の培地であり，尿道からは絶えず微生物が侵入している．通常は膀胱内に少数の微生物が入っても，尿道や膀胱の粘膜に備わっている防御機能や，尿の流れに伴う自浄作用によって微生物が洗い流され，微生物が膀胱内に定着することはない．しかし，カテーテルの留置は，尿道の圧排による局所防御の阻害，尿の自浄作用の障害などにより，尿道口周囲の微生物が膀胱内に侵入しやすい環境をつくる．膀胱内へのカテーテル留置による微生物の主な侵入経路は，カテーテルの外側と内側を通るルートがある．

カテーテルの外側を通るルートについては，カテーテル挿入時に尿道口周囲の微生物を膀胱内に押し込んでしまう場合，会陰や直腸に常在している微生物が尿道口からカテーテルを伝って侵入する場合などがある．カテーテルの内側を通るルートについては，カテーテルと蓄尿バッグ接続部の閉鎖が破綻し微生物が侵入する場合，蓄尿バッグの排液口が微生物に汚染され侵入する場合などがある．また，蓄尿バッグの尿に微生物が混入するとバッグ内で微生物が増殖し，これが膀胱内へ逆流した場合にはUTIの原因となる（**図 2-58**）．

膀胱内留置カテーテルによるUTIの発生には前述した感染経路から微生物の侵入を防ぐことが重要である．

（1）カテーテルの適正な使用

膀胱内留置カテーテルは尿路の閉塞がある場合，神経因性の膀胱排尿障害，重症者の尿量を正確に把握したいなどの場合に限り挿入し，カテーテルの留置期間が主要なリスク因子となるため留置が不要になった場合は速やかに抜去する[2)]．代替として清潔間欠導尿法（Clean Intermittent Catheterization；CIC）などを考慮する．

（2）無菌的カテーテルの挿入

膀胱内留置カテーテルの挿入の直前や直後には確実に手指衛生を行い，滅菌手袋を装着し，挿入部の消毒後，滅菌器材を用いて無菌操作で挿入する．

(3) 適切なカテーテル管理

膀胱内留置カテーテルの無菌的挿入後には，閉鎖式ドレナージシステムを維持する．カテーテルや蓄尿バッグの定期的な交換は推奨されておらず，感染や閉塞のような臨床的な適応に基づく場合や，閉鎖式ドレナージシステムに障害があった場合の交換が推奨されている．また，カテーテルが留置されている間は尿道口やその周囲を消毒する必要はなく，入浴やシャワーで日常的な衛生を保つ．

2 CAUTI の原因微生物

CAUTI の原因微生物は，患者自身の常在菌に由来する内因性と医療者や環境に由来する外因性に分けられる．主に内因性では会陰部の常在菌や直腸など消化管に存在する常在菌がカテーテル周囲から侵入し，外因性では接続部や蓄尿バックの微生物汚染と関連しカテーテル内側より侵入するとされる．

原因微生物として市中の UTI で多く検出されるのは大腸菌やクレブシエラなどだが，CAUTI だとそのほかの微生物も起炎菌となり，腸球菌，カンジダ，緑膿菌，グラム陰性桿菌などが中心となり，ブドウ球菌は少ないとされている[3]．健常者による UTI は付着線毛や運動能など尿の流れに抵抗するような手段をもつ尿路病原性大腸菌のような微生物が原因となることが多いが，カテーテル挿入によりそのような手段をもたない微生物によっても UTI がおこる．また，基本的にカン

図 2-58 ▶膀胱内留置カテーテル挿入時の微生物の侵入経路

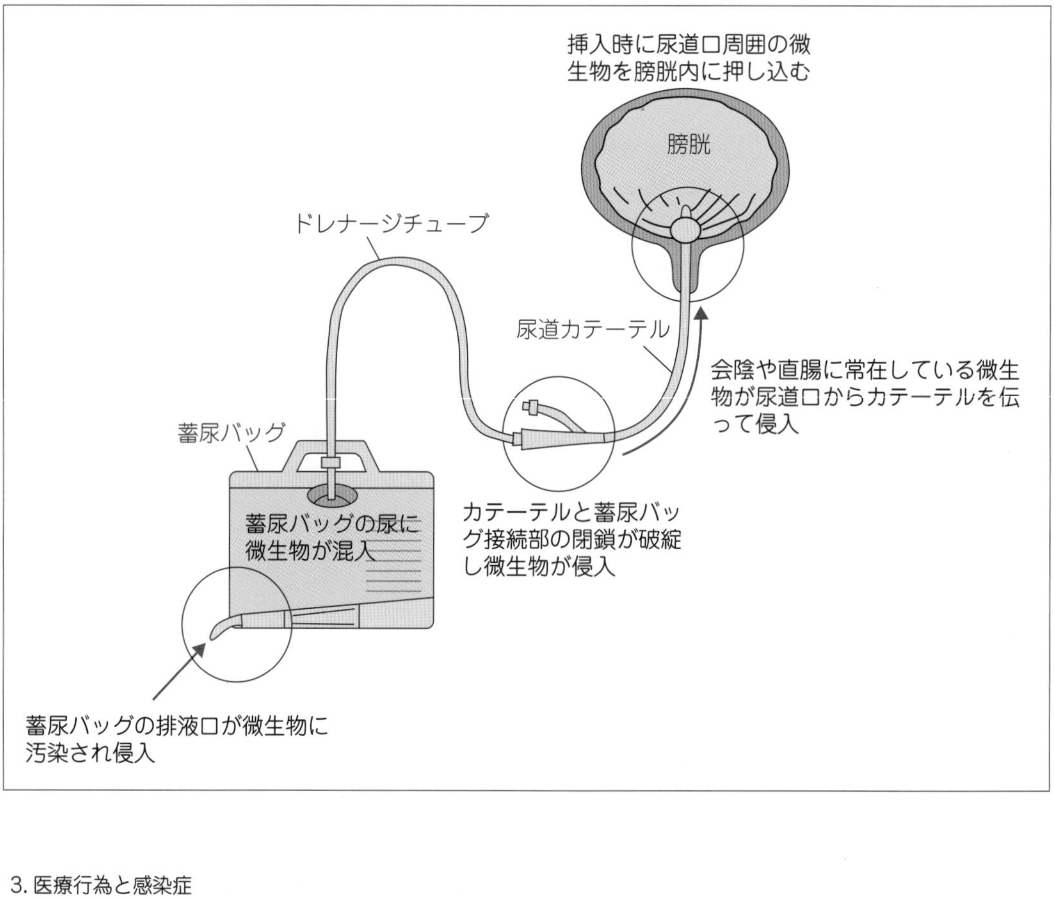

ジダはUTIをおこすことが少なく，尿培養からカンジダが検出されても定着や汚染であることが多いが，カテーテル留置中の尿から検出された場合は原因微生物として考慮する．

カテーテルを介したUTIにおいて，細菌バイオフィルムの形成は抗菌薬や生体からの防御能に対して抵抗因子になることから難治性を示す．カテーテルに尿中の成分が付着し，そこに微生物が付着すると，バイオフィルムの形成が促進される．バイオフィルムが形成されると，微生物が尿路を上行する足掛かりとなり，バイオフィルム内の微生物によって持続的に尿が汚染されることになる．

引用文献

1）Magill, S. S., O'Leary, E. et al. : Changes in Prevalence of Health Care-Associated Infections in U.S. Hospitals. New England Journal of Medicine, 379(18) : 1732-1744, 2018.

2）Lo, E., Nicolle, L. E. et al. : Strategies to prevent catheter-associated urinary tract infections in acute care hospitals : 2014 update, Infect Control Hospital Epidemiology, 35(Supply 2) : S32-47, 2014.

3）Sievert, D.M., Ricks,P. et al. : Antimicrobial-resistant pathogens associated with healthcare-associated infections ; summary of data reported to the National Healthcare Safety Network at the Centers for Disease Control and Prevention, 2009-2010. Infect Control Hospital Epidemiology, 34 : 1-14, 2013.

参考文献

1）Centers for Disease Control and Prevention : Guidelines for prevention of catheter-associated urinary tract infections 2009.

3.6 人工呼吸器の装着に伴う感染症

人工呼吸器は，肺炎や急性呼吸促迫症候群（Acute Respiratory Distress Syndrome；ARDS），急性肺血栓塞栓症（エコノミークラス症候群）など急性呼吸不全に対して短期間使用する場合と，慢性閉塞性肺疾患（Chronic Obstructive Pulmonary Disease；COPD），肺結核後遺症など慢性呼吸不全に対して長時間に使用する場合がある．また，慢性呼吸不全は肺疾患だけでなく，筋萎縮性側索硬化症（Amyotrophic Lateral Sclerosis；ALS）や筋ジストロフィーなどの神経や筋肉の疾患でおこることもある．

人工呼吸器には気管挿管や気管切開による侵襲的人口呼吸管理，マスクによる非侵襲的人工呼吸管理がある．気管挿管や気管切開では，感染防御機構や加温・加湿など重要な役割を有する上気道を介さずに気管に空気を送りこむことになる．また，気管挿管では喉頭蓋の閉鎖が阻害され，常に開いた状態になっているので，口腔咽頭の微生物を含んだ唾液や分泌物が気管に流入しやすい．これらのことから，人工呼吸器の装着による肺炎のリスクは高く，人工呼吸器を装着している患者に発生する肺炎を人工呼吸器関連肺炎（Ventilator-associated Pneumonia；VAP）と呼ぶ．

1 VAPの発生機序

VAPは気管挿管時に肺炎がなく，人工呼吸器管理開始後48時間以降に発生する肺炎である．感染経路として呼吸器・回路・周辺機器や医療従事者の手指などに由来する外因性感染と，患者の唾液や分泌物など患者自身のもつ微生物に由来する内因性感染に分けられる

外因性感染は，微生物に汚染された回路内の結露が患者側に流入すること，微生物に汚染されたネブライザー薬液や加温加湿器水によるエアロゾルの吸入など[1]によって生じる．また，気管吸引は気管チューブと回路の着脱により，気道内の微生物汚染を招く危険性がある．

VAPの主要な原因は内因性感染にあるといわれている．気管挿管チューブには気管壁との隙間をなくし分泌物の流入を防ぐカフが存在するが，カフ圧を適切に管理しても完全に流入を防ぐことはできず，微生物が気管挿管チューブの外側からカフをすり抜けて気管内に侵入する不顕性誤嚥を生じる．口腔，咽頭，鼻腔・副鼻腔などに定着している微生物が気管チューブの外側を介して，声門下カフ上の口腔内貯留物と共に気管へ侵入し，さらに気管挿管チューブ表面でバイオフィルムを形成し，人工呼吸によって気道末梢へ播種される．また，咽頭に逆流してきた消化管内容物が気管に流入することで誤嚥をきたすこともあり，これらの内容物は胃や腸管の微生物を含んでおり，直接的あるいは気道や気管挿管チューブへの定着を介して気管に侵入することによりVAPを引きおこす．

2 VAPの原因微生物

早期は口腔や咽頭・喉頭に由来する微生物として，肺炎レンサ球菌，インフルエンザ菌，黄色ブドウ球菌，大腸菌，肺炎桿菌，エンテロバクターなどが原因となる．晩期は抗菌薬の投与による菌

図 2-59 ▶人工呼吸器装着時の微生物の侵入経路

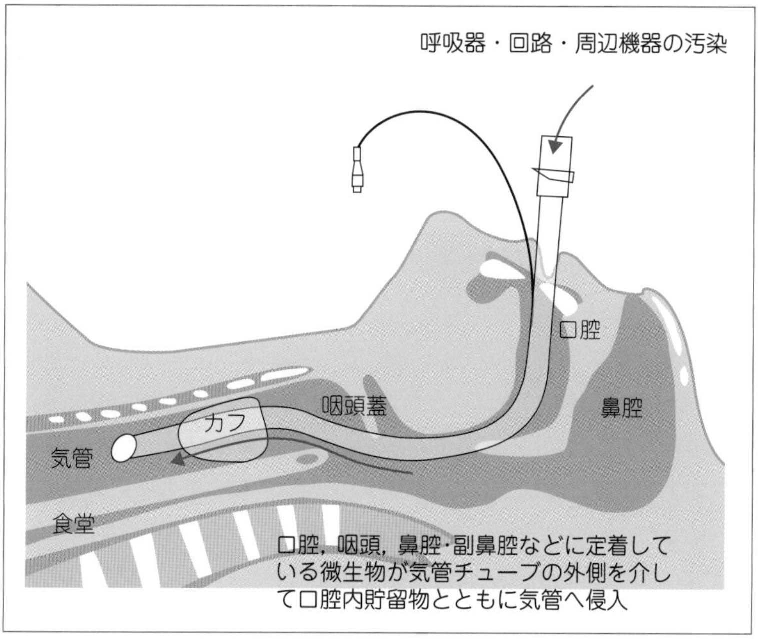

交代により，緑膿菌，ESBL 産生菌，アシネトバクター，MRSA，レジオネラなどが原因となる．カンジダ・アルビカンスも VAP の原因微生物として重要であり，抗真菌薬治療は長期間要する場合もある．

そのほかにそれほど頻度は高くないが，インフルエンザウイルス，マイコプラズマ，肺炎クラミジア，易感染宿主では環境由来のアスペルギルスや内因性のサイトメガロウイルスも，人工呼吸器管理時に問題となる微生物である．

引用文献

1) Mertz, J. J., Scharer, L. et al. : A hospital outbreak of Klebsiella pneumonia from inhalation therapy with contaminated aerosol solutions. American Review of Respiratory Disease, 95(3) : 454-460, 1967.

参考文献

1) Kalil, A. C., Metersky, M.L. et al. : Management of Adults With Hospital-acquired and Ventilator-associated Pneumonia : 2016 Clinical Practice Guidelines by the Infectious Diseases Society of America and the American Thoracic Society. Clinical Infection Disease, 63 : e61-e111, 2016.
2) Centers for Disease Control and Prevention : Guideline for Preventing Healthcare-Associated Pneumonia. 2003.

4
ケーススタディ

辛子レンコンが原因となったボツリヌス中毒

1984年6月14日から28日にかけて，九州地方を中心とする13都県市で，ボツリヌス菌による食中毒が発症し，31名の患者のうち9名が死亡した．その後，疑いの患者を含めると中毒の発生は6月9日までさかのぼり，さらに2県市，患者5名，死者2名がこれに加わった．

最初の患者の報告は6月24日で，宮崎市の病院に複視，構音障害，呼吸困難を訴えて入院した父子2名が，ボツリヌス中毒と診断された．同日の夕方にもこの患者と同居している親戚の母子2名が同じ症状で入院した．宮崎県衛生部で，4名が共通して食べた食品を調査し，辛子レンコンを原因食品と推定した．他県の患者でも辛子レンコンを食べていたことが明らかになり，翌25日，厚生省（現在の厚生労働省）から，S社製の真空パックされた辛子レンコンがボツリヌス中毒の原因食品と推定されるとの発表があった．患者の家やS社に保管されていた辛子レンコンを回収し，調査したところA型ボツリヌス毒素が検出された（最終的な患者は，保存してあった血清中のボツリヌス毒素の検査によって診断された）．

図 2-60 ▶真空パック辛子レンコンの製造工程

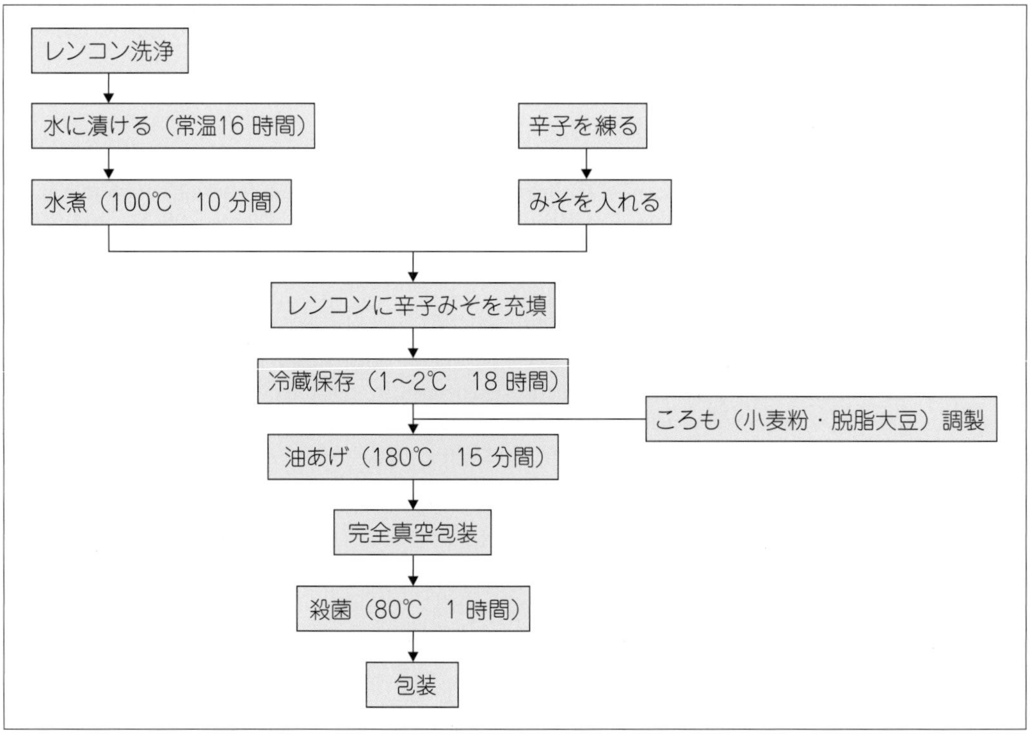

考えてみよう

1）ボツリヌス中毒の患者に複視，構音障害，呼吸困難といった症状がみられたのはなぜだろうか？

2）真空パックの辛子レンコンがボツリヌス中毒の原因となったことに，ボツリヌス菌のどのような性質が関係しているだろうか？

3）ボツリヌス菌は自然界では土壌中などに広く分布している．辛子レンコンの材料であるレンコンが汚染されたルートとしてどんなことが考えられるだろうか？

4）辛子レンコンに混入したボツリヌス菌が増殖したのは，**図 2-60** の製造工程のどの部分だろうか？

5）ボツリヌス菌の混入を完全にゼロにすることが難しいとしたら，今回のような食中毒を防ぐために辛子レンコンの製造工程のどの部分に注意したらよいだろうか？

参考文献

1）道家　直：食中毒事件例　からし蓮根を原因食とするボツリヌス中毒．食品衛生誌，25(5)：536-537，1985.

針刺し・切創による HIV 感染

19 歳の独身女性が外陰部腫瘍を主訴として婦人科外来を受診した．尖圭コンジローマの診断により，2 週間後に外来で外科的に切除術を施行することとなった．術前の血液検査として，梅毒，B 型肝炎ウイルス，C 型肝炎ウイルス，HIV の抗体検査を行った．いずれの抗体も陰性であったため，通常の装備で切除術を施行することとなった．

2 週間後に行った手術時の患者，医師，手術セットを置くトレーは**図 2-61** ①のような配置であった．

カテラン針（皮下の浸潤麻酔に適した針長 50 mm 程度の細長い弾力性のある針）を装着した注

図 2-61 ▶患者，医師，小手術セットの位置関係

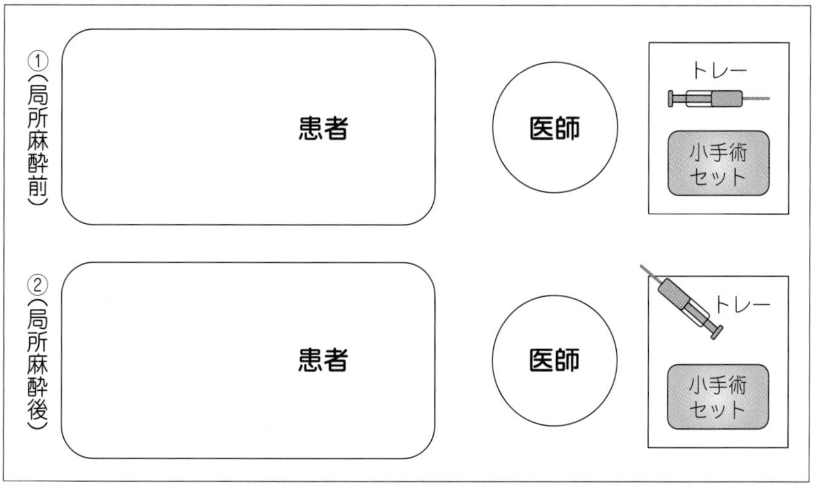

射器により，局所麻酔を行った後，**図 2-61** ②のように注射筒を置き，切除術を開始した．腫瘍の切除後に，切除部の縫合を行うために小手術セットにある持針器を取ろうとして医師が振り返った際に勢いあまり右上腕にカテラン針が刺さってしまった．念のため，手術終了後に医師の血液検査と患者の血液検査を行ったところ，患者の抗 HIV 抗体が陽性であった．

医師は，直後より抗 HIV 薬の服薬を開始し，HIV 抗原，抗体，PCR 検査により経過をみることとなった．

考えてみよう

1）患者が HIV に感染した時期はいつごろと推定できるだろうか？

2）手術直後の患者の血液中のウイルス量は少ないと考えられるだろうか？多いと考えられるだろうか？

3）仮に本事故の 1 カ月後に切除術を施行していたとしたら，リスクは本事故よりも高くなっただろうか？低くなっただろうか？

4）注射器の置きかたはどうあるべきであったろうか？

5）献血された血液中の HIV 抗体が陰性であるだけで，安全と考えられるだろうか？

歯石を除去した後の献血

駅前で献血への協力を呼びかけられた A さんは，献血を行うことにした．受付で問診票の質問に次々と回答していくと「歯石の除去や抜歯から 3 日以内ですか」という質問があった．「あ，昨日ちょうど歯医者さんで歯石をとってもらいました」と答えると問診を行っていた看護師から「たいへん残念ですが，本日は献血にご協力していただくことができません」と言われた．「え，歯石を取った後って献血できないんですか？」A さんは，驚いて看護師に聞き返した．

考えてみよう

1）歯石の除去では，どのような微生物に感染するリスクがあるのだろうか？

2）そのとき，微生物はどこに侵入するのだろうか？

3）あなたが問診を行っていた看護師だとすると，A さんの質問にどのように答えたらよいだろうか？

混合感染による病原性増強の食中毒事例

複数の病原菌がひとつの事例で病因物質として検出される場合，その症状は単一菌種によるよりも重症となることがしばしば観察されている．

1975 年 9 月，山形県を中心とした 12 都道府県にまたがる広域食中毒事件が発生した．患者数 130 名，「S 駅弁中毒事件」と言われたこの事例では，発症者のうち 3 名が死亡した．状況報告によると，S 駅で販売された駅弁は人気のあるもので，製造販売会社では，多くの品数を詰め合わせた幕の内弁当を毎日納品していた．この日，駅弁を食べた人たちのうち，多数が食中毒症状を発症しているとの一報が会社に入った．驚いた製造販売会社の専務（M 子さん）は，「そんなはずはない.」と副菜の一品である「卵焼き」を一切れ食べ患者さんのお見舞いに出かけたが，自らも発症して，帰らぬ人となった．30℃にもなる暑い日だった．

原因調査がはじまり，弁当に詰められた卵焼き，そのほかの副菜，複数の患者そしてM子さんの剖検検体から，ともに，腸炎ビブリオ，黄色ブドウ球菌，セレウス菌の3種が分離され，毒素の検出によって原因菌と確定した．食材はそれぞれ調理されたのち別々に保管されていた．焼きあげられた卵焼きは，「そね」と呼ばれる木枠の干物などを入れる薄い箱に並べて入れられ，部屋の中で保管されていた．分離された腸炎ビブリオは神奈川現象陽性であり，耐熱性溶血毒（心臓毒）の産生株であることが判明した．

これらの調査より，本食中毒は3種の細菌の混合感染によって病原性が増強し，腸炎ビブリオの耐熱性溶血毒によって死に至ったと推論された．M子さんの検体から分離された3種の菌を用いたアカゲザル，マウス，ラットで行った実験によると，腸炎ビブリオのみを 3.3×10^{10} 個投与しても，あるいは黄色ブドウ球菌，セレウス菌をそれぞれ 2.5×10^{7} 個投与しても嘔吐，下痢をおこさないが，3種を混合すると重篤な症状を呈し，死に至るケースもあることが証明されたのである．

考えてみよう

1）腸炎ビブリオ，黄色ブドウ球菌，セレウス菌のそれぞれ単独だった場合の潜伏時間，症状，毒素の性質，予後などについて整理してみよう．

2）M子さんは卵焼きしか食べていないのに，なぜ死にも至る中毒を発症したのだろうか？

3）腸炎ビブリオはどうして卵焼きから検出されたのだろうか？

4）この食中毒はどうしたら防げるのだろうか．

5）どうして混合感染は病原性が増強するのだろうか？

参考文献

1）山形県衛生部環境衛生課：駅弁食中毒事件．食品衛生研究，26：110，1976．

2）藤原喜久夫，小池和子・他：病原微生物の混合汚染による病原性増強に関する研究．食品衛生研究，30：919-932，1980．

3）小池和子，藤原喜久夫：腸炎ビブリオ耐熱性溶血毒・ブドウ球菌エンテロトキシン混合物による致死性中毒に対する実験治療的研究．日本衛生学雑誌，39(5)：841-847，1984．

感染症にかかわる法律

感染症を取り巻く状況の多様化

感染症の特徴は，ヒトからヒトへと伝播することであり，適切な感染防止対策がとられないとクラスターの発生やアウトブレイクにつながる．特に交通手段が発達し人の移動範囲が拡大した現代においては，感染症が広がるスピードは格段に速くなっており，制御に失敗すれば新型コロナウイルス感染症のパンデミックのような状況を招く可能性がある．また，一度は克服されたかのようにみえた感染症の再興や新たな病原体，薬剤耐性菌の出現など感染症を取り巻く様相は変化し続けている．

このような状況にあっては，感染症の流行状況を事前に把握する，予防接種で感染症への発症や罹患を防止する，重篤な感染症を発症した人に対しては感染を拡大しないよう適切な医療を施すなど，行政レベルでの対応が必要となる．

1）感染症法

現在わが国においては，感染症の動向を監視して流行をいち早く察知し，適切な対策を講じて感染症の蔓延を防ぐために「感染症の予防及び感染症の患者に対する医療に関する法律」（感染症法）が定められている．

感染症法は，それまでにあった「伝染病予防法」「性病予防法」「エイズ予防法」「結核予防法」をひとつに統合したものである．**表**に示すように，感染症法では，これらの法律で別々に扱われていた感染症を感染力や罹患した場合の重篤性などに応じて，最も危険度の高い1類感染症から5類感染症にまで分類している．さらに特別な対応を必要とする場合に政令によって定めることのできる「指定感染症」，新たに確認された危険度の高い感染症を「新感染症」として加え，それぞれについて　感染症の発生を予防し，蔓延を防ぐために国，地方公共団体が行うべき対応（感染症に対する情報収集と公表，健康診断や就業制限・入院，消毒などの措置，医療）を定めている．COVID-19（Coronavirus infectious disease 2019）は新型コロナウイルス感染症として2020年2月1日より指定感染症に指定された．

感染症の発生動向の把握は，医師や獣医師の届け出に基づいて行われる．医師や獣医師は，感染症法に定める感染症の患者，あるいは無症状の病原体保有者，新感染症の疑いのある患者，これらの感染症と関係する動物の感染について保健所長経由で都道府県知事に届ける義務を負っている．発生動向の把握は，すべての患者数を把握する全数把握と特定の医療機関の発生数を把握する定点把握に分類される．

感染症の医療に関しては，危険度の高い感染症患者の医療を行うための専門的な医療機関として，1類感染症，2類感染症および新型インフルエンザなどの感染症について医療を行う第一種感染症指定医療機関，2類感染症および新型インフルエンザなどの感染症について医療を行う第二種感染症指定医療機関，結核患者の医療を行う結核指定医療機関を指定している．

感染症法で特記すべき点としては，従来の政策への反省点を踏まえて，基本指針のなかで「感染症に関する啓発及び知識の普及並びに感染症の患者等の人権の尊重に関する事項」を定

表▶感染症法における感染症の分類

分類	感染症あるいは定義	感染症動向調査
1類感染症	・エボラ出血熱　・クリミア・コンゴ出血熱　・痘そう（天然痘） ・南米出血熱　・ペスト　・マールブルグ病　・ラッサ熱	全数把握
2類感染症	・急性灰白髄炎（ポリオ）　・結核　・ジフテリア ・重症急性呼吸器症候群（SARS） ・鳥インフルエンザ（H5N1，H7N9） ・中東呼吸器症候群（MARS）	
3類感染症	・コレラ　・細菌性赤痢　・腸管出血性大腸菌（EHEC）感染症 ・腸チフス　・パラチフス	
4類感染症	・E 型肝炎　・A 型肝炎　・黄熱　・Q 熱　・狂犬病 ・炭疽　・鳥インフルエンザ（H5N1，H7N9 を除く） ・ボツリヌス症　・マラリア　・野兎病 ・11 号感染症[1]（ウエストナイル熱，エキノコックス症，デング熱，ジカウイルス感染症，重症熱性血小板減少症候群（SFTS）など）	
5類感染症（一部）	・季節性インフルエンザ（鳥インフルエンザ，新型インフルエンザなどの感染症を除く）	インフルエンザ定点把握（小児科・内科）
	・ウイルス性肝炎（E 型肝炎および A 型肝炎を除く） ・クリプトスポリジウム症　・後天性免疫不全症候群（AIDS） ・梅毒　・麻疹	全数把握
	・性器クラミジア感染症　・淋菌感染症　・性器ヘルペス感染症 ・尖圭コンジローマ	STD 定点把握
	・メチシリン耐性黄色ブドウ球菌（MRSA）感染症	基幹定点把握（内科・外科をもつ 300 床以上の病院）
	・9 号感染症[2]（百日咳，風疹，アメーバ赤痢，RS ウイルス感染症，劇症型溶血性レンサ球菌感染症，クロイツフェルト・ヤコブ病，薬剤耐性アシネトバクター感染症，薬剤耐性緑膿菌感染症など）	全数把握あるいは定点把握（感染症による）
新型インフルエンザなど感染症	・新型インフルエンザ[3] ・再興型インフルエンザ[4]	
指定感染症	すでに知られている感染性の疾病（1類感染症，2類感染症，3類感染症および新型インフルエンザなどの感染症を除く）で，法律で定める規定を適応しなければ，蔓延して国民の生命・健康に重大な影響を与えるおそれがあると認められるもの．新型コロナウイルス感染症（2020 年 2 月 1 日）	
新感染症	人から人に伝染すると認められる疾病で，既知の感染症と病状，治療の効果が異なっており，病状が重篤で，蔓延した場合国民の生命と健康に重大な影響を与えるおそれがあると認められるもの	

1)，2)：4類および5類感染症については，この表にあげた感染症以外に，既知の感染症で，動物やその死体，飲食物，衣類，寝具そのほかの物件を介して人に感染し，同じ類の感染症と同程度に健康に影響する恐れのあるものをそれぞれ 11 号感染症，8 号感染症として政令で定めることができる

3)：新型インフルエンザとは，新たに人から人へ伝染する能力を有することになったウイルスを病原体とするインフルエンザで，国民が免疫を獲得していないことから，全国的かつ急速な蔓延により，国民の生命と健康に重大な影響を与えるおそれがあると認められるもの

4)：再興型インフルエンザとは，かつて世界的規模で流行したインフルエンザであって，その後流行することなく長期間が経過しているものとして，厚生労働大臣が定めるものが再興したもので，国民の大部分が免疫を獲得していないことから，全国的かつ急速な蔓延により，国民の生命と健康に重大な影響を与えるおそれがあると認められるもの

めることをうたっていること，施策の効果の評価を踏まえて５年ごとに基本方針を再検討して，必要なら変更することを明記していること，都道府県に感染症法の基本指針に基づいて感染症を予防するための予防計画を策定することが義務づけられていることがあげられる.

感染症を取り巻く状況はこれからも変化し，感染症法もそれに合わせて修正されていくことが推測されるが，現在の感染症法の基本的な考えかたは，今後も受け継がれていくと思われる.

2）感染症の制御にかかわるそのほかの法律

感染症法以外には以下のような法律が感染症の制御にかかわっている。

・検疫法

検疫の対象となる外来感染症（病原体が海外から持ち込まれて発生する感染症，検疫感染症）に対して，空港や港などで検疫を行い，患者の隔離などの予防措置を規定しているもの．いわゆる水際対策である.

・学校保健安全法

集団生活を行うため感染症流行の場となりやすい学校において流行しやすい学校感染症を定め，学校感染症に罹患した者の出席停止とその期間，学級閉鎖，学校閉鎖など，学校での感染予防対策について規定したもの.

・食品衛生法

食中毒の防止など食の安全性確保に必要な規制や措置を定めたもの．食品だけでなく，添加物や器具，容器包装も対象となる.

・予防接種法

予防接種の対象となる感染症や実施方法，予防接種による健康被害への救済措置などについて定めたもの.

・新型インフルエンザ等対策特別措置法（特措法）

病原性の高い新型インフルエンザや新感染症に対する危機管理の取り組みについて定めたもの．新型コロナウイルス感染症の拡大に対して行われた緊急事態宣言はこの法律に基づいている.

文献

1）感染症の予防及び感染症の患者に対する医療に関する法律（平成十年十月二日法律第百十四号）
最終改正：令和二年六月一八日法律第七三号

索　引

こ

さ

し

す

せ

そ

た

ち

微生物学・感染看護学　第2版
―微生物から感染防止を考える―　ISBN978-4-263-23754-0

2013年12月 1 日　第1版第1刷発行
2019年 1 月10日　第1版第5刷発行
2021年 8 月25日　第2版第1刷発行

編　者　岡　田　　忍
　　　　小　池　和　子
　　　　白　澤　　浩
発行者　白　石　泰　夫

発行所　医歯薬出版株式会社

〒113-8612　東京都文京区本駒込1-7-10
TEL. (03)5395-7618(編集)・7616(販売)
FAX. (03)5395-7609(編集)・8563(販売)
https://www.ishiyaku.co.jp/
郵便振替番号 00190-5-13816

乱丁，落丁の際はお取り替えいたします　印刷・あづま堂印刷／製本・愛千製本所